Klinische Anästhesiologie und Intensivtherapie
Band 31

Herausgeber:
F. W. Ahnefeld H. Bergmann C. Burri W. Dick
M. Halmágyi G. Hossli E. Rügheimer
Schriftleiter: J. Kilian

Grundlagen und Klinik der enteralen Ernährung

Herausgegeben von F. W. Ahnefeld und A. Grünert

Unter Mitarbeit von
H. Bickel, A. Bodoky, H. Bünte, W. F. Caspary, G. Dietze
R. Dölp, S. Domschke, W. Domschke, M. Dürig, J. F. Erckenbrecht
D. Glück, A. Grünert, F. Harder, M. Heberer, M. Hirschmann
G. Hünnebeck, K. Huth, R. D. Keferstein, R. Klapdor
H. Lochs, H. J. Lübke, P. Merkle, K. H. Meyer, R. Ruppin
Chr. Schmidt-Herzberg, V. Schusdziarra, H. J. Steinhardt
G. Strohmeyer, H. Wiedeck, M. Wienbeck, R. Winkler

Mit 65 Abbildungen

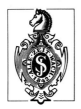

Springer-Verlag
Berlin Heidelberg New York Tokyo

ISBN 3-540-15857-X Springer-Verlag Berlin Heidelberg New York Tokyo
ISBN 0-387-15857-X Springer-Verlag New York Heidelberg Berlin Tokyo

Das Werk ist urheberrechtlich geschützt. Die dadurch begründeten Rechte, insbesondere die der Übersetzung, des Nachdruckes, der Entnahme von Abbildungen, der Funksendung, der Wiedergabe auf photomechanischem oder ähnlichem Wege und der Speicherung in Datenverarbeitungsanlagen bleiben, auch bei nur auszugsweiser Verwertung, vorbehalten. Die Vergütungsansprüche des § 54, Abs. 2 UrhG werden durch die „Verwertungsgesellschaft Wort", München, wahrgenommen.

© by Springer-Verlag Berlin · Heidelberg 1985
Printed in Germany

Die Wiedergabe von Gebrauchsnamen, Warenbezeichnungen usw. in diesem Werk berechtigt auch ohne besondere Kennzeichnung nicht zu der Annahme, daß solche Namen im Sinn der Warenzeichen- und Markenschutzgesetzgebung als frei zu betrachten wären und daher von jedermann benutzt werden dürften.

Produkthaftung: Für Angaben über Dosierungsanweisungen und Applikationsformen kann vom Verlag keine Gewähr übernommen werden. Derartige Angaben müssen vom jeweiligen Anwender im Einzelfall anhand anderer Literaturstellen auf ihre Richtigkeit überprüft werden.

Druck und Bindearbeiten: Offsetdruckerei Julius Beltz KG, Hemsbach
2119/3140-543210

Vorwort

Auf den ersten Blick mag es unverständlich erscheinen, weshalb dem Thema „Enterale Ernährungstherapie" eine so große Bedeutung zugemessen wird, daß dieser Themenbereich als Gegenstand eines wissenschaftlichen Workshops ausgewählt wurde, wo doch die enterale Substratzufuhr die natürlichste Applikation zu sein scheint. Die Begründung liegt in einer interessanten und stürmischen Entwicklung der klinischen Ernährungstherapie. Es besteht kein Zweifel, daß die medizinische Leistungsbreite in vielen Bereichen wesentlich von der Entwicklung der parenteralen Ernährungstherapie mitgetragen wird. Auf der Grundlage der in der Entwicklung der parenteralen Ernährungstherapie gewonnenen Erkenntnisse sind heute Voraussetzungen erfüllt, neue Ernährungstherapien auch auf enteralem Wege zu erforschen und zu entwickeln.

Wir müssen zunächst festhalten, daß nicht nur die Vermeidung schwerwiegender Komplikationen der parenteralen Ernährungstherapie maßgebend war, sondern die Erfüllung von Vorbedingungen die Entwicklung enteraler Ernährungstherapiekonzepte wesentlich stimulierte.

Eine Voraussetzung zur Entwicklung enteraler Ernährungstherapien bestand in der Untersuchbarkeit der Funktion des Magen-Darm-Trakts unter physiologischen und pathologischen Bedingungen. Über neue biochemische und biophysikalische Verfahren wurden nicht nur Antworten zu Fragen der Motilität und der Energieversorgung des Darms, sondern ganz besonders auch die hormonelle Charakterisierung und Quantifizierbarkeit der Digestions- und Absorptionsleistungen – vor allem des an sich gesunden Intestinums unter pathologischen Körperbedingungen – möglich. Die Wiederentdeckung des Magen-Darm-Trakts als Organ hatte zur Folge, daß über neue Technologien die Bereitstellung von Nährgemischen ermöglicht wurde, die an die veränderten Digestionsleistungen adaptiert wurden und so weitgehend die fehlgeschlagenen Elementardiäten durch die modernen Oligopeptid- und Saccharidpräparate ersetzten. Eine weitere Voraussetzung bestand in der Entwicklung und Bereitstellung von Techniken, sowohl was das Instrumentarium neuer filiformer Sonden und geeigneter Pumpen betraf, als auch die Handhabung und praktische Durchführung selbst.

Diese weitgefächerte Problematik bis hin zu den Erfahrungen aus klinischen Studien wurde in Referaten und vor allem in stimulierender und profunder Diskussion aufgearbeitet. Den Referenten und Diskussionsteilnehmern ist es gelungen, durch ihre Sachkunde und das persönliche Engagement eine kreative Atmosphäre zu schaffen, ohne die ein abgerundetes und gutes Ergebnis nicht hätte zustandekommen können. Dafür gebührt den Teilnehmern des Workshops ganz besonderer Dank.

Die Durchführung des Workshops wurde durch die großzügige Unterstützung der Firma Pfrimmer + Co., Pharmazeutische Werke Erlangen GmbH, ermöglicht, wofür die Veranstalter herzlich danken.

Um ein solches Werk wie das vorliegende in optimaler Weise zustandebringen zu können, bedarf es zahlreicher und auf ein positives Ergebnis eingeschworener Mithelfer und nicht zuletzt einer hilfreichen und verständnisvollen Zusammenarbeit mit dem Verlag. Dafür gilt ganz besonders herzlicher Dank.

Ulm, im Juli 1985   A. Grünert für die Herausgeber

Inhaltsverzeichnis

Stellenwert und Stand der klinischen Ernährungstherapie
(G. Dietze) *1*

Gastrointestinale Hormone und die physiologischen Regulationsmechanismen bei Nahrungsaufnahme (V. Schusdziarra) *6*

Die Motilität des Verdauungstrakts – physiologische und pathologische Aspekte
(M. Wienbeck und H. J. Lübke) *19*

Substrate der Ernährungstherapie und der metabolische Status
(A. Grünert) *31*

Zusammenfassung der Diskussion zum Thema:
„Physiologie und Stand der klinischen Ernährungstherapie" *45*

Untersuchungsmodelle und tierexperimentelle Studien in der enteralen Ernährungsforschung
(D. Glück) *55*

Digestions- und Resorptionsstörungen (W. F. Caspary) *65*

Pathophysiologische Veränderungen bei Ileuszuständen und ihre Relevanz für die enterale Resorptionsleistung (P. Merkle) *89*

Postoperative Störungen der enteralen Digestion und Resorption
(W. Domschke, S. Domschke und H. Ruppin) *98*

Beeinflussung des pathogenetischen Verlaufs bei Morbus Crohn und Colitis ulcerosa durch ausschaltende Operationsverfahren und Ernährungstherapie (R. Winkler) *112*

Zusammensetzung und Differentialindikation der in der Klinik angewandten Nährgemische
(H. Lochs) *124*

Die Rolle der Ballaststoffe in der Ernährung – diätetische Möglichkeiten mit Guar
(K. Huth) *134*

Qualitätssicherung der Nährgemische bei ihrer Anwendung
(H. Bickel, G. Hünnebeck und K. H. Meyer) *142*

Charakterisierung und Indikationen moderner Peptiddiäten
(H. J. Steinhardt) *152*

Voraussetzungen und Auswahlkriterien für die duodenale Ernährungsbehandlung
(J. F. Erckenbrecht und G. Strohmeyer) *160*

Klinische Applikation – Technik der enteralen Ernährung
(H. Wiedeck) *167*

Klinische Erfahrungen mit der gastralen Sondenernährung
(R. D. Keferstein und H. Bünte) *176*

Klinische Erfahrungen mit der jejunalen Sondenernährung
(H. Wiedeck) *187*

Klinische Erfahrungen mit der transkutanen Katheterjejunostomie
(M. Heberer, A. Bodoky, M. Dürig und F. Harder) *201*

Sondenernährung – Verträglichkeit und Freisetzung gastrointestinaler Hormone (GIH) in Relation zur Sondenlage und zum Zeitregime am Beispiel einer Oligopeptiddiät
(R. Klapdor, M. Hirschmann und Chr. Schmidt-Herzberg) *210*

Vergleichende klinische Studie über die Ernährung auf enteralem bzw. parenteralem Weg
(R. Dölp) *222*

Meßgrößen zur Überwachung des Patientenzustands unter enteraler Ernährungstherapie
(A. Grünert) *231*

Zusammenfassung der Diskussion zum Thema:
„Nährgemische und Techniken" *241*

Sachverzeichnis *248*

Verzeichnis der Referenten und Diskussionsteilnehmer

Prof. Dr. F. W. Ahnefeld
Zentrum für Anästhesiologie
Klinikum der Universität Ulm
Steinhövelstraße 9
D-7900 Ulm (Donau)

Dr. H. Bickel
Forschungsinstitut für experimentelle
Ernährung e.V.
Langemarckplatz 5 1/2
D-8520 Erlangen

Dr. R. D. Keferstein
Chirurgische Klinik und Poliklinik der
Westfälischen Wilhelms-Universität
Albert-Schweitzer-Straße 33
D-4400 Münster

Prof. Dr. W. F. Caspary
Direktor der II. Medizinischen Klinik
Stadtkrankenhaus Hanau
Leimenstraße 20
D-6450 Hanau 1

Prof. Dr. W. Dick
Leiter des Instituts für Anästhesiologie
Klinikum der
Johannes Gutenberg-Universität Mainz
Langenbeckstraße 1
D-6500 Mainz (Rhein)

Prof. Dr. G. Dietze
Chefarzt der 1. Medizinischen Klinik
der Krankenanstalt Rotes Kreuz
Nymphenburger Straße 163
D-8000 München 19

Prof. Dr. R. Dölp
Chefarzt der Klinik für Anästhesiologie
der Städtischen Kliniken Fulda
Pacelliallee 4
D-6400 Fulda

Prof. Dr. W. Domschke
Medizinische Klinik mit Poliklinik
der Universität Erlangen-Nürnberg
Krankenhausstraße 12
D-8520 Erlangen

Dr. J. F. Erckenbrecht
Medizinische Klinik und Poliklinik
Klinik D
Medizinische Einrichtungen der Universität
Düsseldorf
Moorenstraße 5
D-4000 Düsseldorf 1

Dr. Dr. h. c. W. Fekl
Forschungsinstitut für experimentelle
Ernährung e.V.
Langemarckplatz 5 1/2
D-8520 Erlangen

Dr. A. Fotopoulos
2nd Clinic of Surgery
University of Athens
Spirou Merkouri Straße 27
GR-Athens 516

Dr. D. Glück
Blutspendezentrale Ulm des
DRK-Blutspendedienstes
Baden-Württemberg
Oberer Eselsberg 10
D-7900 Ulm (Donau)

Prof. Dr. H. Goebell
Medizinische Klinik und Poliklinik
Abteilung für Gastroenterologie
Universitätsklinikum Essen
Hufelandstraße 55
D-4300 Essen

Prof. Dr. Dr. A. Grünert
Zentrum für Anästhesiologie
Abteilung für Experimentelle
Anästhesiologie
Klinikum der Universität Ulm
Oberer Eselsberg M 23
D-7900 Ulm (Donau)

Prof. Dr. M. Halmágyi
Institut für Anästhesiologie
Klinikum der
Johannes Gutenberg-Universität Mainz
Langenbeckstraße 1
D-6500 Mainz (Rhein)

Dr. M. Heberer
Departement für Chirurgie
Universitätsklinik Basel
Spitalstraße 21
CH-4031 Basel

Prof. Dr. K. Huth
Leitender Arzt und Chefarzt der
Inneren Abteilung
Diakonissenkrankenhaus
Holzhausenstraße 88
D-6000 Frankfurt (Main) 1

Prof. Dr. J. Kilian
Zentrum für Anästhesiologie
Klinikum der Universität Ulm
Prittwitzstraße 43
D-7900 Ulm (Donau)

Prof. Dr. R. Klapdor
1. Medizinische Klinik
Universitäts-Krankenhaus Eppendorf
Martinistraße 52
D-2000 Hamburg 20

Dr. H. Lochs
Oberarzt der 1. Universitätsklinik für
Gastroenterologie und Hepatologie
Allgemeines Krankenhaus der Stadt Wien
Lazarettgasse 14
A-1090 Wien

Dr. K. H. Meyer
Mozartstraße 10
D-8360 Deggendorf

Prof. Dr. P. Merkle
Ärztlicher Direktor der Abteilung für
Allgemein- und Thoraxchirurgie
Katharinenhospital Stuttgart
Kriegsbergstraße 60
D-7000 Stuttgart 1

Dr. M. Oehmke
Wiesenweg 52
D-8526 Bubenreuth

Dr. G. Peros
Amaliados 17
GR-Athens 605

Prof. Dr. E. Rügheimer
Direktor des Institus für Anästhesiologie
der Universität Erlangen-Nürnberg
Maximiliansplatz 1
D-8520 Erlangen

Priv.-Doz. Dr. J. E. Schmitz
Oberarzt am Zentrum für Anästhesiologie
Klinikum der Universität Ulm
Steinhövelstraße 9
D-7900 Ulm (Donau)

Priv.-Doz. Dr. V. Schusdziarra
Zentrum für Innere Medizin
Klinikum der Universität Ulm
Steinhövelstraße 9
D-7900 Ulm (Donau)

Priv.-Doz. Dr. H. J. Steinhardt
Oberarzt der II. Medizinischen Klinik und
Poliklinik
Klinikum der
Johannes Gutenberg-Universität Mainz
Langenbeckstraße 1
D-6500 Mainz (Rhein)

Dr. H. Wiedeck
Oberarzt am Zentrum für Anästhesiologie
Klinikum der Universität Ulm
Steinhövelstraße 9
D-7900 Ulm (Donau)

Prof. Dr. M. Wienbeck
Medizinische Klinik und Poliklinik
Klinik D
Medizinische Einrichtungen der Universität
Düsseldorf
Moorenstraße 5
D-4000 Düsseldorf 1

Prof. Dr. R. Winkler
Chirurgische Klinik
Universitäts-Krankenhaus Eppendorf
Martinistraße 52
D-2000 Hamburg 20

Verzeichnis der Herausgeber

Prof. Dr. Friedrich Wilhelm Ahnefeld
Zentrum für Anästhesiologie
Klinikum der Universität Ulm
Steinhövelstraße 9, D-7900 Ulm (Donau)

Prof. Dr. Hans Bergmann
Abteilung für Anästhesiologie und
operative Intensivmedizin
Allgemeines öffentliches Krankenhaus
Krankenhausstraße 9
A-4020 Linz (Donau)

Prof. Dr. Caius Burri
Abteilung Chirurgie III
Klinikum der Universität Ulm
Steinhövelstraße 9, D-7900 Ulm (Donau)

Prof. Dr. Wolfgang Dick
Leiter des Instituts für Anästhesiologie
Klinikum der
Johannes Gutenberg-Universität Mainz
Langenbeckstraße 1
D-6500 Mainz (Rhein)

Prof. Dr. Miklos Halmágyi
Institut für Anästhesiologie
Klinikum der
Johannes Gutenberg-Universität Mainz
Langenbeckstraße 1
D-6500 Mainz (Rhein)

Prof. Dr. Georg Hossli
Direktor des Instituts
für Anästhesiologie
Universitätsspital Zürich
Rämistraße 100, CH-8091 Zürich

Prof. Dr. Erich Rügheimer
Direktor des Instituts für Anästhesiologie
der Universität Erlangen-Nürnberg
Maximiliansplatz 1, D-8520 Erlangen

Stellenwert und Stand der klinischen Ernährungstherapie
Von G. Dietze

Nach BÄSSLER (2) muß man drei verschiedene Formen der Ernährungstherapie unterscheiden:

1. Ernährung als prophylaktische Maßnahme bzw. als Vorbeugung gegen Krankheiten, wie beispielsweise die Reduktionskost bei Adipositas, um der Entwicklung eines Diabetes mellitus bzw. einer Hypertonie entgegenzuwirken.

2. Ernährung als Basisbehandlung, der beispielsweise beim Diabetes mellitus oder bei Fettstoffwechselstörungen entscheidende Bedeutung zukommt.

3. Ernährung als Therapie, worauf im weiteren detaillierter eingegangen werden soll.

Der Stellenwert der klinischen Ernährungstherapie wird durch die folgenden Zahlen eindrucksvoll unterstrichen: Während die Bibliothek des National Institute of Health im Jahre 1970 114 wissenschaftliche Arbeiten über parenterale Ernährung registrierte, waren es im Jahre 1980 schon über 4.000 Artikel (7).

Es ist eine alte Erfahrung, daß für den unterernährten Patienten ein Trauma, eine Infektion oder eine Magen-Darm-Erkrankung ein größeres Risiko als für den Normalgewichtigen darstellt. Empirisch sind bereits seit längerer Zeit für gut genährte Menschen bei schweren Akuterkrankungen bessere Überlebenschancen als für unterernährte Patienten bekannt. Heute ist aber auch gesichert, daß sich das Komplikationsrisiko von schwer erkrankten Patienten, die sich in einem guten Ernährungszustand befinden, durch eine Ernährungstherapie vermindern läßt (5) (Abb. 1).

Dies erklärt sich durch folgende Zusammenhänge (3): Während einer Streßsituation kommt es zu einer Ausschüttung von katabolen Hormonen. Diese wiegen die Aktivität des einzigen anabolen Hormons, des Insulins, auf, woraus ein Abbau der Substrat- und Proteindepots resultiert. D. h., entfällt die Nahrungszufuhr, so werden Fett, Kohlenhydrate und Proteine aus den körpereigenen Depots zur Energiegewinnung bzw. für reparative Prozesse verwendet. Dabei wird auch ein Teil der aus den Proteinen freigesetzten Aminosäuren für die Energiegewinnung herangezogen. Die körpereigenen Depots werden um so stärker abgebaut, je ausgeprägter die Streßsituation ist und je mehr katabole Hormone ausgeschüttet werden. So konnte in experimentellen und klinischen Studien eine Korrelation zwischen der Schwere eines operativen Eingriffs und dem Ausmaß der Stickstoffausscheidung im Urin gezeigt werden, die als Zeichen des Proteinverlustes gilt.

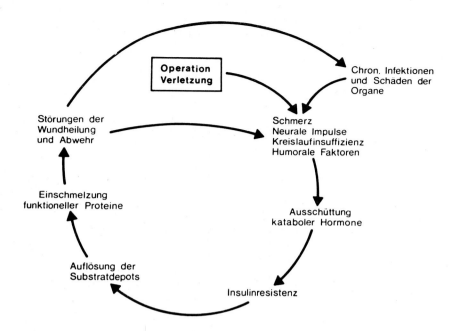

Abb. 1. Hormonelle und metabolische Reaktionen sowie ihre Folgen nach einer Operation (Nach 3)

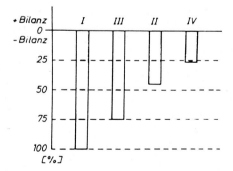

Abb. 2. Reduktion des Stickstoffverlustes im Urin (Nach 8)
I Bei alleiniger Flüssigkeits- und Elektrolytzufuhr
II Bei Gabe von Aminosäuren entsprechend dem präoperativen Stickstoffverlust
III Bei Kalorienzufuhr (Glukose, Fett) entsprechend dem präoperativen Kalorienverbrauch
IV Bei Gabe von II + III

Für den Proteinaufbau an der Verletzungsstelle werden zuerst funktionelle Proteine, wie Enzyme, Transportproteine und Bestandteile des Immunsystems herangezogen und damit aufgebraucht (8). Daraus resultieren letztlich Komplikationen, wie ein er-

Tabelle 1. Indikationen zur künstlichen Ernährungstherapie

Bewußtseinsstörungen
Neurogene Schluckstörungen
Unfähigkeit zur normalen Nahrungsaufnahme
Erhöhter Kalorienverbrauch
Behinderte Nahrungspassage
Malabsorption
Ruhigstellung des Gastrointestinaltrakts
Respiratorische Insuffizienz
Psychiatrische Erkrankungen

---

höhtes Infektionsrisiko, Wundheilungsstörungen, Einschränkungen der Transportkapazität für wichtige Substanzen etc. Diese Probleme können auch Patienten in einem guten Ernährungszustand betreffen, wenn diese über längere Zeit nicht ausreichend ernährt werden (Abb. 2).

Mit einer gezielten Ernährungstherapie kann in solchen Streßsituationen die Katabolie günstig beeinflußt und damit die Komplikationsgefährdung signifikant verringert werden. Durch die alleinige Zufuhr von Energieträgern, wie Glukose oder Fette, läßt sich bei operierten Patienten der Eiweißverlust um etwa 25 %, durch die Gabe von Aminosäuren um ca. 50 % und mit Energieträgern und Aminosäuren um ca. 80 % verringern ([10]). Dabei ist in zahlreichen Arbeiten belegt, daß mit dem Rückgang des Eiweißverlustes auch eine verbesserte Wundheilung und eine erhöhte Resistenz gegenüber Infektionen erreicht wird ([4], [6], [9]).

Auf der Basis dieser wissenschaftlichen Erkenntnisse wird die künstliche Ernährung heute bei einer Vielzahl von Erkrankungen für indiziert gehalten. Dazu zählen Bewußtseinsstörungen, neurogene Schluckstörungen, alle Krankheiten, die mit der Unfähigkeit zur normalen Nahrungsaufnahme einhergehen, Zustände von erhöhtem Kalorienbedarf, Behinderung der Nahrungspassage, Malabsorption, Umstände, die eine Ruhigstellung des Gastrointestinaltrakts erfordern, respiratorische Insuffizienz sowie bestimmte psychiatrische Erkrankungen.

Von AHNEFELD ([1]) wird folgendes Vorgehen bei der klinischen Ernährungstherapie vorgeschlagen: Zunächst werden Ernährungszustand, therapeutische Belastung, Stoffwechselsituation und Organfunktion analysiert. Danach wird die Indikation zur Ernährungstherapie gestellt und der Bedarf definiert. Entsprechend der vorliegenden Situation werden der Zugangsweg, d. h. periphervenös, zentralvenös oder Sondenernährung, und das individuelle Ernährungskonzept gewählt. In diesem Rahmen sind Art und Zusammensetzung der Nährstoffe, Flüssigkeitsmenge, Elektrolytbedarf und Dosierung festzulegen. Auch das Monitoring ist von Anfang an festzulegen. Dazu gehören die Infektionsprophylaxe im Bereich der Zugangswege, die Überwachung der Effizienz der Ernährungstherapie sowie die Kontrolle des Stoffwechselgeschehens (Tabelle 1).

Trotz klarer Richtlinien, trotz einer ständig steigenden Zahl von Fortbildungsveranstaltungen und trotz der Gründung von Gesellschaften, die sich mit der Förderung von wissenschaftlicher und klinischer Tätigkeit auf diesem Sektor beschäftigen, wie beispielsweise der Deutschen Arbeitsgemeinschaft für künstliche Ernährung (DAKE) oder der European Society for Parenteral and Enteral Nutrition (ESPEN), dringt der Erkenntnisstand auf dem Gebiet der Ernährungstherapie nur ganz langsam in unsere Kliniken vor.

Nicht diejenigen halten den Fortschritt auf, die ihre eigene Auffassung über die Art und Weise der klinischen Ernährungstherapie haben, sondern diejenigen, die glauben, daß auch ohne Ernährungstherapie eine gute Versorgung des Patienten möglich ist.

Man kann heute davon ausgehen, daß der größte Teil der Kollegen noch immer der Meinung ist, eine kurzfristige Hungerperiode würde bei Infektionen oder nach Operationen bzw. Trauma keine negativen Folgen haben, sofern Wasser und Elektrolyte substituiert werden. Dabei wird der Standpunkt vertreten, daß sich sozusagen der Organismus selbst ausreichend helfen kann und man auch früher ohne klinische Ernährungstherapie ausgekommen ist.

Diese Einstellung resultiert häufig aus einer mangelnden Kenntnis der Bedeutung des Stoffwechsels. Das Grundleiden wird als im Vordergrund stehend betrachtet, und andere Aspekte, wie Auswirkungen von Vor- oder Nebenerkrankungen sowie der Ernährungszustand des Patienten, treten in den Hintergrund.

Abschließend kann man jedoch feststellen, daß - obwohl noch immer relativ wenige Ärzte klinische Ernährungstherapie betreiben - kein Grund zum Pessimismus gegeben ist. Bedenkt man nämlich, wie schnell sich im letzten Jahrzehnt die Kenntnisse um die klinische Ernährungstherapie verbreitet haben (siehe oben), kann man annehmen, daß kontinuierlich zunehmend mehr Patienten zu ihrem Vorteil damit behandelt werden. Da dieser schnelle Fortschritt nur durch eine erfolgreiche Zusammenarbeit zwischen den wissenschaftlichen Gesellschaften und der interessierten Pharmazeutischen Industrie möglich war, ist zu hoffen, daß diese Alliance auch weiterhin zum Wohle des Patienten bestehen bleibt.

Literatur

1. AHNEFELD, F. W.: Aufgabenbereich des Arztes. In: Basis der parenteralen und enteralen Ernährung (eds. G. KLEINBERGER, R. DÖLP). Klinische Ernährung (eds. F. W. AHNEFELD, W. HARTIG, E. HOLM, G. KLEINBERGER), Bd. 10, p. 3. München, Bern, Wien: Zuckschwerdt 1982

2. BÄSSLER, K. H.: Diättechnik aus biochemischer und physiologischer Sicht. In: Bilanzierte Diät in der Therapie (eds. W. FEKL, M. BRANDL), p. 7. Erlangen: Perimed 1980

3. DIETZE, G. J.: Inter-organ substrate flow. In: New aspects of clinical nutrition (eds. G. KLEINBERGER, E. DEUTSCH), p. 146. Basel: Karger 1983

4. HEATLEY, R. V., WILLIAMS, R. H. P., LEWIS, M. H.: Pre-operative intravenous feeding in a controlled trial. Postgrad. med. J. $\underline{55}$, 541 (1979)

5. KINNEY, J. M., FELIG, Ph.: The metabolic response to injury and infection. In: Endocrinology (eds. De-GROOT et al.), p. 1963. New York: Grune & Stratton 1979

6. MULLEN, I. L., BUZBY, G. P., MATTHAES, D. C., SMALE, D. F., ROSATO, D. F.: Reduction of operative morbidity and mortality by combined preoperative and postoperative nutritional support. Ann. Surg. $\underline{192}$, 604 (1980)

7. Reference and bibliographic services section. National Institutes of Health Library, 1983

8. SCHULTIS, K., KORI-LINDNER, C., BEISBARTH, H., BRAND, O.: Notwendigkeit und Möglichkeit der parenteralen Ernährung bei chirurgischen Patienten. In: Grundlagen der postoperativen Ernährung. Klinische Anästhesiologie und Intensivtherapie (eds. F. W. AHNEFELD, C. BURRI, W. DICK, M. HALMAGYI), Bd. 6, p. 1. Berlin, Heidelberg, New York: Springer 1975

9. WINKLER, R.: Enterale Ernährungstherapie (präoperativ) in der operativen Medizin. In: Enterale Ernährung (eds. Deutsche Arbeitsgemeinschaft für künstliche Ernährung (DAKE), Österreichische Arbeitsgemeinschaft für künstliche Ernährung (AKE). Jahrestagung 1982, München, p. 19

10. ZIMMERMANN, E.: Untersuchungen über den Katabolismus in der frühen postoperativen Phase. Dissertation, Köln 1970

Gastrointestinale Hormone und die physiologischen Regulationsmechanismen bei Nahrungsaufnahme

Von V. Schusdziarra

Einleitung

Seit der Entdeckung des Sekretins, des ersten gastrointestinalen Hormons, durch BAYLISS und STARLING im Jahre 1902 sind mehr als 20 weitere Peptide im Gastrointestinaltrakt und Pankreas nachgewiesen worden. Man findet die Peptide entweder in Fasern des autonomen Nervensystems oder in endokrinen Zellen der Magen-Darm-Schleimhaut und der Langerhansschen Inseln (Tabelle 1 und 2). Die Funktion der in Nervenfasern enthaltenen Peptide dürfte diejenige eines Neurotransmitters oder Neuromodulators sein, während die aus den endokrinen Zellen freigesetzten Peptide entweder lokal als sogenannte parakrine Substanzen oder aber über die Blutbahn als echte Hormone ihre Wirkung ausüben (1). In der folgenden zusammenfassenden Darstellung soll nur auf die wichtigsten Substanzen eingegangen werden, deren Funktionen bereits weitestgehend bekannt sind. Die physiologische Rolle der Mehrzahl der bisher nachgewiesenen Peptide ist zum jetzigen Zeitpunkt noch ungeklärt.

Hormone aus dem Magen

Die Einnahme einer Mahlzeit führt zu einer Anhäufung von Nahrungsbestandteilen innerhalb des Magenlumens und verändert zahlreiche gastrale und extragastrale Funktionen über lokal parakrine, neurale und endokrine Mechanismen. Der Magen hat in erster Linie eine Reservoirfunktion. Obwohl keine Nahrungsbestandteile vom Magen absorbiert werden, so sind dessen exokrine und endokrine Funktion sowie seine Motilität von Bedeutung für alle weiteren Verdauungs- und Absorptionsprozesse. Durch die Sekretion von Magensaft und -säure sowie das Durchmischen und Zerkleinern der Nahrung wird eine adäquate Verflüssigung der aufgenommenen Nahrungsbestandteile erreicht, welche es erlaubt, den Nahrungsbrei über den komplexen Mechanismus der Magenentleerung portionsweise ins Duodenum abzugeben. Die mechanische Zerkleinerung von Nahrungspartikeln bis in den Millimeterbereich ist nicht nur für feste, sondern auch für bereits flüssige Nahrungsbestandteile bedeutungsvoll, insbesondere, wenn sie in Form von Fett vorliegen. Die Magenperistaltik führt zu einer Zerkleinerung der Fettpartikel in kleinste Tröpfchen. Diese Form der mechanischen Emulgierung ist wichtig für die Oberflächenvergrößerung der Fettpartikel, um so den anschließend im Dünndarm stattfindenden Vorgang der chemischen Emulgierung zu unterstützen und den Gallensäuren eine größere Angriffsfläche zu bieten. Dieser Vorgang ist eine wesentliche Voraussetzung für die weitere Fettverdauung durch die nachfol-

Tabelle 1. Neuropeptide im peripheren autonomen Nervensystem

Extrinsisches Nervensystem

N. vagus

Cholezystokinin
Enkephalin
Gastrin
Insulin
Somatostatin
Substanz P
VIP

Nn. splanchnici

Bombesin
Cholezystokinin
Enkephalin
Neurotensin
Pankreatisches Polypeptid
Somatostatin
Substanz P
VIP

Intrinsisches Nervensystem

Angiotensin
Bombesin
CCK-8/4
Dynorphin
Betaendorphin
Enkephalin
GABA
LHRH
Neurotensin
PHI
Somatostatin
Substanz P
TRH
VIP

---

gend ausgeschütteten Pankreasenzyme. Neben diesen mechanischen Eigenschaften des Magens ist die Sekretion von Säure und Pepsin von Bedeutung für die Mazeration des aufgenommenen Proteins. Hierdurch wird die Löslichkeit von Eiweiß entscheidend erhöht.

Die beiden wesentlichen Hormone, die in der Schleimhaut des Magens synthetisiert und aus den endokrinen Zellen freigesetzt werden, sind das Gastrin und das Somatostatin. Beide Hormone werden nach Einnahme einer Mahlzeit verstärkt freigesetzt und können im periphervenösen Plasma über einen Zeitraum von ca. 2 1/2 - 3 h erhöht nachgewiesen werden (Abb. 1). Von den drei Grundnahrungssubstanzen ist Eiweiß sicherlich der stärkste Reiz für die Sekretion beider Hormone, während Glukose und Fett eine deutlich schwächere Wirkung auf die Freisetzung ausüben.

Tabelle 2. Gastrointestinale Hormone und Neuropeptide, die in endokrinen Zellen lokalisiert sind

---

ACTH
Cholezystokinin
Betaendorphin
Enkephalin
Gastrin
GIP
Glicentin
Glukagon
Insulin
Motilin
Neurotensin
Pankreatisches Polypeptid
PYY
Sekretin
Somatostatin

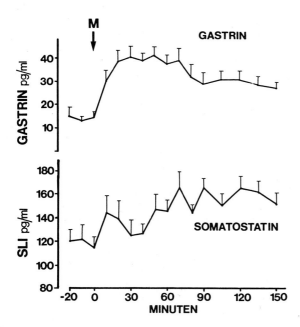

Abb. 1. Verhalten der Gastrin- und Somatostatinspiegel im periphervenösen Plasma von zehn Normalpersonen nach Einnahme einer gemischten Mahlzeit (M)

Neben der aufgenommenen Nahrung stellt die Säure des Magens einen weiteren wichtigen Faktor für die Sekretion dieser beiden Hormone dar. Die Gastrinsekretion wird durch Anwesenheit von Salzsäure gehemmt, während andererseits die Somatostatinsekretion durch Salzsäure stimuliert wird (4). Gleichzeitig

Tabelle 3. Einfluß klassischer und potentieller peptiderger Neurotransmitter sowie lokaler Gewebsfaktoren auf die Magensäure-, Gastrin- und Somatostatinsekretion
↑ = Stimulierung
↓ = Hemmung
∅ = kein Effekt

	Säure	Gastrin	Somatostatin
Acetylcholin	↑	↑	↑↓
Dopamin	↓	↑	↑
GABA	↑	↑	↓
Noradrenalin	↓	↑	↑
Bombesin	↑	↑	↑
Cholezystokinin	↓	?	?
Enkephalin	↑	∅	↓
Gastrin	↑	?	↑
Neurotensin	↓	∅	∅
Somatostatin	↓	↓	?
Substanz P	↓	∅	↓
TRH	↓	∅	∅
VIP	↓	∅	∅
Histamin	↑	∅	↑
Prostaglandine	↓	↓	↑

wird die Säuresekretion durch Gastrin stimuliert, während Somatostatin sowohl die Säure- als auch die Gastrinfreisetzung hemmend beeinflußt. Diese enge Verbindung der Regulationsvorgänge ermöglicht eine feine Abstimmung der Magensäuresekretion in Relation zu den aufgenommenen Nahrungsbestandteilen und der damit verbundenen Stimulation hormonaler Faktoren aus der Schleimhaut des Magens.

Sowohl die Säure als auch die Gastrin- und Somatostatinsekretion werden durch eine Vielzahl neuraler Mechanismen und auch durch lokale Gewebsfaktoren wie das Histamin, die Prostaglandine und die endogenen Opiate beeinflußt. Die zur Zeit bekannten Wirkungen dieser einzelnen Substanzen sind in der Tabelle 3 zusammenfassend aufgeführt. Inwieweit diesen Faktoren im einzelnen eine größere Bedeutung bei der Nahrungsaufnahme zukommt, kann zum jetzigen Zeitpunkt noch nicht entschieden werden.

Die Motilität des Magens wird in erster Linie durch neurale Mechanismen gesteuert. Die überragende Bedeutung für die Regulation der Magenmotilität kommt dem intrinsischen Nervensystem des Magens zu, das weitgehend unabhängig und auch nach kompletter Ausschaltung der vom zentralen Nervensystem kommenden Bahnen die Motilität aufrechterhält. Zusätzlich wird die Magenmotilität über Nervenfasern des Vagus und Splanchnikus beeinflußt. Die Hormone Gastrin und Somatostatin haben beide einen hemmenden Einfluß auf die Motilität. Diese hormonelle Regulation ist jedoch eher zweitrangig.

Feedforeward-Mechanismen des Magens

Durch die Anwesenheit von Nahrung im Magen werden nicht nur die Funktionen des Magens, sondern auch die der umliegenden Organe verändert. Bei der Vermittlung dieser Effekte sind sowohl neurale Bahnen als auch die gastralen Hormone Gastrin und Somatostatin beteiligt. Die gesteigerte postprandiale Sekretion von Gastrin und der damit verbundene Anstieg dieses Hormons in der peripheren Zirkulation führen
1. zu einer Unterbrechung der interdigestiven Motilität des Darms,
2. zu einer Steigerung der Enzymsekretion des Pankreas und
3. zu einer Stimulation der Gallenblasenentleerung.

Diese Prästimulation der exokrinen Pankreassekretion erhöht möglicherweise die Bereitschaft des Pankreas zu einer gesteigerten Sekretionsleistung nach Eintritt der Nahrungsbestandteile ins Duodenum (10). Die gesteigerte Somatostatinsekretion vermag - im Sinne der allgemein inhibierenden Wirkung des Somatostatins - eine überschießende Sekretion der exokrinen Pankreasfunktion in diesem Stadium zu verhindern.

Die endokrine Pankreasfunktion wird ebenfalls durch gastrale Mechanismen beeinflußt. Hier scheinen jedoch Gastrin und Somatostatin keinerlei Bedeutung zu haben. In der frühen postprandialen Phase führt der Anstieg des intragastralen pH-Werts zu einer Hemmung der Insulinsekretion. Der genaue Mechanismus, der diese Wirkung vermittelt, ist zum jetzigen Zeitpunkt nicht bekannt, jedoch scheinen Histamin-H_2-Rezeptoren eine gewisse Rolle zu spielen. Bei entsprechender Ansäuerung des Mageninhaltes in der späteren postprandialen Phase und der gleichzeitigen Anwesenheit von Eiweiß wird ein vom Magen ausgehender stimulierender Einfluß auf die Insulinsekretion wirksam, der über bisher nicht näher identifizierte Mechanismen verläuft. Vagus und Sympathikus haben hier, ebenso wie cholinerge Mechanismen, keine Vermittlerrolle (4).

Hormone aus dem Dünndarm

Die wesentlichen Hormone, die in den endokrinen Zellen des Dünndarms gebildet werden, sind das Sekretin, das Cholezystokinin (CCK), das Gastric inhibitory peptide (GIP), das Motilin und das Neurotensin. Die Wirkung dieser Hormone erstreckt sich auf die im Dünndarm stattfindenden Vorgänge im Rahmen der Nahrungsaufbereitung, nämlich Transport des Nahrungsbreies sowie Regulation der exokrinen Pankreas- und Gallensekretion. Über Feedback-Mechanismen werden Funktionen des Magens beeinflußt und über entsprechende Feedforeward-Mechanismen wird die endokrine Pankreasfunktion reguliert.

a) Motilität
Neben der geregelten Peristaltik ist die Passagezeit des Nahrungsbreies durch den Dünndarm einer der wichtigsten Faktoren im Rahmen der Nahrungsaufnahme. Bei zu rascher Passage ist die Kontaktzeit mit der absorbierenden Schleimhaut zu kurz, und somit kann Nahrung möglicherweise unausgenutzt in den Dickdarm gelangen. Andererseits wird bei zu langer Kontaktzeit die Absorptionsfläche des Dünndarms nicht optimal ausgenutzt.

Die Motilität des Darms wird, ähnlich wie die des Magens, durch das Intrinsic-Nervensystem in Form des Plexus myentericus und submucosus reguliert. Während der interdigestiven Phase wird die Motilität des Darms durch den sogenannten interdigestiven myoelektrischen Komplex gesteuert (IMC). Mit Beginn der Nahrungsaufnahme werden dieser elektrische Komplex und die entsprechenden Kontraktionswellen in ein postprandiales Kontraktionsmuster umgewandelt. Der wichtigste endokrine Faktor für die Regulation von Kontraktion und Passagezeit ist das Motilin, welches auf beide Funktionen stimulierend wirkt. CCK hat ebenfalls einen stimulierenden Einfluß auf die Kontraktion des Darms und auf die Passagezeit des Nahrungsbreies, während Sekretin hemmend wirkt. Der Einfluß von GIP und Neurotensin ist zum jetzigen Zeitpunkt nicht eindeutig geklärt ([3]).

b) Exokrine Sekretion
Die exokrine Pankreasfunktion und die Kontraktion der Gallenblase wird durch zwei Hormone gesteuert, nämlich das Sekretin und das Cholezystokinin. Die Sekretion beider Hormone wird durch den aus dem Magen entleerten Nahrungsbrei stimuliert, wobei für die Freisetzung des Sekretins der pH-Wert des Nahrungsbreies von Bedeutung ist. Nur durch entsprechend angesäuerten Nahrungsbrei kann Sekretin vermehrt sezerniert werden. CCK hingegen wird sowohl durch Säure als auch durch Fett und Eiweiß vermehrt aus dem Dünndarm freigesetzt. Die Wirkung dieser beiden Hormone besteht in einer Steigerung der Bikarbonatsekretion, vor allem durch Sekretin, und in einer Steigerung der Enzymsekretion des Pankreas, hervorgerufen durch CCK. Kürzlich durchgeführte Untersuchungen haben jedoch gezeigt, daß gerade die Enzymsekretion synergistisch durch Sekretin und CCK im Sinne potenzierender Effekte beeinflußt wird.

Es sollte jedoch betont werden, daß die exokrine Pankreasfunktion nur zum Teil durch die hormonalen Mechanismen des Dünndarms stimuliert wird, und daß die Wirkung neuraler Mechanismen von ganz entscheidender Bedeutung ist für eine optimale Sekretion von Bikarbonat und Enzymen ([8], [9]). Neben diesen klassischen hormonalen Faktoren, die aus dem Dünndarm im Rahmen der Nahrungsaufnahme freigesetzt werden, finden wir eine Vielzahl von Peptiden als Bestandteil des peptidergen autonomen Nervensystems. Über eine Aktivierung der neuralen Mechanismen können somit zahlreiche weitere Peptide an der Regulation der

Tabelle 4. Einfluß von gastrointestinalen Hormonen, Neuropeptiden und Gewebsfaktoren auf die exokrine Pankreassekretion
↑ = Stimulierung
↓ = Hemmung
∅ = kein Effekt

	Enzymsekretion	Bikarbonatsekretion
Bombesin	↑	∅
Cholezystokinin	↑	∅
Enkephalin	↓	↓
GIP	∅	∅
Glicentin	?	?
Motilin	↑	↑
Neurotensin	↑	↑
Prostaglandine	↓	↓
PYY	↓	↓
Sekretin	∅	↑
Somatostatin	↓	↓
Substanz P	↓	↓
TRH	↓	∅
VIP	∅	↑

exokrinen Pankreassekretion beteiligt sein. Die Wirkung dieser Faktoren auf die Enzym- und Bikarbonatsekretion ist in der Tabelle 4 dargestellt.

Ein direkter Einfluß der gastrointestinalen Hormone auf die Absorption von Nahrungssubstanzen aus dem Dünndarm in die Blutbahn konnte bisher, zumindest durch physiologische Dosierungen dieser Hormone, nicht nachgewiesen werden.

Feedback-Mechanismen

Die exo- und endokrine Funktion des Magens wird während der Anwesenheit von Nahrungssubstanzen im Dünndarm durch zahlreiche neurale und humorale Mechanismen beeinflußt. Vom Dünndarm ausgehend wird die Magensäuresekretion gehemmt. Dieser Effekt ist abhängig vom Fett- und Kohlenhydratgehalt der Nahrung, während Eiweiß entweder keinen oder aber einen stimulierenden Einfluß ausübt. Wie aus der Tabelle 5 zu ersehen ist, können verschiedene intestinale Hormone an diesen hemmenden Einflüssen auf die Magenfunktion beteiligt sein. In der späteren Phase einer Mahlzeit, sobald der Mageninhalt wieder sauer ist und der aus dem Magen entleerte Nahrungsbrei mit einem pH von 2 oder weniger das Duodenum erreicht, wird ein im Bulbus duodeni gelegener Mechanismus aktiviert, der die Magensäuresekretion

Tabelle 5. Einfluß von intestinalen Hormonen auf Magensäuresekretion, Magenentleerung, Gastrin- und Somatostatinsekretion
↑ = Stimulierung
↓ = Hemmung
∅ = kein Effekt
? = nicht untersucht

	Säure	Entleerung	Gastrin	Somatostatin
Cholezystokinin	↓	↓	?	↑
GIP	↓∅	↓	↑↓	↑
Motilin	∅	↑	∅	↑
Neurotensin	↓	↓	∅	∅
PYY	↓	∅	?	?
Sekretin	↓	↓	↓	↑

hemmt. Zumindest zum Teil kann dieser Effekt durch Somatostatin vermittelt sein (5).

Feedforeward-Mechanismen

Der wesentlichste Feedforeward-Mechanismus, der dem Dünndarm entspringt, betrifft die Regulation der endokrinen Pankreasfunktion durch intestinale Hormone. Die räumliche Abtrennung des insulinsezernierenden Organs vom Gastrointestinaltrakt im Laufe der Phylogenese ermöglichte es, die Sekretion dieses biologisch sehr wirksamen Hormons den direkten Schwankungen der Nahrungszufuhr zu entziehen. Die Vorschaltung neuraler und hormonaler Mechanismen erlaubt eine Abschwächung oder Verstärkung der Insulinsekretion, je nach Art der aufgenommenen Nahrung, insbesondere entsprechend dem Kohlenhydratanteil einer Mahlzeit.

Ein derartiger Regulationsmechanismus erfordert eine enge Koordination von neuralen und humoralen Faktoren, um eine zeitlich und quantitativ optimale Freisetzung der Pankreashormone, insbesondere des Insulins, zu erzielen.

Die Freisetzung intestinaler Hormone während der oralen Aufnahme von Kohlenhydraten und Aminosäuren führt zu einer wesentlich stärkeren Freisetzung des Insulins im Vergleich zur intravenösen Applikation dieser Nahrungsbestandteile. Für die Wirkung der Glukose auf die Insulinsekretion scheint das GIP die entscheidende Vermittlerrolle zu spielen (2). Im Rahmen der Eiweißaufnahme stimuliert CCK jedoch die Insulin- und Somatostatinsekretion wesentlich stärker.

Neben diesen hormonalen Einflüssen auf die Funktion des endokrinen Pankreas spielen sicherlich auch neurale Mechanismen eine entscheidende Rolle. In diesem Zusammenhang muß auf die Bedeutung der Magenentleerungsgeschwindigkeit für die Sekre-

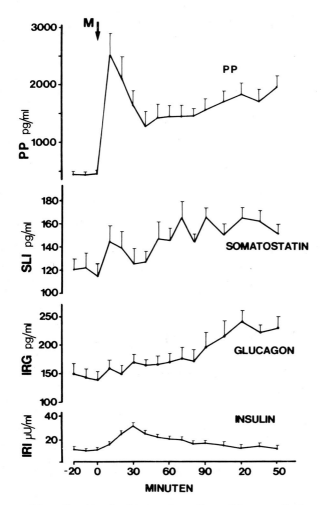

Abb. 2. Verhalten der Insulin-, Glukagon-, Somatostatin- und pankreatischen Polypeptid-Spiegel (PP) im periphervenösen Plasma von zehn Normalpersonen nach Einnahme einer gemischten Mahlzeit (M)

tionsleistung des endokrinen Pankreas hingewiesen werden. Es läßt sich eine Abhängigkeit der Insulinsekretion von der Geschwindigkeit zeigen, mit der Nahrungsbestandteile den Magen verlassen und in das Duodenum eintreten (6). In tierexperimentellen Untersuchungen konnte gezeigt werden, daß bei diesem Mechanismus offenbar neurale, im wesentlichen cholinerge Faktoren von Bedeutung sind. Hierbei werden nicht nur neurale Mechanismen zwischen Darm und Pankreas aktiviert, sondern es wird auch die Freisetzung intestinaler Hormone (GIP) über neurale Mechanismen geregelt (7). Dies führt zu einer eng gekoppelten neurohumoralen Regulation der endokrinen Pankreassekretion durch die Anwesenheit von Nahrungsbestandteilen im Dünndarm.

Tabelle 6. Wechselwirkung zwischen den Hormonen des endokrinen Pankreas
↑ = Stimulierung
↓ = Hemmung
∅ = kein Effekt

	Insulin	Glukagon	Somatostatin	Pankreatisches Polypeptid
Insulin	↓	↓	↓	↓
Glukagon	↑	↓	↑	∅
Somatostatin	↓	↓	↓	↓
Pankreatisches Polypeptid	∅	∅	∅	?

Hormone aus dem Pankreas

In den Langerhansschen Inseln, die den endokrinen Anteil des Pankreas ausmachen, befinden sich Zellen, die Insulin, Glukagon, Somatostatin und pankreatisches Polypeptid synthetisieren und nach Einnahme einer Mahlzeit freisetzen (Abb. 2). Quantitativ am stärksten sind die insulinproduzierenden Zellen vertreten, was bereits die morphologische Grundlage für die überragende Bedeutung dieses Hormons im Stoffwechsel darstellt. Die Insulinsekretion wird in erster Linie durch Glukose und dann durch Aminosäuren stimuliert, während Fett keinen Einfluß auf die Insulinsekretion hat.

Wie in Tabelle 6 gezeigt, besteht eine enge Wechselwirkung zwischen den vier Hormonen, die in den Langerhansschen Inseln produziert werden. Für die Regulation im Rahmen der Nahrungsaufnahme dürfte der hemmende Einfluß des Insulins auf die anderen drei Peptide sowie der hemmende Einfluß des Somatostatins wahrscheinlich die größte Bedeutung haben. Die gesteigerte Insulinsekretion ermöglicht im postprandialen Zustand eine anabole Verstoffwechselung der aufgenommenen Nahrungssubstanzen über eine Beeinflussung der Enzyme des Intermediärstoffwechsels (Tabelle 7 a und b). Während der gesteigerten Insulinsekretion ist es wichtig, daß der Plasmaglukosespiegel im normalen Bereich bleibt, da im Falle der Hypoglykämie die Funktion des zentralen Nervensystems gefährdet würde. Werden mit der Nahrung ausreichende Mengen von Kohlenhydraten aufgenommen, so besteht diesbezüglich kein Problem, und die Insulinsekretion kann entsprechend dem Kohlenhydratangebot gesteigert werden, um einen normoglykämischen Zustand aufrechtzuerhalten. Werden jedoch andererseits dem Organismus hauptsächlich Aminosäuren und Fette zugeführt, so kann eine Insulinsekretion nur dann stattfinden, wenn gleichzeitig gewährleistet ist, daß der Plasmaglukosespiegel nicht auf hypoglykämische Werte absinkt. Dies kann über die Wechselwirkung zwischen Insulin und Glukagon am Glukosestoffwechsel der Leber erzielt werden. So finden wir bei eiweiß-

Tabelle 7 a. Einfluß von Insulin auf Enzyme des Kohlenhydrat- und Fettstoffwechsels

Stimulierung	Hemmung
Glykogensynthase	Glykogenphosphorylase
Glukokinase	Glukose-6-phosphatase
Phosphofruktokinase	Fruktosediphosphatase
Pyruvatkinase	Phosphoenolkarboxykinase
Glukose-6P-dehydrogenase	Pyruvatkarboxylase
Fettsäuresynthetase	Aspartataminotransferase
Acetyl-CoA-karboxylase	Serindehydratase
Acetyl-CoA-synthetase	Lipase
Pyruvatdehydrogenase	
Zitratlyase	
Malatdehydrogenase	
Glyzerolkinase	

Tabelle 7 b. Einfluß von Glukagon und Katecholaminen auf Enzyme des Kohlenhydrat- und Fettstoffwechsels

Stimulierung	Hemmung
Glykogenphosphorylase	Glykogensynthase
Fruktosediphosphatase	Glukokinase
Phosphoenolkarboxykinase	Phosphofruktokinase
Pyruvatkarboxylase	Pyruvatkinase
Serindehydratase	Glukose-6P-dehydrogenase*
Lipase	Fettsäuresynthetase
	Acetyl-CoA-karboxylase
	Zitratlyase

* wird durch Katecholamine stimuliert

reichen Mahlzeiten nicht nur eine Erhöhung der Insulinsekretion, sondern auch eine ganz entscheidende Steigerung der Glukagonsekretion.

Auf diese Weise kann über Glykogenolyse und Glukoneogenese der Plasmaglukosespiegel konstant gehalten werden. Im Falle reiner Fettmahlzeiten wird praktisch kein Insulin freigesetzt, dafür aber in größeren Mengen Glukagon ausgeschüttet.

Die Funktion des Somatostatins aus dem Pankreas liegt einerseits darin, eine überschießende Sekretion der Pankreashormone Insulin, Glukagon und pankreatisches Polypeptid zu verhindern und zum anderen eine Rückkopplung auf Funktionen des Magen-Darm-Trakts auszuüben, indem hier ebenfalls eine überschießende Sekretion endo- und exokriner Faktoren sowie die Aufnahme der Nahrungssubstanzen in die Blutbahn reduziert wird. Hierbei wirkt das Somatostatin, das aus den Langerhansschen Inseln freigesetzt wird, zusammen mit dem aus dem Magen freigesetzten Somatostatin, über eine Erhöhung der peripheren zirkulierenden Somatostatinspiegel im Sinne eines "endokrinen Stoßdämpfers" (5).

Ähnlich wie das Somatostatin scheint auch das pankreatische Polypeptid eine hemmende Funktion im Rahmen der Nahrungsaufnahme auszuüben. Es reduziert die exokrine Pankreasfunktion und die Kontraktion der Gallenblase.

Dies ermöglicht dem endokrinen Pankreas nicht nur eine Beeinflussung der Nahrungsverwertung, im wesentlichen über die Insulinsekretion und den Intermediärstoffwechsel, sondern auch eine Regulation der Nahrungsaufnahme vom Magen-Darm-Trakt in die Blutbahn. Hierdurch kann die Feinabstimmung erzielt werden, die notwendig ist, um die mit der Nahrung aufgenommenen Kohlenhydrate, Aminosäuren und Fette im Organismus optimal anabol zu verwerten. Nur so können die in der Nahrung enthaltenen zugeführten Energieträger auch dem Organismus zur Verfügung gestellt werden, ohne daß größere Störungen des Stoffwechsels hervorgerufen werden.

Literatur

1. BLOOM, S. R., POLAK, J. M.: Gut hormones. Edinburgh, London, New York: Churchill Livingstone 1981

2. CREUTZFELDT, W.: The incretin concept today. Diabetologia 16, 75 (1979)

3. PEETERS, T. L., VANTRAPPEN, G. R., JANSSENS, J.: Control of gut motility. In: Systemic role of regulatory peptides (eds. S. R. BLOOM, J. M. POLAK, E. LINDENLAUB). Stuttgart. Schattauer 1982

4. SCHUSDZIARRA, V.: The role of somatostatin during the gastric phase of a meal. Hepato-Gastroenterology 27, 240 (1980)

5. SCHUSDZIARRA, V.: Somatostatin - physiological and pathophysiological aspects. Scand. J. Gastroent. 18 (Suppl. 82), 69 (1983)

6. SCHUSDZIARRA, V., DANGEL, G., KLIER, M., HENRICHS, I., PFEIFFER, E. F.: Effect of solid and liquid carbohydrates upon postprandial pancreatic endocrine function. J. clin. Endocr. 53, 16 (1981)

7. SCHUSDZIARRA, V., BENDER, H., TORRES, A., PFEIFFER, E. F.: Cholinergic mechanisms in intestinal phase insulin secretion in rats. Reg. Peptides 6, 81 (1983)

8. SINGER, M. V., NIEBEL, W., ELASHOFF, J., GROSSMAN, M. J.: Does basal cholinergic activity potentiate exogenous secretion for stimulation of pancreatic bicarbonate output in dogs? Amer. J. Physiol. 238, 209 (1982)

9. SINGER, M. V., SOLOMON, T. E., GROSSMAN, M. J.: Effect of atropine on pancreatic response to HCl and secretin. Amer. J. Physiol. 240, G 376 (1981)

10. VALENZUELA, J. E., WALSH, J. H., ISENBERG, J. J.: Effect of gastrin on pancreatic enzyme secretion and gallbladder emptying in man. Gastroenterology 71, 409 (1976)

Die Motilität des Verdauungstrakts – physiologische und pathologische Aspekte

Von M. Wienbeck und H. J. Lübke

Die Bewegungsvorgänge im Verdauungstrakt stehen in enger Wechselbeziehung zu Resorption und Sekretion (29). Ändert sich eine Funktion, dann zieht dies auch Änderungen der anderen Funktionen nach sich. Trotzdem besteht zwischen Bewegung des Darminhaltes und Resorption keine lineare Beziehung, wie Versuche mit medikamentös beschleunigter Darmpassage ergaben (10) (Tabelle 1).

Physiologie der Magen-Darm-Motilität

Die Aufgaben der gastrointestinalen Motilität bestehen in:
1. einem gerichteten Transport des Inhaltes,
2. einer Durchmischung des Inhaltes, damit ständig neue Anteile Kontakt mit der resorbierenden Oberfläche erhalten,
3. einer vorübergehenden Bevorratung des Inhaltes, die vorwiegend in Magen und Kolon stattfindet,
4. einer kontrollierten Entleerung aus dem jeweiligen Abschnitt des Verdauungstrakts,
5. der Verhinderung einer bakteriellen Überwucherung im Dünndarm,
6. einer möglichst raschen Expulsion schädlichen Inhaltes, wie z. B. bakterieller Toxine.

Für diese Aufgaben stehen dem Verdauungstrakt stationäre segmentierende Kontraktionen, propulsive Kontraktionen und eine Änderung des Wandtonus als Handwerkszeug zur Verfügung. Diese sehr einfachen Bewegungsformen können jedoch durch unterschiedliche Intensität, Dauer und Koordination so vielfältig variiert werden, daß der Gastrointestinaltrakt damit all seinen Aufgaben gerecht wird.

Die normale Motilität von Magen und Dünndarm ist durch unterschiedliche Muster im Nüchternzustand und nach dem Essen gekennzeichnet (Abb. 1). Im Interdigestivum treten zyklisch regelmäßige motorische Komplexe auf, die aus einer Ruhephase I, einer Phase II mit unregelmäßiger Kontraktionstätigkeit und einer kurzen Aktivitätsfront (Phase III) mit sehr kräftigen rhythmischen Kontraktionen bestehen (15). Diese Komplexe wandern von Speiseröhre oder Magen langsam bis zum unteren Dünndarm. Wenn ein migrierender Motorkomplex im Ileum angekommen ist, beginnt der nächste im oberen Verdauungstrakt. Die Periodendauer dieses Motorkomplexes beträgt im Duodenum im Mittel 120 min (14).

Durch Nahrungsaufnahme wird die periodische Aktivität unterbrochen und von irregulärer Kontraktionstätigkeit abgelöst. Die Dauer dieser Unterbrechung hängt von der Nahrungsart und dem Nährstoffgehalt ab. Die Intensität der Darmtätigkeit im Di-

Tabelle 1. Medikamentöse Beschleunigung der Dünndarmpassage (Entleerung über ein Ileostoma) hat unterschiedlichen Einfluß auf die Nahrungsresorption (Nach 10)

	Kontrolle (n = 14)	Laktulose (n = 7)	MgSO4 (n = 6)	Metoclopramid (n = 9)
Magenentleerung (h)	1,3 ± 0,1	1,3 ± 0,3	1,5 ± 0,3*	1,0 ± 0,2
50 % Darmentleerung (h)	6,9 ± 0,6	4,3 ± 0,6*	5,0 ± 1,0*	4,9 ± 0,5*
Fettresorption (%)	94,6 ± 0,7	84,8 ± 3,1*	89,9 ± 1,2*	92,9 ± 0,6**
KH-Resorption (%)	96,0 ± 0,3	91,8 ± 1,0*	92,0 ± 0,9*	96,6 ± 0,9
Eiweißresorption (%)	85,0 ± 1,0	74,2 ± 1,8**	75,9 ± 2,2*	85,9 ± 1,7

Unterschied zur Kontrollgruppe: * $p < 0,05$, ** $p < 0,005$

DIGESTIVE PHASE   INTERDIGESTIVE PHASE

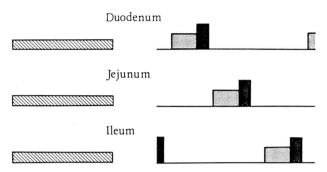

Abb. 1. Schematische Darstellung unregelmäßiger digestiver und periodischer interdigestiver Motilität im Dünndarm

gestivum scheint vor allem durch den Kohlenhydratgehalt der Nahrung bestimmt zu werden (25).

Störungen der Magenentleerung

Magenentleerung und Dünndarmbewegungen sind die beiden wichtigsten Faktoren der gastrointestinalen Motilität, die über die Aufnahme von Nährstoffen entscheiden. Störungen dieser Vorgänge ziehen daher im allgemeinen Ernährungsstörungen nach sich (16). Die wichtigsten Ursachen einer gestörten Magenentleerung sind in Tabelle 2 aufgeführt. Der Pathomechanismus der verzögerten Magenentleerung ist bisher in den meisten Fällen noch nicht befriedigend geklärt (30). Auch die Therapie läßt in vielen Fällen zu wünschen übrig (20).

Störungen der Dünndarmmotilität

Die wichtigsten Ursachen einer Störung der Dünndarmmotilität sind in Tabelle 3 aufgeführt. Bakterielle Überwucherung im Dünndarm kann die interdigestive Motilität unterdrücken und irreguläre Aktivität ähnlich dem postprandialen Muster zur Folge haben (27). Die postoperative Darmatonie läßt sich durch das sympathikolytisch wirkende Dihydroergotamin deutlich bessern und abkürzen (8). Bei einem Teil der Patienten mit einer Achalasie des Ösophagus fehlen migrierende Motorkomplexe im Dünndarm (9). Zumindestens beim Versuchstier können pathogene Darmkeime im Ileum atypische Motilitätsmuster hervorrufen. Nichtinvasive Erreger, wie Vibrio cholerae, verursachen rasch fortgeleitete Spike-Komplexe, hingegen invasive Erreger, wie z. B. Shigellen, lösen repetitive Spike-Salven synchron zu den langsamen elektrischen Wellen aus (18).

Tabelle 2. Störungen der Magenmotilität

Typ	Pathomechanismus	Therapie
1. Verzögerte Entleerung		
postoperativ	Sympathikotonus ↑	Sympathikolytika
Sepsis, Pankreatitis u. ä.	Sympathikotonus ↑ (?)	(TPE)
Diabetes, Kollagenosen	Neuropathie	Metoclopramid, Domperidon
nach Vagotomie	Antrumdenervation	Pyloroplastik
nach Virusinfekt	?	?
Tachygastrie	myoelektrische Störung	?
2. Beschleunigte Entleerung:		
Nach Magenoperation	Sturzentleerung	trockene niederosmolare Speisen, Pektin, Elektrostimulation; Umwandlungsoperation

Tabelle 3. Störungen der Darmmotilität

Typ	Pathomechanismus	Therapie
Fehlen des migrierenden Motorkomplexes	Keimüberwucherung	Antibiotika, Opiate?
	Postoperativ: Sympathikotonus ↑	Sympathikolytika, Caerulein
	Achalasie: Neuropathie	?
	Chronische idiopathische intestinale Pseudoobstruktion	(TPE)
Atypische Komplexe	Pathogene Keime	(Antibiotika), Opiate?
Frequenz der langsamen elektrischen Wellen ↑↓	Hyper-Hypothyreose	(Therapie der Grundkrankheit)

Tabelle 4. Hemmung der Magenentleerung. Lokalisation der postulierten Dünndarmrezeptoren

Rezeptor	Duodenum oral	aboral	Jejunum
Osmorezeptoren (> 80 mosmol)	–	–	+
Säure	+	–	+
Fette ($C_{10} - C_{14}$)	–	–	+
Tryptophan ($\leq$ 40 mmol)	+	+	+
Mechanorezeptoren	+	?	+

Einfluß der Nahrung auf die Magenentleerung

Die Verweildauer verschiedener Formen der oral oder mit der Sonde zugeführten Nahrung im Magen kann sehr unterschiedlich sein. Im wesentlichen sind es Volumen, Osmolarität, Säure-, Fett- und Proteingehalt, Konsistenz sowie Energiegehalt, die über die Geschwindigkeit der Weitergabe des Mageninhaltes an den Dünndarm bestimmen.

1. Volumen:
Füllung des Magenlumens bewirkt eine rezeptive Relaxation von Magenfundus und -körper: Der Magen kann sich auch großen Volumina ohne wesentliche intragastrale Druckerhöhung und ohne Schmerzen und Erbrechen anpassen (30). Dehnung der Magenwand stellt einen Stimulus für eine beschleunigte Magenentleerung dar, vor allem für Flüssigkeiten. Auf das Volumen bezogen verhält sich die Magenentleerung wie eine einfache Exponentialfunktion (4). Die Rezeptoren für den Reflexbogen der rezeptiven Relaxation scheinen im Magen gelegen zu sein. Für das Zustandekommen des Reflexes ist ein intakter Vagusnerv erforderlich (30).

2. Osmolarität:
Nach Befunden von COOKE (5) und HUNT (12) wird die Magenentleerung von mehreren hemmenden Rezeptoren im oberen Dünndarm gesteuert (Tabelle 4). Zu den wichtigsten gehören Osmorezeptoren, die in enger räumlicher Beziehung zu den Bürstensaum-Disaccharidasen gelegen sind (4). Die Hemmwirkung auf die Magenentleerung wird dabei oberhalb von 80 mosmol bestimmt durch die osmotische Potenz der angebotenen Nahrungsbestandteile. Bei ungenügender Pankreassekretionsleistung wird Stärke schneller aus dem Magen entleert als Glukose, weil Stärke nur unvollständig zu osmotisch wirksamen Monosacchariden hydrolysiert wird. Die hemmende Wirkung von Kohlenhydraten und Eiweiß wird heute durch die osmotischen Wirkungen der Monosaccharide bzw. der Aminosäuren erklärt, die während des Verdauungsvorganges intraluminal oder im Bürstensaum entstehen (2).

3. Säuren:
Ansäuern des proximalen Duodenums bewirkt eine dosisabhängige

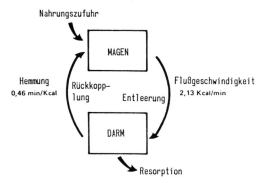

Abb. 2. Regulation der Magenentleerung über einen Regelkreis, der von energiesensitiven Rezeptoren im Dünndarm gesteuert wird (Nach 1)

Verzögerung der Magenentleerung (5). Niedermolekulare Säuren, wie z. B. HCl, haben eine stärkere Hemmwirkung als höhermolekulare, wie z. B. Zitronensäure. Dies wird mit der rascheren Diffusionsgeschwindigkeit der kleinen Moleküle am postulierten Rezeptor erklärt (4).

4. Fett:
Fett hemmt die Magenentleerung. Diese Wirkung kommt erst nach Hydrolyse der Triglyzeride zustande (6). Fettsäuren mit einer Kettenlänge von 10 bis 14 C-Atomen entfalten eine stärkere Hemmwirkung als kurzkettige ($C_4 - C_8$) oder langkettige (C_{16}, C_{18}) Fettsäuren. Desgleichen haben ungesättigte Fettsäuren einen stärkeren Effekt als gesättigte.

5. Aminosäuren:
Die Hemmung der Magenentleerung durch Eiweiß und Aminosäuren läßt sich weitgehend auf die osmotische Potenz der Aminosäuren zurückführen (2). Tierexperimentell ließ sich jedoch zeigen, daß L-Tryptophan im physiologischen Bereich von 5 - 40 mmol dosisabhängig und stereospezifisch die Magenentleerung unabhängig von seiner osmotischen Wirkung verzögert (26). Dieser Effekt ist wahrscheinlich nicht auf eine Cholezystokinin-Freisetzung zurückzuführen, da der Cholezystokinin-Liberator Phenylalanin keine entsprechende Hemmwirkung auf den Magen entfaltet.

6. Konsistenz der Nahrung:
Nach Verabreichung einer gemischten Mahlzeit verlassen flüssige Bestandteile den Magen rascher als feste. Feste Nahrungspartikel müssen zunächst durch Mahlbewegungen des Magenantrums zerkleinert werden, bis sie eine Partikelgröße von unter 1 mm erreicht haben, bevor sie in das Duodenum übertreten (11). Aus diesem Grunde verwundert es nicht, daß eine homogenisierte Mahlzeit rascher den Magen verläßt als eine gemischt fest-flüssige Kost gleicher Zusammensetzung (17).

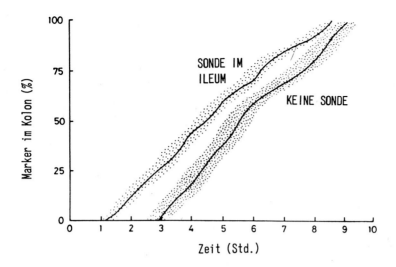

Abb. 3. Der Einfluß einer Dünndarmsonde auf die Passagegeschwindigkeit radioaktiver Marker durch den Dünndarm (Nach 22)

7. Energiegehalt der Nahrung:
Wenn Mahlzeiten verschiedener Energiedichte dem Magen angeboten werden, entleert dieser jeweils die gleiche Energiemenge pro Zeiteinheit in das Duodenum (Abb. 2). Wird jedoch eine Nahrung besonders großer Energiedichte verabreicht, dann läßt sich dieser Regelkreis bis zu einem gewissen Grade durchbrechen. In der gleichen Zeit werden jetzt mehr Kalorien an das Duodenum abgegeben als bei einer weniger energiedichten Mahlzeit (12). Im Gegensatz zur Hypothese der Magenentleerungsregelung über den Energiegehalt stehen Beobachtungen von RUPPIN et al. (23), die eine Steuerung allein über die Osmolarität nahelegen.

Einfluß von Sondenkost auf Magenentleerung und Darmmotilität

1. Zusammensetzung der Kost:
BURY und JAMBUNATHAN (3) verglichen zwei verschiedene Zubereitungen einer chemisch definierten Kost (Vivonex und Flexical) mit homogenisierter Normalkost nach Instillation über eine Magensonde. Beide Diätzubereitungen wurden gleich schnell aus dem Magen entleert; die Entleerungsgeschwindigkeit der homogenisierten Mahlzeit war jedoch etwas rascher als die der Diätzubereitungen. Der Gehalt an mittelkettigen Triglyzeriden im Flexical (22 g Fett/100 ml) hatte keine zusätzliche Wirkung. Es ist mithin nicht anzunehmen, daß die Zusammensetzung einer Sondenkost gleichen Energiegehaltes einen wesentlichen Einfluß auf die Magenentleerung ausübt.

2. Sonde:
Problematischer ist die Frage des Einflusses der Sonde und der Sondenlage. Grundsätzlich könnten Sonden über Mechanorezeptoren im Verdauungstrakt und über lokale physikalische Verände-

Tabelle 5. Normalisierung des MMC unter kontinuierlicher duodenaler Sondenernährung (n = fünf Hunde) (Nach 7)

Energiezufuhr (kcal/d)	Intervall (h)
1.000	4,2 - 8,7
1.500	10,0 - 25,0
2.000	30,0 - 81,6

rungen Einfluß auf die Magen-Darm-Motilität nehmen. Dabei ist insbesondere bei Dünndarmsonden an eine Störung der Magenentleerung und an duodenogastralen Reflux zu denken. Diese vermuteten Sondeneffekte ließen sich jedoch in Versuchen mit dünnlumigen flexiblen Sonden, die in Magen und Duodenum eingebracht wurden, nicht bestätigen (20). Auf der anderen Seite können mehrlumige Sonden, tief in den Dünndarm eingeführt, durchaus die Magenentleerung verzögern und im Dünndarm die Passage beschleunigen (Abb. 3).

3. Intermittierende versus kontinuierliche Sondenernährung: Untersuchungsbefunde über den Einfluß einer chemisch definierten Kost auf die Dünndarmmotilität liegen bisher nur vom Hund vor. Danach verursacht die Bolusgabe einer Sondenkost (Flexical) eine Unterbrechung der interdigestiven motorischen Komplexe, wenn auch in geringerem Ausmaß als eine Standardmahlzeit (19).

Längerfristige kontinuierliche Sondenernährung hatte einen überraschenden Effekt (24): Nach einer Adaptationsphase traten trotz fortlaufender Sondenernährung wieder typische migrierende Motorkomplexe auf, genau wie im Nüchternzustand. Das Intervall bis zum Erscheinen des ersten normalen Komplexes war abhängig vom Energieangebot (Tabelle 5). Es tritt mithin beim Hund unter kontinuierlicher enteraler Ernährung das gleiche Muster auf wie unter parenteraler Ernährung (28).

Zusammenfassung

1. Gastrointestinale Motilität und Resorption stehen miteinander in vielfältiger Wechselbeziehung.

2. Die Muster gastrointestinaler Motilitätsstörungen sind recht uniform trotz großer Vielfalt in den Ursachen.

3. Die Geschwindigkeit der Magenentleerung wird vor allem durch Volumen, Osmolarität, Fettgehalt, Konsistenz und Energiegehalt der Nahrung bestimmt.

4. Für Sondenkost gilt hinsichtlich Magenentleerung und Dünndarmmotilität ähnliches wie für homogenisierte Normalkost. Kontinuierliche enterale Ernährung läßt beim Hund innerhalb weniger Tage Nüchternmotilität zurückkehren.

5. Der Einfluß kontinuierlicher Ernährung beim Menschen ist noch unbekannt.

Literatur

1. BRENNER, W., HENDRIX, T. R., MC HUGH, P. R.: Regulation of the gastric emptying of glucose. Gastroenterology 85, 76 (1983)

2. BURN-MURDOCH, R. A., FISHER, M. A., HUNT, J. N.: The slowing of gastric emptying by proteins in test meals. J. Physiol. 274, 477 (1978)

3. BURY, K. D., JAMBUNATHAN, G.: Effect of elemental diets on gastric emptying and gastric secretion in man. Amer. J. Surg. 127, 59 (1974)

4. COOKE, A. R.: Control of gastric emptying and motility. Gastroenterology 68, 804 (1975)

5. COOKE, A. R.: Localization of receptors inhibiting gastric emptying in the gut. Gastroenterology 72, 875 (1977)

6. CORTOT, A., PHILLIPS, J. F., MALAGELADA, J.-R.: Parallel gastric emptying of nonhydrolyzable fat and water after a solid-liquid meal in humans. Gastroenterology 82, 877 (1982)

7. CRENNER, F., FELDER, G., SCHANG, J. C., GRENIER, J. F.: Continuous enteral nutrition in dogs: Influence of the caloric load on the intestinal migrating myoelectric complex. In: Gastrointestinal motility (ed. G. LABO, M. BORTOLOTTI), p. 19. Verona: Cortina Internat 1983

8. ERCKENBRECHT, J. F., ALTAPARMAKOV, I., WIENBECK, M.: Heparin-dihydroergotamine (H-DHE) in the treatment of postoperative bowel atonia. Thrombos. and Haemostas. 50, 67 (1983)

9. ERCKENBRECHT, J. F., BERGES, W., WIENBECK, M.: Interdigestive Dünndarmmotilität bei Achalasie. Z. Gastroent. 21, 429 (1983)

10. HOLGATE, A. M., READ, N. W.: Relationship between small bowel transit time and absorption of a solid meal. Influence of metoclopramide, magnesium sulfate, and lactulose. Dig. Dis. Sci. 28, 812 (1983)

Danksagung:
Die Verfasser danken Frau B. Herrmann für ihre sekretarielle Hilfe.
Ein Teil der Untersuchungen wurde durch die Deutsche Forschungsgemeinschaft unterstützt.

11. HOLT, S., REID, J., TAYLOR, T. V., TOTHILL, P., HEADING, R. C.: Gastric emptying of solids in man. Gut 23, 292 (1982)

12. HUNT, J. N.: A possible relation between the regulation of gastric emptying and food intake. Amer. J. Physiol. 239, 61 (1980)

13. HUNT, J. N., STUBBS, D. F.: The volume and energy content of meals as determinants of gastric emptying. J. Physiol. 245, 209 (1975)

14. LEDERER, P. C., LUX, G.: Dünndarmmanometrie. In: Gastrointestinale Motilität. Klinische Untersuchungsmethoden (eds. M. WIENBECK, G. LUX), p. 65. Weinheim, Deerfield Beach, Basel: Edition Medizin 1983

15. LUX, G.: Gastrointestinale Motilität und Sekretion während der Nüchternphase. Med. Klinik 75, 420 (1980)

16. MALAGELADA, J.-R.: Gastric emptying disorders. Clinical significance and treatment. Drugs 24, 353 (1982)

17. MALAGELADA, J.-R., GO, V. L. W., SUMMERSKILL, W. H. J.: Different gastric, pancreatic and biliary responses to solid-liquid or homogenized meals. Dig. Dis. Sci. 24, 101 (1979)

18. MATHIAS, J. R., CARLSON, G. M., BERTIGER, G., COHEN, S.: Intestinal myoelectric activity in response to cholera enterotoxin: a possible prostaglandin-mediated response. Amer. J. Physiol. 232, E529 (1977)

19. MOORE, E. P., COPELAND, E. M., DUDRICK, S. J., WEISBRODT, N. W.: Effect of an elemental diet on the electrical activity of the small intestine in dogs. J. surg. Res. 20, 533 (1976)

20. MÜLLER-LISSNER, S. A.: Gestörte Magenentleerung. In: Therapie primärer gastrointestinaler Motilitätsstörungen (eds. M. WIENBECK, J. R. SIEWERT). Weinheim, Deerfield Beach, Basel (im Druck)

21. MÜLLER-LISSNER, S. A., FIMMEL, C. J., WILL, N., MÜLLER-DUYSING, W., HEINZEL, F., BLUM, A. L.: Effect of gastric and transpyloric tubes on gastric emptying and duodenogastric reflux. Gastroenterology 83, 1276 (1982)

22. READ, N. W., AL JANABI, M. N., BATES, T. E., BARBER, D. C.: Effect of gastrointestinal intubation on the passage of a solid meal through the stomach and small intestine in humans. Gastroenterology 84, 1568 (1983)

23. RUPPIN, H., BAR-MEIR, S., SOERGEL, K. H., WOOD, C. M.: Effects of liquid formula diets on proximal gastrointestinal function. Dig. Dis. Sci. 26, 202 (1981)

24. SCHANG, J. C., CRENNER, F., HAEGEL, P., NORIEGA, R., GRENIER, J. F.: The intestinal interdigestive myoelectric complex during continuous enteral nutrition in dogs. Gastroenterology 82, 1170 (1982)

25. SINAR, D. R., CHARLES, L. G.: Glucose is the major component controlling irregular spike activity after feeding in primates. Gastroenterology 85, 1319 (1983)

26. STEPHENS, J. R., WOOLSON, R. F., COOKE, A. R.: Effects of essential and nonessential amino acids on gastric emptying in the dog. Gastroenterology 69, 920 (1975)

27. VANTRAPPEN, G., JANSSENS, J., HELLEMANS, J., GHOOS, Y.: The interdigestive motor complex of normal subjects and patients with bacterial overgrowth of the small intestine. J. clin. Invest. 59, 1158 (1977)

28. WEISBRODT, N. W., COPELAND, E. M., THOR, P. J., DUDRICK, S. J.: Small bowel motility during intravenous hyperalimentation in the dog. Gastroenterology 68, 1011 (1975)

29. WIENBECK, M., BERGES, W.: Motilitätsstörungen des Verdauungstraktes. Dtsch. Ärztebl. 80, Heft 3, 17 (1983)

30. WIENBECK, M., BERGES, W.: Motilität von Speiseröhre und Magen. In: Krankheiten der Speiseröhre und Magen (eds. H. BARTELHEIMER, F.-W. OSSENBERG, H. W. SCHREIBER, G. SEIFERT), p. 15. München: Pflaum 1983

Substrate der Ernährungstherapie und der metabolische Status
Von A. Grünert

I Einleitung mit Vorbemerkungen

Beim Abhandeln und Aufarbeiten der vielfältigen Problematik der Ernährungstherapie, sei es der enteralen oder parenteralen, kommt man an einer zentralen Fragestellung ernährungstherapeutischer Verfahren nicht vorbei.

Welche Begründung gibt es für die Notwendigkeit der permanenten Zufuhr von Substraten, d. h. was sind die Gründe, die Substratzufuhr unter allen Umständen aufrechtzuerhalten? Erst aus der Begründung der Notwendigkeit der Substratzufuhr ergibt sich das Problem der verschiedenen Realisierungsmöglichkeiten. Die Frage läßt sich theoretisch thermodynamisch beantworten, wobei man die naturgegebene Eigenschaft lebender Systeme darin sieht, daß sowohl aufgrund der thermodynamisch labilen Zustände makromolekularer Strukturen als auch der - energetisch gesehen - instabilen komplizierten organischen Verbindung überhaupt ein permanenter Zerfall und Abbau dieser Substanzen erfolgt. Um die nach außenhin scheinbare Konstanz des Organismus zu gewährleisten, ist daher eine permanente Zufuhr von Ersatzstoffen nötig.

Die scheinbare Konstanz des Organismus ist Ausdruck eines dynamischen Gleichgewichts, welches dadurch aufrechterhalten wird, daß dem permanenten Verlust abgebauter Substanzen eine ebenso große permanente exogene Substratzufuhr gegenübersteht.

In dem vorliegenden Beitrag werden solche Aspekte der Ernährungstherapie diskutiert, die als Grundlage für die Beurteilung, die Entwicklung und Durchführung von ernährungstherapeutischen Konzepten und damit für die Auswahl der Substrate herausragende Bedeutung haben.

Die zunächst vorzunehmende Erörterung der Notwendigkeit einer exogenen Substratzufuhr beinhaltet gleichzeitig Aspekte der Effizienz der Ernährungstherapie, die davon bestimmt und charakterisiert wird, in welchem Ausmaß die zugeführten Substrate den vorhandenen Substanzbestand erhalten können.

Nach der Skizzierung physiologischer Stoffwechseleigenschaften wird eine Charakterisierung und Abgrenzung pathophysiologischer Stoffwechselzustände vorgenommen, die in Betracht gezogen werden müssen, wenn im klinischen Bereich bei zumeist pathologisch veränderten Stoffwechselbedingungen eine exogene Ernährungstherapie erforderlich wird.

Im letzten Teil dieses Beitrags werden dann die Hauptsubstrate der Ernährung besprochen, wobei darauf verzichtet wird, die detaillierten biochemischen Reaktionsmechanismen zu beschreiben. Es wird das Hauptaugenmerk darauf gerichtet, die pathophysiologischen Zusammenhänge im Wechselspiel der Substrate aufzuzeigen, um damit eine Grundlage zu geben für die klinisch relevanten Aspekte der Auswahl der Substrate und deren Applikation.

II Biochemische und biophysikalische Grundlagen der Substratzufuhr. Begründung der Erforderlichkeit einer exogenen Substratzufuhr

Wie eingangs schon angedeutet, stellt der Organismus mit seinen Strukturen und Molekülen ein - thermodynamisch gesehen - labiles System dar. Das bedeutet übersetzt, daß ohne Energiezufuhr die makromolekularen Substanzen zerfallen und zu kleinen stabilen Endprodukten wie CO_2 und Wasser abgebaut werden. Um das makromolekulare System in seiner Kompliziertheit zu erhalten, ist daher ein permanenter Einsatz von Energie erforderlich, der seinerseits eine ununterbrochene Energiebereitstellung zur Voraussetzung hat. Diese Energiebereitstellung des Organismus, welche ein Charakteristikum aller lebender Systeme darstellt, basiert auf einer stufenweisen Oxydation von relativ einheitlichen Substanzen, die aus einer unüberschaubar großen Fülle von Naturprodukten resultieren. Dabei hat die Nahrungszufuhr als Substratversorgung des Organismus zwei wesentliche Funktionen in lebenden Systemen abzudecken: Einerseits geht es darum, die erwähnten energiebereitstellenden Prozesse zu versorgen, in denen über die schrittweise Oxydation der organischen Substanzen Energie bereitgestellt wird. Andererseits müssen die Substrate Rohmaterial dafür liefern, den permanent vorliegenden Abbauprozeß durch entsprechende Syntheseleistungen zu kompensieren.

Die gesamte komplizierte Biochemie lebender Systeme konzentriert sich demnach letzten Endes auf die beiden wesentlichen Prozesse, nämlich die Syntheseleistungen zur Erhaltung der lebenden Substanz und die Bereitstellung der dafür erforderlichen Energie.

Die hauptsächlichen energieverbrauchenden Prozesse im Organismus sind dabei neben der Biosynthese der zum Teil sehr komplizierten hochmolekularen Substanzen und Strukturen die Funktion und der Betrieb des Organismus. Die mechanischen Leistungen stehen dabei im Vordergrund. Wie aus Tabelle 1 hervorgeht, betreffen die energieverbrauchenden Prozesse im wesentlichen mechanische Funktionen, zu denen relativ konstante Energieverbraucher, wie Osmose, elektrochemische und Transportprozesse, hinzukommen. Der großen Vielfalt der energieverbrauchenden Prozesse steht dabei eine relativ einheitliche und einfache energiebereitstellende Reaktionskette gegenüber. Das gesamte Problem resultiert letzten Endes aus einem Gleichgewicht zwischen ADP und ATP, wobei sich ATP als die universale energiebereitstellende Substanz ausweist (Tabelle 2) (3, 5, 8, 9).

Tabelle 1. Energieumsatz als Fließgleichgewicht zwischen oxydativer Energiebereitstellung und Energieverbrauch

---

Energetisches Prinzip der Lebensprozesse

Energieverbrauch		Energiebereitstellung
Biosynthesen		$H_2 + 1/2\ O_2 \rightarrow H_2O$
Funktionen	ATP ⇅ ADP	$\rightarrow CO_2$
(Physikalische und chemische Arbeit)		$\rightarrow NH_3$
		Substrate: Energie + Bausteine

Tabelle 2. Die Phosphorylierungsreaktion von ADP und ATP

Energiebereitstellung durch Substratoxydation

ADP + P ⇌ ATP

Energieverbrauch durch ATP-Hydrolyse

Die gesamten Lebensvorgänge lassen sich demnach als eine einzige ATPase-Reaktion darstellen, in deren Gleichgewicht auf der einen Seite die Oxydationsprozesse als energieliefernde und auf der anderen Seite die Verbraucherprozesse als energieverzehrende Komponenten das Gleichgewicht bestimmen (3). Diesem theoretischen Ansatz steht der einer Messung zugängliche Energieverbrauch gegenüber. Dabei ist wichtig festzuhalten, daß der Energieumsatz nicht abschaltbar ist und permanent erfolgt, wobei sich allerdings im Organismus aufgrund seiner komplexen Zusammensetzung eine heterogene Verteilung im Energiebedarf darstellt. Wenn der Energieverbrauch der einzelnen Organe im Organismus gemessen wird, was aufgrund sowohl des Sauerstoffverbrauchs als auch des Substratdurchsatzes möglich ist, stellt man diese erhebliche Uneinheitlichkeit fest. Relativ kleine Organe wie das Gehirn oder die Leber haben einen enormen permanenten und konstanten Energieverbrauch gegenüber der Muskulatur zum Beispiel, deren Energieverbrauch in weiten Grenzen aufgrund der augenblicklichen Aktivität schwanken kann.

In Tabelle 3 ist eine Zusammenstellung des Sauerstoffverbrauchs in einzelnen Organen wiedergegeben, die ein Maß für die unterschiedliche Energiebereitstellung in diesen Organen darstellt (3).

Neben der Energiebereitstellung, die die Zufuhr dafür geeigneter Substrate erfordert, ist aber ein zweiter Aspekt im Organismus von außerordentlich großer Bedeutung, das sind die Syntheseleistungen, die ganz besonders und herausragend die Proteinsynthese betreffen (5). Für diesen Bereich ist nicht nur

Tabelle 3. Sauerstoffverbrauch verschiedener Organe (Modifiziert nach BÄSSLER, 1975)

Sauerstoffverbrauch: 250 ml/min ≙ 360 l/Tag ≙ 16 Mol/Tag

	O_2-Verbrauch (Mol/Tag)	Relativer Anteil (%)
Gesamtorganismus	16	100
Gehirn	4	25
Leber + Darm	4	25
Niere	1,6	10
Muskulatur	2,8	18

ein erheblicher Energieeinsatz erforderlich, sondern auch die Zufuhr spezifischer Substrate, nämlich Aminosäuren enthaltender Nährstoffe als Bausteine für die Proteinsynthese. Diese Substanzklasse stellt im Gegensatz zu den energieliefernden Substraten der Kohlenhydrate und Fette eine Besonderheit dar, da diese Substanzen im Körper nicht bevorratet werden, obgleich erhebliche Mengen dieser von Aminosäuren aufgebauten Substanzen vorliegen.

Ohne auf Details eingehen zu können, muß bezüglich der Energiebereitstellung noch auf ein Grundprinzip hingewiesen werden, welches meist außer acht gelassen wird:

Die Energieinhalte der Nährstoffe werden meist als Brennwert in Kilokalorien oder Kilojoule pro Gramm Nährsubstrat angegeben. Dabei wird vergessen, daß diese Werte für lebende Prozesse irrelevante Größen darstellen. Gemessen werden diese Werte in einer Kaloriemeterbombe, wo der Energieumsatz bei kompletter Oxydation mit Sauerstoff zu CO_2, Wasser und Nebenprodukten gemessen wird. Dabei wird der Energieinhalt der Substanz als Wärme bei Ausschluß einer Arbeitsleistung gemessen. Was die besondere Problematik der Energiebereitstellung in lebenden Systemen betrifft, hat direkt etwas zu tun mit diesen thermodynamischen Grundlagen. Ohne näher auf Details eingehen zu können, muß man festhalten, daß bei einer chemischen Reaktion zwei Arten von Energie betrachtet werden müssen, nämlich einerseits diejenige Energie, die zur Arbeitsleistung herangezogen werden kann und als freie Energie oder Gibbssche Energie bezeichnet wird, und der Anteil an sogenannter gebundener Energie, die als Wärme abgegeben wird. Dabei besteht das Grundprinzip, daß zwar die gesamte Energie als Wärme freigesetzt werden kann, wenn keine Arbeit geleistet wird; keineswegs kann aber der gesamte Energieinhalt in Arbeit umgesetzt werden; der Anteil der gebundenen Energie kann einen Minimalbetrag nicht unterschreiten.

Daraus folgt konsequenterweise, daß auch bei höchster Effizienz der Energiebereitstellung in den Oxydationsprozessen der Atmungskette nie der gesamte Brennwert einer Substanz als Energie dem Körper zur Verfügung steht, sondern ein bestimmter Anteil als Wärme verlorengeht und zur Arbeitsleistung nicht herangezogen werden kann.

Die besondere Problematik bei der Beurteilung der Effizienz
der Energiebereitstellung durch die Substratzufuhr liegt nun
darin, daß es bis jetzt keine Meßverfahren gibt, die es gestatten, den pro Gramm Substrat gewonnenen Energieanteil für Arbeitsleistung zu messen. Biochemisch ausgedrückt bedeutet dieser Umstand, daß man über die Energieversorgung des Organismus
mit Substrat nur dann etwas aussagen könnte, wenn Meßverfahren
vorhanden wären, die es gestatteten, die pro Gramm Substrat gebildete ATP-Menge zu messen.

Die Menge an freigesetzter Wärme ist von unüberschaubar vielfältigen Faktoren abhängig, von denen ganz besondere Bedeutung
- neben der Qualität der Substratversorgung, der hormonellen
Konstellationen, dem Ausmaß der Regulation - die Art der Koppelung der ATP-Bildung mit den Oxydationsprozessen hat.

Auch in diesem Bereich findet sich eine ungeheure Variationsbreite in der Beteiligung einzelner Organe an der Energiebereitstellung. So muß man sich vor Augen halten, daß das relativ kleine Organ Leber aufgrund der hohen Syntheseleistung und
des hohen Energiebereitstellungspotentials nahezu 50 % der Wärmebildung im Organismus bewirkt. Die Wärmeproduktion eines Organs ist dabei natürlich abhängig von der Höhe der insgesamt
umgesetzten Energie.

III Physiologie des Substratumsatzes - das Konzept der hormonellen Regulation

Wenn über die Substratversorgung des Organismus Untersuchungen
angestellt werden, ist es von großer Bedeutung, die physiologischen Zustände, die von der Substratversorgung einerseits
und der Charakteristik der hormonellen Konstellation sowie dem
Funktionszustand des Organismus andererseits bestimmt werden,
zu skizzieren, um auf deren Grundlagen die klinisch relevanteren pathophysiologischen Zustände beurteilen zu können (6).

Jede Diskussion über die Substratversorgung des Organismus, ihre Bedeutung, ihre Effizienz und die Verteilung im Organismus,
hat nur dann einen Sinn, wenn auf die Wechselbeziehungen zwischen den Substraten aufgrund definierter verschiedener Stoffwechselzustände Rücksicht genommen wird.

Unter physiologischen Bedingungen stehen zwei wesentliche Prinzipien im Vordergrund. Man muß festhalten, daß alle Zellen des
Organismus in der Lage sind, für energiebereitstellende Prozesse Glukose zu metabolisieren. Daher stellt Glukose das Hauptsubstrat für die Zustände dar, in denen der Organismus von
außen versorgt wird. Ein Pendant zur Glukose bei der Überbrückung der Energiebereitstellung in den Zuständen, in denen
die Glukose nicht zur Verfügung steht, sei es, daß die Nahrungszufuhr unterbrochen ist, sei es, daß die endogen angelegten Reserven aufgebraucht sind, stellen die Fettreserven dar.
In dem Maße, in dem Glukose Mangelware wird, werden Fettsäuren
alternativ zur Energieversorgung eingesetzt. Dabei tritt aber

ein ganz wesentliches Charakteristikum in den Vordergrund, nämlich daß nicht alle Zellen ihre Energiebereitstellung aus der Fettsäurenoxydation sicherstellen können. So gibt es bekannterweise obligat glukoseabhängige Zellen, wie das Zentralnervensystem, die Mukosa, die Blutzellen, Nierengewebe usw., die auch bei Glukosemangel auf die Zufuhr von Glukose für die Energiebereitstellung angewiesen sind. In diesen Zuständen, die physiologischerweise auflaufen, und in denen Glukose und Fettsäuren sich alternativ verhalten, laufen Notversorgungen des Organismus in der Glukoneogenese an, die die obligate Glukoseversorgung sicherstellen.

Ohne auch auf dieses Detail eingehen zu können, sei hier nur noch einmal unterstrichen, daß diese alternative Substratversorgung eine ganz charakteristische Eigenschaft des lebenden Organismus und seiner Zellen darstellt, die bei der Auswahl exogener Substrate in bezug auf die momentan vorliegende Stoffwechselsituation Berücksichtigung finden müssen. Die Physiologie der Substratversorgung ist dabei dadurch charakterisiert, daß je nach Angebot die Energiebereitstellung alternativ aus Glukose oder Fettsäuren sichergestellt werden kann.

Geregelt wird dieser Zustand nicht nur durch die Art der Energieversorgung selbst, sondern durch ein fein abgestimmtes, eng verzahntes hormonelles Regulationsnetz, welches die einzelnen biochemischen Prozesse auch in der heterogenen Beteiligung verschiedener Gewebe regelt (10).

Das Konzept der hormonellen Regulation zeigt dabei eine Hierarchie auf, die sich nicht nur in der Betonung einzelner Reaktionen, sondern auch ganzer Organsysteme ausdrückt.

Die Pathophysiologie der posttraumatischen und postoperativen Stoffwechselzustände hat eine ganz charakteristische Ausprägung, der die Entwicklung von Ernährungstherapien zugrundegelegt werden muß, wenn es darum geht, bei der Stoffwechselsituation entsprechende Substratkombinationen anzuwenden.

In den Tabellen 4, 5 und 6 sind noch einmal die wesentlichen Charakteristika der Energiebereitstellung in den drei hier interessierenden Stoffwechselzuständen gegenübergestellt.

Wir halten fest, daß unter physiologischen Bedingungen, sowohl nach Nahrungszufuhr als auch in Hungerzuständen, die Energiebereitstellung bestimmt wird durch die Verfügbarkeit von Substraten. In der pathophysiologisch veränderten Situation eines posttraumatischen Stoffwechsels wird dieser Freiheitsgrad eingeschränkt durch eine spezifische hormonelle Konstellation. Als Antwort auf das Trauma stellt sich eine charakteristische hormonelle Konstellation ein, die den Stoffwechsel sowohl bezüglich der Energiebereitstellung als auch der Syntheseleistungen hormonell fixiert. Dabei stehen im Vordergrund, möglicherweise ausgelöst durch vorgeschaltete fein regulierende Peptidmodulatoren, die Katecholamine sowohl durch ihren direkten Einfluß auf das exokrine Pankreas als auch durch eine komplexe Gewebereaktion. Vor allem verändert sich das Verhältnis des anabolen

Tabelle 4. Energiebereitstellung bei unterbrochener exogener Substratzufuhr (Hungerstoffwechsel)

Bestimmend für Energiebereitstellung und Biosynthese:

Mangel an Substraten

bei intakten Organ- und Zellfunktionen

Tabelle 5. Energiebereitstellung im posttraumatischen Stoffwechsel

---

Bestimmend für Energiebereitstellung und Biosynthese:

Hormonelle Konstellation

bei intakter Organ- und Zellfunktion mit wirksamer Kompensation

---

Tabelle 6. Energiebereitstellung unter septischen Bedingungen

---

Bestimmend für Energiebereitstellung und Biosynthese:

Mangel an Substraten
Hormonelle Konstellation
Zellulärer Defekt

Der mikrobiologische Prozeß an der Zelle bestimmt die energetische Versorgung

---

Insulins zu den katabolen Gegenfaktoren - vorweg dem Glukagon (2, 11). In dieser Situation kann durch die Variation der zugeführten Substrate die Charakteristik der Energiebereitstellung nicht beeinflußt werden, sie ist sozusagen fixiert. In dieser Situation steht die Oxydation der Fettsäuren ganz im Vordergrund, was nur dann effizient die Energiebereitstellung sicherstellen kann, wenn über genügend Fettreserven diese Versorgung möglich wird. An dieser Stelle wird der Ernährungsstatus als die Zusammenfassung der endogenen Substratversorgungsmöglichkeiten eminent wichtig. Übertroffen wird diese hormonelle Fixierung des Stoffwechsels und die Festlegung auf einen bestimmten Substrateinsatz in der Energiebereitstellung durch Vorgänge, die den zellulären Mechanismus selbst schädigen, wie es bei septischen Zuständen der Fall sein kann. Nicht nur ein Mangel an Substrat und die hormonelle Fixierung als Ausdruck des pathophysiologischen Ablaufs, sondern die Funktionalität der Zelle ist letzten Endes dafür bestimmend, wie effizient und mit welcher Qualität die Energiebereitstellung abläuft. In dieser Situation hat man für die Auswahl der Substratversorgung überhaupt keinen Freiheitsgrad mehr, da die Energiebereitstellung letzten Endes nur durch die Intaktheit der zellulären Prozesse bestimmt wird.

IV Hauptsubstrate der Ernährung

Die Kohlenhydrate stehen als sogenannte Monosaccharide und Polysaccharide zur Verfügung. Die Hauptcharakteristika dieser Substanzklasse sind in den Tabellen 7 und 8 zusammengefaßt (7, 9).

Tabelle 7. Kohlenhydrate: Monosaccharide

$C_n(H_2O)_n$

Aldosen, Ketosen

Triosen, Tetrosen, Pentosen, Hexosen

D-Konfiguration

Wasserlöslich

Wichtige Vertreter: Glukose
Fruktose
Galaktose

Wichtige Derivate: Desoxyzucker
Aminozucker
Uronsäuren

Tabelle 8. Kohlenhydrate: Polysaccharide

Mehr als 12 Monosaccharide

α- oder β-Glykoside

Synonym: Glykane

Zellulose (Poly-β1, 4-Glukose)
wasserunlöslich

Stärke (Poly-α1, 4-Glukose)
kolloidaldispers

Wasserbindungsvermögen 5 ml/g

Komplexbildungen

Proteoglykane
Glykoproteine
Glykolipide

Aus der ungeheuren Vielfalt der komplexen Makromoleküle haben letzten Endes drei Substanzen als Monosaccharide Bedeutung für die exogene Substratzufuhr, nämlich Glukose, Fruktose und Galaktose (4).

Die Funktionen dieser Kohlenhydrate sind in Tabelle 9 zusammengefaßt. Ganz im Vordergrund der Bedeutung dieser Substrate steht die Versorgung der Energiebereitstellung. Erst in zweiter Linie erlangen Synthesefunktionen Bedeutung. Dabei wird allerdings

Tabelle 9. Funktionen der Mono- und Polysaccharide

Energieversorgung

Bausteine für:

Synthesen	(Desoxyzucker, Aminozucker)
Membranen	(Glykolipide, Glykoproteine)
Zelloberflächen	(Blutgruppen)
Interzellularsubstanz	(Proteoglykane)

Tabelle 10. Lipide

Definiert durch Löslichkeit in Chloroform, Äther

Neutrale Lipide:	Triglyzeride
	Cholesterin
	Steroide
	lipophile Vitamine
Polare Lipide:	Glykolipide
	Phospholipide
Analytik:	Chromatographie

Tabelle 11. Fettsäuren

Aliphatische Monokarbonsäuren
Geradzahlig
Gesättigt und ungesättigt
Unter 8 C wasserlöslich
Analytik: Gaschromatographie

Tabelle 12. Funktionen der Lipide und speziell der Fettsäuren

---
Energieversorgung

Bausteine für:

Synthesen	(über Azetat, HMG usw.)
Membranen	(Glykolipide, Phospholipide)
Präkursoren	(Thromboxane, Prostaglandine, Prostazykline)

---

meist vergessen, daß die Kohlenhydrate für den Aufbau der komplexen makromolekularen Membranstrukturen eine ganz eminente Bedeutung haben.

Die Fette werden als Substanzklasse in den Tabellen 10 und 11 charakterisiert. Dabei sind für die Energiebereitstellung von herausragender Bedeutung die Fettsäuren, die als gesättigte und ungesättigte, meist geradzahlige Monokarbonsäuren in den sogenannten Langzeitenergiereserven des Körpers unlimitiert ange-

Tabelle 13. Aminosäuren

α-Amino-Monokarbonsäuren

Saure, neutrale, basische aliphatische Aminosäuren
Neutrale, basische aromatische Aminosäuren

Analytik: LC, HPLC

Tabelle 14. Proteine, Peptide

Oligopeptide	weniger als 12 Aminosäuren
Polypeptide	bis 60 Aminosäuren
Proteine	mehr als 60 Aminosäuren
Komplexbildungen:	Glykoproteine
	Chromoproteine
	Metalloproteine

Lipophilie durch Ile, Leu, Val, Phe

Hydrophilie durch Glu, Asp, Lys, Arg

Wasserbindungsvermögen 5 ml/g

Tabelle 15. Funktionen der Proteine, Peptide und Aminosäuren

Katalyse	(Enzyme)
Strukturen	(Chromatin, Membranen)
Transport	(Translokatoren)
Regulation	(Hormone, Rezeptoren)
Bewegung	(Kontraktile)
Abwehr	(Antikörper)

Mediatoren, Modulatoren, Transmitter

---

häuft werden können. Es wird dabei ein Prinzip des Organismus sichtbar, überschüssige Energiezufuhr in Form von Substraten nicht auszuscheiden, sondern als Reservesubstanz zu speichern. Die Funktionen der Lipide haben ihre Priorität auch in der Versorgung der Energiebereitstellung (Tabelle 12). Aber auch bei dieser Substanzklasse wird in der Regel übersehen, daß die Bedeutung der permanenten Substratzufuhr auch darin liegt, daß wesentliche Struktureinheiten, wie z. B. die Membranen, einen erheblichen Lipidanteil aufweisen. Man muß sich in Erinnerung rufen, daß die Membrane neben den Proteinen gleichwertig aus Lipiden zusammengesetzt sind. Dabei ist der Anteil der Lipide in einigen Strukturen überproportional hoch.

Die Substratverfügbarkeit ist genau wie bei den Kohlenhydraten dadurch charakterisiert, daß sie aus erheblichen endogenen Reserven sichergestellt werden kann, was für die Klasse der Proteine und Aminosäuren, wie sie als dritte wesentliche Substratklasse für die Ernährung von Bedeutung sind, nicht der Fall ist.

Die Proteine, Peptide und Aminosäuren sind in den Tabellen 13 und 14 zusammenfassend beschrieben (1). Ein wesentlicher Aspekt der Aminosäuren unterscheidet diese Substratklasse von den Fetten und Kohlenhydraten. Die Aminosäuren sowohl als auch die Peptide und Proteine haben eine außerordentliche Vielfalt von Funktionen, die in ihrer Priorität sich charakteristischerweise von den Fetten und Kohlenhydraten unterscheiden (Tabelle 15). So wie es für die in erster Linie energieliefernden Substrate, Fette und Kohlenhydrate, mehr oder weniger große Reserven im Körper gibt, gibt es für die Proteine, Peptide und Aminosäuren keine eigentlichen Depots im Organismus. Das mag zunächst verwundern, ist aber für die Priorität der exogenen Substratzufuhr in der Ernährungstherapie von enormer Bedeutung. Die im Körper vorhandenen Peptide und Proteine werden aufgrund genetischer Vorschriften gezielt nur für bestimmte Funktionen synthetisiert und unterliegen dem totalen Abbau, wenn diese Funktion nicht mehr vorhanden ist.

Man muß also davon ausgehen, daß mit der Unterbrechung der Aminosäurenzufuhr, die oral in der Regel mit Proteinen sichergestellt wird, eine Abnahme der körpereigenen Substanzmenge verknüpft ist. Da diese Substrate also nicht bevorratet werden, werden sie bei Unterbrechung der exogenen Zufuhr relativ rasch grenzwertig, da die Proteinsynthese permanent versorgt werden muß. Wir müssen an dieser Stelle festhalten und unterstreichen, daß von den drei Hauptklassen der Substrate für die Ernährungstherapie die Aminosäuren bzw. die Proteine von herausragender Bedeutung aufgrund des oben geschilderten Zustands sind, daß echte Reserven im Körper nicht vorhanden sind.

Die Substrate werden bei aller erstaunlichen Vielfalt der Naturprodukte, die für die Ernährung in Frage kommen, in sehr einfachen Reaktionsmechanismen für die Oxydationsreaktionen und die Energiebereitstellung aufbereitet. Nach einer Vorbereitungsphase, die in der Regel hydrolytische Prozesse beinhaltet, werden einfache biochemische Substanzen gewonnen, die nach einheitlichen Reaktionsschemata letzten Endes Azetylkoenzym A als Rohsubstanz für den Substratendabbau im Zitronensäurezyklus liefern. In diesem Endabbau wird das Hauptsubstrat für die eigentliche Energiebereitstellung, nämlich der koenzymatisch gebundene Wasserstoff gewonnen, der in einer Kaskadenreaktion mit Sauerstoff schrittweise zu Wasser oxydiert wird. Die dabei freiwerdende Energie wird entsprechend dem Kopplungsgrad in ATP gespeichert bzw. als Wärme freigesetzt.

Für die zelluläre Versorgung ist die Qualität der Blutversorgung als Versorgungsleitung bestimmend, die nicht nur die Substrate und den Sauerstoff an die Zelle heranbringt, sondern auch die dabei entstehenden Abfallprodukte, vor allem CO_2, Wasser und Ammoniak, aus den Zellen entfernt.

Der Umstand, daß die Blutversorgung letzten Endes die Energie- und Syntheseversorgung der Zelle sichert, macht es auch möglich, aus der Analytik der biochemischen Kenngrößen des Blutes Informationen über die Substratversorgung und die Abfallentsorgung aus der Zelle abzuleiten. Man muß dabei aber gleichzeitig hervorheben, daß auf diesem Zugangsweg der Überwachung über die zellulären Funktionen nur indirekte Aussagen möglich sind, da man mit dem Kompartiment der Versorgungs- und Entsorgungsleitung Blut ja relativ weit von den eigentlichen Reaktionsorten der Biochemie in der Zelle entfernt ist.

Die Problematik der analytischen Charakterisierung und Überwachung der Substratversorgung der Zelle ist daher also aufgrund des methodischen Zugangs, aufgrund des zur Verfügung stehenden Probenmaterials und der Analysenverfahren selbst sehr kompliziert und für die Beurteilung der zellulären Funktion limitiert.

Die Interpretation der Kenndaten der Analytik aus der Versorgungsleitung Blut muß auf jeden Fall auf diesen Umstand Rücksicht nehmen, was um so schwieriger wird, je komplizierter und räumlich entfernter die Kompartimente, über die die Substrataufnahme erfolgt, vom Versorgungsweg Blut entfernt sind. Die Überwachung der Substratversorgung der Zelle hat damit unabhängig vom Zugangsweg für die Substratzufuhr, sei es oral, enteral oder parenteral, als Beurteilungsgrundlage davon auszugehen, daß die Homöostase, d. h. das Fließgleichgewicht und die physiologische Zusammensetzung des Blutes, erhalten bleiben. Damit wird die Überwachung dieses Versorgungssystems völlig unabhängig von der Zufuhr und dem Zufuhrweg für die Substrate, wenn allein gewährleistet wird, daß die physiologische Zusammensetzung des Blutes auch dann erhalten bleibt, wenn die Substratzufuhr direkt in diese Versorgungsleitung hinein erfolgt.

V   Zusammenfassung

Wir haben im vorliegenden Beitrag - ausgehend von einer Ernährungsbegründung - versucht, den Stellenwert und die Art der Substratversorgung zu charakterisieren. Dabei begründet sich die Ernährungstherapie darauf, daß durch den permanenten Substanzverlust aufgrund des thermodynamischen Zustands eine permanente Neusynthese und eine permanente Energiebereitstellung erfolgen muß. Für diese beiden Prozesse der Syntheseleistung und der Energieversorgung ist eine ununterbrochene Substratzufuhr erforderlich, die zum Teil aus endogenen Reserven gedeckt werden kann, gerade aber für Aminosäuren und Proteine in jedem Fall exogen sichergestellt werden muß, wenn vermieden werden soll, daß die körpereigenen Bestände reduziert werden.

Die beiden Hauptgesichtspunkte für die Beurteilung der Substratzufuhr sind demnach die Energiebereitstellung und die Funktions- und Syntheseleistungen des Organismus.

Bei der Beurteilung der Substratauswahl und der Substratzufuhr wird von überragender Bedeutung die Charakterisierung des Stoffwechselzustands selbst, der übergeordnet bestimmt wird durch die Charakteristik der Regulationshierarchie und der Versorgung. Die hormonelle Konstellation, die im physiologischen Zustand die Variation des Substratangebots für die Energie und Syntheseleistung erlaubt, wird beschränkt durch die hormonelle Fixierung im posttraumatischen Stoffwechsel, der ganz besondere Bedeutung hat für die klinische Ernährungstherapie.

Die Substanzklassen, die für die Substratzufuhr in Frage kommen, rekrutieren sich aus einer unüberschaubaren großen Menge an variierenden Naturstoffen, die aber letzten Endes zu einer relativ kleinen und einheitlichen Substanzauswahl für die Endreaktionen führt. Für die eigentlichen Substrate der zellulären Versorgung kommen im wesentlichen vier Klassen von Substanzen in Frage, nämlich einerseits die Kohlenhydrate und Fette mit Priorität in der Energiebereitstellung und andererseits die Aminosäuren und eine große Zahl von in kleinen Mengen erforderlichen Zusatzstoffen, die im vorliegenden Beitrag nicht detailliert diskutiert wurden, deren Priorität aber auf der Syntheseseite bzw. der Steuerungsseite liegt.

Es wird im vorliegenden Beitrag besonders darauf hingewiesen, daß die metabolische Charakteristik entscheidend die Art der möglichen Substratversorgung bestimmt. Die posttraumatischen pathophysiologischen Veränderungen, die vor allem durch eine hormonelle Fixierung des Stoffwechsels bestimmt sind, erlauben keine Variation in der Substratzufuhr, wie sie physiologischerweise vor allem alternativ durch den Einsatz von Glukose und Fettsäuren möglich ist.

Abschließend wird auf die Problematik der Überwachung der Substratversorgung eingegangen, wobei sich als Zugangsweg für die analytische Überwachung in der Regel nur die Analyse der Versorgungsleitung Blut anbietet. Diese Beschränktheit in der Probennahme und in den zur Verfügung stehenden Methoden bestimmt aber auch das Ausmaß der Interpretation so gewonnener Daten.

Literatur

1. ADIBI, S. A.: Amino acid and peptide absorption in human intestine: Implications for enteral nutrition. In: Amino acids. Metabolism and medical applications (eds. G. L. BLACKBURN, J. P. GRANT, V. R. YOUNG), p. 255. Boston, Bristol, London: Wright 1983

2. ALTEMEYER, K.-H., SEELING, W., SCHMITZ, J.-E., BREUCKING, E., AHNEFELD, F. W.: Streßreaktionen unter kontinuierlicher Periduralanästhesie und unter Vollnarkose bei einem peripheren operativen Eingriff. Infusionstherapie 9, 219 (1982)

3. BÄSSLER, K. H.: Stoffwechsel der für die parenterale Ernährung verwendeten Nährstoffe. In: Infusionstherapie II. Parenterale Ernährung. Klinische Anästhesiologie und Intensivtherapie (eds. F. W. AHNEFELD, C. BURRI, W. DICK, M. HALMAGYI), Bd. 7, p. 1. Berlin, Heidelberg, New York: Springer 1977

4. FREEDLAND, R. A., BRIGGS, S.: A biochemical approach to nutrition. London: Chapman and Hall 1977

5. GRÜNERT, A.: Grundlagen der künstlichen Ernährung. Wien. med. Wschr. 5, 127 (1979)

6. GRÜNERT, A.: Traumabedingte Hormonkonstellation bei Infusionstherapie berücksichtigen. Klinikarzt 9, 859 (1982)

7. JUNGERMANN, K., MÖHLER, H.: Biochemie. Berlin, Heidelberg, New York: Springer 1980

8. KLOTZ, I. M.: Energetik biochemischer Reaktionen. Stuttgart: Thieme 1971

9. LEHNINGER, A. L.: Biochemie. Weinheim: Verlag Chemie GmbH 1975

10. NEWSHOLME, E. A., START, C.: Regulation des Stoffwechsels. Weinheim: Verlag Chemie GmbH 1977

11. OLBERMANN, M., GRÜNERT, A.: Selektive, quantitative Bestimmung der einzelnen, endogen freigesetzten Nichtester-Fettsäuren im Serum chirurgischer Patienten. Infusionstherapie 3, 210 (1976)

Zusammenfassung der Diskussion zum Thema:
„Physiologie und Stand der klinischen Ernährungstherapie"

FRAGE:
Wie sind die Begriffe Resorption, Absorption definiert; wann wird welcher Begriff verwendet?

ANTWORT:
<u>Absorption</u> ist naturwissenschaftlich definiert und beschreibt die Aufnahme eines Stoffes in einen anderen (Beispiel: Lösung eines Gases in Wasser). <u>Adsorption</u> meint die Anlagerung eines Stoffes an einer Oberfläche. Unter <u>Resorption</u> versteht man im allgemeinen die Aufnahme einer Substanz aus einem Kompartiment in ein anderes. Im klinischen Bereich wird keine strikte Trennung zwischen den Begriffen Absorption und Resorption durchgeführt. Im englischsprachigen Schrifttum spricht man von Absorption und dieser Begriff wurde auch ins Deutsche übernommen. Davon zu unterscheiden ist die sogenannte <u>Persorption</u>, unter der die Aufnahme kleiner, inerter Partikel (z. B. Kohlepartikel) durch die Schleimhaut zu verstehen ist. Pinozytose ist ein anderes Wort dafür.

Resorption und Absorption sind synonym zu gebrauchen, ebenso Persorption und Pinozytose, wobei Pinozytose der histologische, Persorption der physiologische Begriff ist.

FRAGE:
Ist eine Absorption stets ein energieverbrauchender Prozeß?

ANTWORT:
Absorption kann durch reine Diffusion oder durch Carrier-vermittelte Diffusion ohne Energieverbrauch stattfinden. Es gibt jedoch auch energieabhängige Carrier, dann ist die Absorption mit einem Energieverbrauch verbunden. Der Pinozytosemechanismus - die Persorption - spielt zwar für die Ernährung keine Rolle, ihm kommt aber bei Allergisierungsprozessen (Durchtritt von Makromolekülen) große Bedeutung zu. Welcher Stellenwert der Persorption physiologischerweise zukommt, ist noch unklar.

FRAGE:
Stellt die Vorverdauung im Magen für die Qualität der Absorption von Nahrung eine kritische Größe dar? Welchen Einfluß hat die gastrale Vorverdauung auf die Qualität der Nährstoffaufnahme?

ANTWORT:
Bei der Vorverdauung im Magen entsteht eine Reihe von Peptidbruchstücken, die quantitativ kaum ins Gewicht fallen, jedoch für die Freisetzung gastrointestinaler Hormone im oberen Duodenum eine Rolle spielen können. Da Proteine an sich keine gastrointestinalen Hormone freisetzen, sondern erst die Oligopeptide und Aminosäuren, käme dieser Vorverdauung schon eine Bedeutung zu, wenngleich diese schwer quantifizierbar ist.

Die Alphaamylase des Speichels vermag im Magen schon Stärke zu spalten, wenngleich ihre Aktivität durch saures Magenmilieu gehemmt wird. In Anbetracht der großen Menge an pankreatischer Alphaamylase kommt der Speichelamylase nur eine geringe Bedeutung für die Kohlenhydratdigestion zu.

Bei der chronisch-atrophischen Gastritis mit Hypo- oder Achlorhydrie besteht ein ausgeprägter Säuremangel, der sich nicht durch Substitution beheben läßt; dennoch gibt es keine klinisch relevanten Malassimilationszustände. Daraus kann gefolgert werden, daß die Verdauungsfunktion des Magens nicht erheblich ist, seine Aufgabe vielmehr in der eines Reservoirs besteht, um den Nahrungsbrei portionsweise in das Duodenum abzugeben.

FRAGE:
Was bedeutet Malassimilation im Zusammenhang mit Absorption und Digestion, wie hängt der Begriff Verdauungsinsuffizienz damit zusammen?

ANTWORT:
Malassimilation ist ein Oberbegriff für Maldigestion und Malabsorption, bedeutet also die mangelhafte Aufnahme von Nährsubstraten in den Körper. Verdauungsinsuffizienz ist der klinische Ausdruck für Maldigestion.

FRAGE:
Welche Funktion hat der Magensaft und welche Bedeutung hat die Magensaftsekretion?

ANTWORT:
Der Magensaft und die Magensaftsekretion könnten beim Menschen ein phylogenetischer Rest sein, der in früheren Entwicklungsstufen, beispielsweise bei den Carnivoren, sehr wohl von großer Bedeutung ist. D. h. der Stellenwert von Magensaft und Magensaftsekretion hat sich im Laufe der Phylogenese geändert. Beim Menschen stimuliert die Magensäure die Freisetzung intestinaler Hormone und damit die Pankreas- und Gallensekretion. Außerdem verhindert die Magensäure in Verbindung mit der Motilität eine bakterielle Überwucherung der oberen Verdauungswege, wobei die Säure zu einer weitgehenden Abtötung oral aufgenommener Keime führt, während die Motilität eine Keimaszension aus dem Dickdarm weitgehend verhindert. Beim operierten Magen (Vagotomie, Resektionsverfahren) nimmt der Anteil der nitratreduzierenden Bakterien und der Nitrosamingehalt deutlich zu; hypo-

thetisch könnte ein operierter Magen somit sogar einen präkanzerogenen Effekt ausüben (2).

FRAGE:
Welche Bedeutung kommt dem alkalischen Duodenalsaft zu; wird der Magensaft durch das Duodenalsekret oder letztgenanntes durch den sauren Magensaft neutralisiert? Angeblich wird die Magenentleerung durch Säure im Jejunum gehemmt; kann man daraus ableiten, daß durch Gabe von H_2-Rezeptorenblockern die postoperative Magenatonie vermeidbar ist?

ANTWORT:
Das pH des sauren Speisebreies stellt sich bereits in den ersten 5 cm des Duodenums auf Werte zwischen 6 und 8 ein, so daß es sauren Chymus - mit Ausnahme des Zollinger-Ellison-Syndroms - im Jejunum nicht gibt. Das Milieu, das für den enzymatischen Abbau benötigt wird, wird bereits in den ersten Zentimetern des Duodenums hergestellt; man kann also sagen, daß die Magensäure durch das einströmende alkalische Sekret neutralisiert wird. Die Säure wird weiter kaudal nicht benötigt, sie würde vielmehr nur die Enzyme denaturieren. Enterale Ernährungsflüssigkeiten sollten ein pH zwischen 6 und 8 aufweisen, um nicht zu einer zusätzlichen Säurebelastung für das Duodenum zu werden.

FRAGE:
Sondennahrungen mit dem genannten pH bieten Probleme wegen ihrer bakteriellen Kontamination und der damit verbundenen Vermehrung der Mikroorganismen. Wäre es deshalb nicht möglich, Sondennahrungen auf ein pH von 5 einzustellen und dadurch ungünstigere Verhältnisse für ein bakterielles Wachstum zu schaffen, ohne gleichzeitig die Pufferkapazität des Duodenums zu überfordern?

ANTWORT:
Dies ist möglich, die Neutralisation erfolgt ebenfalls in kürzester Zeit; außerdem stellen diese aufgeschlossenen Nahrungen aus Peptiden und Aminosäuren und emulgierten Fetten einen enormen Stimulus für die Gallen- und Pankreassekretion dar. Es gibt Untersuchungen, die zeigen, daß die Anwesenheit von Chymus im Duodenum zu einer stundenlangen Pankreassekretion führt.

FRAGE:
Gibt es Zustände, in denen die Neutralisierungsfähigkeit des Pankreas im Duodenum limitierend wird und welche Bedeutung kommt ihnen zu?

ANTWORT:
Die Ursache für ein saures Dünndarmmilieu kann einerseits durch eine Überforderung der Pufferkapazität des Pankreas hervorgerufen werden (Zollinger-Ellison-Syndrom) oder andererseits durch

eine verminderte Bikarbonatsekretion bedingt sein (z. B. chronische Pankreatitis). Am kritischsten ist die Auswirkung eines sauren Duodenalmilieus auf die lipolytische Phase der Fettdigestion, da die Aktivität der Pankreaslipase im sauren Milieu gehemmt wird.

FRAGE:
Ist es aussagekräftig und relevant, bei Untersuchungen gastrointestinaler Hormone Blutanalysen durchzuführen, oder gibt es Zustände, bei denen man andere Proben gewinnen muß (z. B. Darminhalt)?

ANTWORT:
Wir wissen, daß gerade im Magen sicherlich mehr Gastrin und auch Somatostatin in das Lumen gelangt, als im selben Zeitraum in die Zirkulation übertritt. Das Problem besteht darin, daß die exakte Erfassung mit den vorliegenden RIA-Methoden sehr schwierig ist. Man stößt dabei immer wieder auf die Schwierigkeit, daß diese Hormone abgebaut werden und daß radioimmunologisch nicht nur intaktes Hormon gemessen wird, sondern auch Bruchstücke erfaßt werden, die biologisch völlig irrelevant sind. Außerdem ist die Bedeutung der in das Darmlumen abgegebenen Hormone heute noch völlig ungeklärt.

FRAGE:
Hat man heute das analytische Instrumentarium in der Hand, um diese Hormone im Blut zu erfassen, und wenn ja, kann man daraus Aussagen über intestinale Funktionen ableiten?

ANTWORT:
Aussagen zur Funktion durch im Blut erfaßte Hormone sind sicherlich nur zum Teil möglich. Von den im Gastrointestinaltrakt nachweisbaren mehr als 20 Peptiden ist nur etwa ein Drittel als eigentliche Hormone anzusprechen, d. h. daß sie nach der Sekretion in die Blutbahn eine Wirkung am Gastrointestinaltrakt haben. Die übrigen Peptide kann man nur in die große Gruppe der peptidergen Transmitter innerhalb des autonomen Nervensystems einordnen. Über deren Freisetzung können wir im Moment keine gültige Aussage machen, da es keine praktikablen Methoden zur Bestimmung der Peptidsekretion in den interstitiellen Raum gibt. Nur bei Diffusion in die regionalen Venenabflußgebiete kann tierexperimentell und in vitro die Peptidsekretion erfaßt werden.

Für physiologische und pathophysiologische Zustände müßte man neben der Analyse im Blut auch eine Untersuchung der gastrointestinalen Hormone "vor Ort" anstreben. Aus klinischer Sicht spielt die Bestimmung im Blut weiterhin die Hauptrolle, in erster Linie Gastrin, vasoaktives intestinales Peptid (VIP) und pankreatisches Polypeptid (PP) bei entsprechenden klinischen Gegebenheiten. Bestimmungen "vor Ort" sind nur bei wenigen klinischen Bedingungen anzustreben, z. B. bei der antralen G-Zell-

Hyperplasie, einer Spielart des Zollinger-Ellison-Syndroms (Entnahme von Biopsien aus dem Antrum) oder zur Diagnostik endokrin aktiver Pankreastumoren; dabei läßt sich durch eine perkutane transhepatische Portalvenenkatheterisierung mit selektiver Blutentnahme aus den Venenstämmen der Pfortader und nachfolgender Hormonbestimmung eine relativ genaue Tumorlokalisation durchführen.

FRAGE:
Kann die Bestimmung der gastrointestinalen Hormone zur Überprüfung der Effizienz einer Ernährungstherapie herangezogen werden?

ANTWORT:
Im Moment nicht, da man noch zu wenig über die physiologische Bedeutung der gastrointestinalen Hormone weiß. Aus den Bestimmungen der Hormone kann man bislang keinen praktischen Nutzen ziehen.

FRAGE:
Wie hoch ist die maximale Resorptionskapazität für Kohlenhydrate im Darm und gibt es diesbezüglich einen Unterschied zwischen chemisch definierten Diäten und normaler Nahrung?

ANTWORT:
Die Resorptionskapazität für Kohlenhydrate ist sehr hoch; es gibt Untersuchungen, bei denen bis zu 2 kg Kohlenhydrate/Tag resorbiert wurden. Bei optimaler Darbietung der Kohlenhydrate, d. h. als Di- bzw. Oligosaccharide, ist die Resorptionskapazität unter normalen Umständen so groß, daß sie das Drei- bis Vierfache des Energieumsatzes übersteigt.

FRAGE:
Es scheint kein nennenswerter Unterschied in der Resorptionszeit von Polysacchariden und Disacchariden (z. B. Maltose) zu bestehen. Dennoch spricht gegen die Verwendung von Polysacchariden vom Typ der Stärke der sogenannte Kleistereffekt, der es praktisch unmöglich macht, ausreichende Mengen von Kohlenhydraten in vernünftigen Volumina unterzubringen. Der Vorteil der Oligosaccharide, wie z. B. Maltodextrin, besteht darin, daß sie geschmacksneutral sind und diesen Kleistereffekt nicht haben, so daß sehr viel größere Energiemengen in kleineren Volumina untergebracht werden können. Im Hinblick auf die Resorption ist zumindest bei Gesunden kein nennenswerter Unterschied zu finden. Die Amylase ist in einem solchen Überschuß vorhanden, daß die Blutzuckerwerte praktisch identisch sind, gleichgültig, ob Stärke oder Disaccharide gegeben worden sind.

ANTWORT:
Dies stimmt nur für reine Stärke im Vergleich zu Maltose. Die

mit der Nahrung zugeführte Stärke ist aber in eine Matrix verpackt (z. B. im Mehl), die für die Resorptionsverzögerung verantwortlich ist. Dazu stellt sich die Frage, warum die Stärke nicht vollständig resorbiert wird. Als Erklärung hat man gefunden, daß in den meisten Kohlenhydraten Amylasehemmer enthalten sind, die eine vollständige Resorption verhindern.

FRAGE:
Wie verhält sich der Dünndarm postoperativ im Hinblick auf Motilität und Resorption? Sind die Motilitätsstörungen postoperativ relevant für die Resorption?

ANTWORT:
Untersuchungen zeigen, daß das Jejunum bereits einige Stunden postoperativ wieder Motilität aufweist, d. h. wenn ernährt werden soll, ist es wichtig, die Nahrung an die richtige Stelle, d. h. in das Jejunum, zu bringen. Da keine morphologischen Veränderungen vorliegen und aus den bisherigen Untersuchungen hervorgeht, daß die Resorption nicht beeinträchtigt ist, spricht nichts dagegen, einige Stunden postoperativ mit der enteralen Zufuhr von Nahrung in das Jejunum zu beginnen.

FRAGE:
Wie Untersuchungen gezeigt haben, ist schon 1 h nach enteraler Zufuhr Peristaltik nachweisbar. Ist dies ein osmotischer Reiz oder spielt die intraluminale Zufuhr dabei eine Rolle? Ist es vorstellbar, daß ein intraluminal zugeführtes Substrat anders auf den Darm wirkt als die parenterale Zufuhr desselben Substrates?

ANTWORT:
Sicher ist bisher nur, daß die intestinalen Peptide nur nach enteraler Zufuhr von Nahrungssubstanz freigesetzt werden; die intravenöse Zufuhr von Glukose oder Aminosäuren stimuliert die Freisetzung dieser Peptide nicht. Ähnliches könnte auch für die Neurotransmitter zutreffen.

FRAGE:
Ist die Motilitätssteigerung nur positiv zu bewerten oder muß auch mit Problemen gerechnet werden?

ANTWORT:
Auch kleine Mengen (10 - 20 ml/h) enteral zugeführter Substanzen können direkt postoperativ eine Motilitätssteigerung in einem Ausmaß hervorrufen, daß Anastomosen mechanisch grenzwertig belastet wurden und dies zum Abbruch der enteralen Zufuhr gezwungen hat. WINKLER machte diese Beobachtung bei 12 Patienten mit Morbus Crohn, die sich einer Resektion im Ileozökalbereich unterziehen mußten. Alle wurden bereits präoperativ über eine Jejunalsonde enteral ernährt. Die postoperative Zufuhr begann einen Tag nach dem operativen Eingriff.

Dagegen berichtet Frau WIEDECK, daß die in Ulm untersuchten Patienten mit Anastomosen sowohl im oberen als auch im unteren Gastrointestinaltrakt nach stufenweisem Aufbau der enteralen Zufuhr in keinem Fall solche Motilitätssteigerungen gehabt haben.

ALTAPARMAKOR et al. wiederum fanden bei Untersuchungen an cholezystektomierten Patienten, daß selbst am dritten postoperativen Tag in der Nüchternphase die Motilität gestört ist (1). Bei einem großen Teil der Patienten fand sich eine reduzierte Anzahl interdigestiver Komplexe, d. h. daß der Dünndarm zumindest in der Nüchternphase am dritten postoperativen Tag noch keine normale Motilität aufweist.

Hier erhebt sich die Frage, ob diese Motilitätsstörung nicht ein energetisches Problem ist, nachdem die enterale Zufuhr erst am dritten postoperativen Tag begonnen wurde.

FRAGE:
Ist eine postoperative Motilitätsstörung eine Kontraindikation für eine enterale Zufuhr? Ist die Resorption trotz dieser Motilitätsstörung überhaupt beeinflußt?

ANTWORT:
In einer Studie an cholezystektomierten Patienten (3) wurde am ersten postoperativen Tag mit der enteralen Nahrungszufuhr begonnen. Die enterale Zufuhr wurde problemlos vertragen. Selbst wenn Motilitätsstörungen vorliegen, verträgt der Darm demnach auch unmittelbar postoperativ eine enterale Zufuhr. Zudem waren mit Beginn der enteralen Zufuhr Darmgeräusche auskultierbar.

Es muß offen bleiben, ob es sich hierbei wirklich um Dünndarmgeräusche gehandelt hat, da die Darmgeräusche in erster Linie im Dickdarm, dann im Magen, und erst an dritter Stelle im Dünndarm entstehen (4). Man kann also nicht von auskultierbarer Peristaltik auf eine Dünndarmmotilität schließen.

FRAGE:
Sollte man beim Kurzdarmsyndrom zusätzlich auch möglichst frühzeitig in niedriger Dosierung enteral ernähren, um adaptive Stimuli für den Patienten zu setzen?

ANTWORT:
Nach tierexperimentellen Untersuchungen von RIECKEN über intestinale Adaptation nach Dünndarmresektionen sollte man möglichst frühzeitig, d. h. am ersten oder zweiten postoperativen Tag, mit einer perfusorgesteuerten enteralen Zufuhr beginnen. Einmal um das Angebot der Substrate an die Enterozyten zu bringen, was offensichtlich die Atrophie verhindert und sogar eine kompensatorische Hypertrophie hervorruft. Zum zweiten aus endokrinologischen Gründen. Beim Kurzdarmsyndrom gelangt die Nahrung aufgrund der veränderten Anatomie bis ins terminale Ileum, dort

wird Enteroglukagon produziert, das normalerweise überhaupt nicht freigesetzt wird, weil die entsprechenden Stimuli gar nicht ins terminale Ileum gelangen. Dieses Enteroglukagon hat aller Wahrscheinlichkeit nach eine trophische Wirkung, wie z. B. auch das Gastrin.

Einschränkungen sollten allerdings bei solchen Patienten gemacht werden, bei denen aufgrund eines vaskulären Prozesses eine Dünndarmresektion durchgeführt wurde. Hier muß bezüglich der Anastomosenheilung mit größter Vorsicht vorgegangen werden und der Zeitpunkt des Beginns einer enteralen Ernährung sorgfältig geprüft werden. Man muß die unterschiedlichen Resektionsausmaße des Kurzdarms unterscheiden und feststellen, daß sich z. B. im Stadium I des Kurzdarmsyndroms mit Hypersekretion eine enterale Zufuhr verbietet. Bei nachlassender Hypersekretion soll jedoch unbedingt mit einer perfusorgesteuerten enteralen Zufuhr niedermolekularer Diäten begonnen werden. In späteren Stadien, wenn die Adaptation stattgefunden hat, gibt es keine Indikation mehr für niedermolekulare Diäten.

Diese Hypersekretion ist zum Teil gastral bedingt, weil der Abbauort für Gastrin durch die Resektion nicht mehr vorhanden ist und mögliche Inhibitoren für Gastrin nicht mehr produziert werden können. Eine Therapie mit H_2-Rezeptorantagonisten ist deshalb unbedingt erforderlich.

FRAGE:
Worin besteht der günstige Effekt einer chemisch definierten Diät bei entzündlichen Dickdarmerkrankungen? Ist es allein die Entlastung des Dickdarms oder gibt es auch andere Effekte?

ANTWORT:
Es ist möglicherweise die Art der Zusammensetzung dieser Diäten. Untersuchungen von MARTINI haben gezeigt, daß raffinierte Zucker möglicherweise bei der Entstehung entzündlicher Darmerkrankungen eine Rolle spielen. Danach wäre es sinnvoll, mit Hilfe chemisch definierter Diäten solche Zucker aus der Ernährung zu eliminieren.

Wahrscheinlich spielt die Zusammensetzung der Diäten, sofern sie ballaststofffrei sind, jedoch keine entscheidende Rolle. Entscheidend ist vielmehr, daß durch die funktionelle Ausschaltung dieser Darmabschnitte sekundäre Komplikationen, wie Fisteln oder Sepsis, beherrschbar sind. Die spezifische Entzündung wird nicht beeinflußt, was wir beeinflussen, sind die Sekundärinfektionen.

FRAGE:
Die positive Wirkung niedermolekularer Diäten auf den Morbus Crohn ist unbestritten. Wie kann man sie erklären?

ANTWORT:
Inzwischen werden sechs Hypothesen diskutiert:

1. Bowel-rest (Ruhigstellung des Dickdarms).

2. Diese Diäten sind aufgrund ihrer niedermolekularen Struktur allergenfrei, d. h. man kann Nahrungsmittelallergene, die als eine mögliche Ursache des Morbus Crohn angesehen werden, ausschalten.

3. Zudem bestehen bei Morbus-Crohn-Patienten häufig partielle Stenosierungen des Darms, die Subileuszustände machen. Man könnte sich vorstellen, daß durch Zufuhr niedermolekularer Diäten die Wasserrückresorption gesteigert wird und die Beschwerden der Patienten dadurch gebessert werden.

4. Noch nicht geklärt ist, ob nicht allein die Tatsache ausschlaggebend ist, daß diese Patienten durch eine künstliche Ernährung in einen besseren Ernährungszustand gebracht werden.

5. Außerdem hat sich in Untersuchungen von REED gezeigt, daß die Zahl der Dickdarmbakterien durch eine chemisch definierte Diät deutlich herabgesetzt wird.

6. Durch die Beherrschung sekundärer septischer Komplikationen wird das generelle Heilungsvermögen verbessert.

FRAGE:
Bestehen Darmfisteln, bietet sich ein konservatives oder chirurgisches Vorgehen an. Welchem Verfahren ist heute der Vorzug zu geben?

ANTWORT:
30 - 50 % der Fisteln sprechen auf konservative Therapie an, d. h. auf enterale oder parenterale Ernährung. Die meisten treten aber nach Absetzen der Therapie wieder auf. In diesem Stadium wird dann ohne größere Vorbereitung operiert. Es hat sich jedoch bewährt, alle Patienten mit Fistelbildung über sechs Wochen konservativ vorzubereiten. Die Ergebnisse wurden dadurch eindeutig besser.

Literatur

1. ALTAPARMAKOV, I., ERCKENBRECHT, J. F., WIENBECK, M.: Modulation of the adrenergic system in the treatment of postoperative bowel atonia. Scand. J. Gastroent. 19, 1104 (1984)

2. BÖCKLER, R., MEYER, H., SCHLAG, P.: An experimental study on bacterial colonization, nitrite and nitrosamine production in the operated stomach. J. Cancer Res. clin. Oncol. 105, 62 (1983)

3. DÖLP, R., WIEDECK, H., AHNEFELD, F. W., GRÜNERT, A.: Enterale Ernährungstherapie - Untersuchungen mit neuen Techniken und Nährgemischen. Infusionstherapie 1, 22 (1981)

4. POLITZER, J.-P., DEVROEDE, G., VASSEUR, C., GERHARD, J., THIBAULT, R.: The genesis of bowel sounds: influence of viscus and gastrointestinal content. Gastroenterology 71, 282 (1976)

Untersuchungsmodelle und tierexperimentelle Studien in der enteralen Ernährungsforschung

Von D. Glück

Tierexperimentelle Studien sind seit jeher ein fester Bestandteil von Forschung in jedem Bereich. Die logische Folgerung daraus ist, Tierexperimente als Anteil am bzw. als notwendigen Beitrag zum Fortschritt der Wissenschaften zu bezeichnen. Nicht nur angeregt durch immer wiederkehrende, von einigen sehr leidenschaftlich geführte Diskussionen über den Einsatz und die Verwendung von Tieren bei Experimenten, sollte der Sinn und Zweck dieser Untersuchungen aber doch immer wieder überlegt werden. Der Umgang mit Forschungsprojekten ist selbstverständlich geworden. Das Umsetzen einer Idee, das Überprüfen einer These, das Belegen der Alternative oder der Nachweis eines Fehlers sind klare rationale Abläufe und Entscheidungen, die einen Einsatz wert sind. Dazu zählt aber meist nicht nur die Produktion von Gedanken, sondern zusätzlich die Aufwendung von Laborkapazität, Man power und eben auch Versuchsmaterial, sprich Tiere. Wenn Sinn und Zweck definiert sind, erscheint es manchmal schon fast vermessen, nach der Notwendigkeit zu fragen. Diese Überlegungen sollen keine Ab- oder Ausschweifungen in "tierexistentielle Tiefen und Höhen" anbahnen, sondern wollen einfach versuchen darzustellen, was Tierexperimente bedeuten, welchen Raum sie haben, welchen Platz sie einnehmen und welcher Stellenwert ihnen zukommt.

Dies scheint mir besonders wichtig zu sein, wenn es wie hier um einen Themenbereich geht, der von Wissenschaftlern jahrzehntelang als Selbstverständlichkeit behandelt, be- bzw. mißachtet und vielleicht unterschätzt wurde und der für jedes Eis oder Pommes frites essende Kind auf der Straße ja zur gewohnten Alltäglichkeit zu zählen ist.

Unter solchen Gesichtspunkten betrachtet, muß die Definition einer Studie klar und eindeutig formuliert werden. Meist liefern Tierexperimente Basisinformationen für neue Bereiche, sie können dabei durchaus als Einstieg, als Beginn beim Beschreiten von Neuland dienen. Weit wichtiger scheint mir aber die Darstellung zu sein, und darin besteht der wesentliche Unterschied zur Probanden- oder klinischen Studie, daß es im Tiermodell die Möglichkeit gibt, Teilaspekte bis ins Kleinste zu analysieren, wahlweise als Ganzes oder für sich zu betrachten. Dazu kommt als wesentliches Faktum, daß Vorgänge isoliert und standardisiert wiederholbar gemacht werden können. Jede wissenschaftliche Aussage zieht ihren Wert mit aus der Sicherheit, mit der sie gemacht wird. Wiederholbarkeit ist aber in der klinischen Forschung eines der größten Probleme. Mit der gedanklichen Verbindung zur Klinik tauchen nun aber die Grenzen jeglicher tierexperimentellen Forschung nicht nur, aber besonders für klinische Fragestellungen auf, nämlich die Übertragbarkeit von Erkenntnissen am Tier auf den Menschen. Dies beginnt schon mit der Wahl der Spezies, wobei sich hier für fast jedes medizinische Fachgebiet bereits Präferenzen ergeben haben. Nicht zu vergessen, der Praktikabilität muß immer Rechnung getragen werden. Alle diese Überlegungen gehen mit ein bei der Konzeption eines Versuchs. Wohl mehr als in manchem anderen Gebiet ist im Bereich der enteralen Ernährung immer wieder die Frage zu stellen, was am Probanden oder am Patienten an Information gewonnen werden kann. So stellen sich ja auch die Anfänge über dieses Thema als Berichte über klinische Erfahrungen dar. Als Beispiel soll gelten die Mitteilung über gute Heilerfolge bei Operationen, nach denen einfach pürierte Nahrungsmittel über eine Magenfistel appliziert worden waren.

Die physiologischen Abläufe der normalen oralen Nahrungszufuhr beim Gesunden dürften inzwischen ausreichend bekannt sein. Wie aber sind unsere Informationen über Teilaspekte? Die Fragen liegen dabei primär in der Variation der Nahrungsbestandteile, ihre Aufschlüsselung in Bausteine bis hin zur Aminosäure. Zum zweiten in der Wahl des Applikationsorts: gastral, duodenal, jejunal. Diese beiden ersten Punkte müssen sehr eng miteinander verbunden sein. Als drittes zu und mit diesem genannten Zweierkomplex kommt die Betrachtung pathologischer Zustände, beginnend vom postoperativen Status mit Darmatonie über verkürzte Resorptionsstrecken nach Dünndarmoperationen bis schließlich hin zu sekretorischen Ausfällen oder Fehlsteuerungen. Als Beispiel steht an erster Stelle die Pankreatitis, ganz zu schweigen von Leberfunktionsstörungen mit den vielen Fragen zur Gallensekretion.

Die auf den ersten Blick verwirrend wirkende Vielzahl von Berichten über Studien zur enteralen Ernährung läßt sich bei genauer Betrachtung deutlich reduzieren. Anhand einiger weniger Tiermodelle soll hier nun die Entwicklung bis heute dargestellt werden (Tabelle 1). Als erstes ist dabei sicher zu nennen das Modell von WILSON und WISEMAN (12) der evertierten Sacktechnik (Abb. 1). Bei Ratten oder Hamstern wurde nach Töten der Dünndarm entnommen. Das Mesenterium wurde stumpf abgelöst und das Darmstück mit Hilfe eines Stabes umgestülpt, so daß die Resorptionsfläche nach außen sichtbar lag. Von dem so aufbereiteten Gewebe wurden Segmente von etwa 2 - 3 cm Länge abgetrennt und für die Experimente verwandt. An beiden Enden verschlossen wurden die Segmente mit Lösungen der Wahl gefüllt und in einem Flüssigmedium aufbewahrt. Durch Zugabe einer Sauerstoffblase im Inneren des Sacks sollte der O_2-Versorgung Rechnung getragen werden. Durch Gewichtsvergleich und Konzentrationsmessung der gewünschten Stoffe im Innenraum wie im Medium ließen sich Transfermessungen durchführen. WILSON und WISEMAN stellten dies für Glukose und Methionin unter aeroben und anaeroben Bedingungen des Mediums dar.

Dieselbe Technik des in-vitro-Präparats stellte die Basis dar für die vielfältigen Absorptionsmessungen durch MATTHEWS und seine Gruppe (8) für Peptide und Aminosäuren. Auch die Untersuchungen von GARDNER (5) zur Aminosäurenabsorption und -sekretion wurden an isolierten und perfundierten Segmenten vom Rattendünndarm durchgeführt. Bei allen Vorteilen dieses statischen

Tabelle 1. Tierexperimentelle Modelle zum intestinalen Transfer

WILSON	Ratte Hamster	in vitro	Glukose und Methionin aerob und anaerob
MATTHEWS	Ratte	in vitro	Peptide Aminosäuren
GARDNER	Ratte	in vitro	Peptide Aminosäuren
CODE	Hund	in vivo	H_2O, K^+, Na^+ Insorption und Exsorption zum Blut

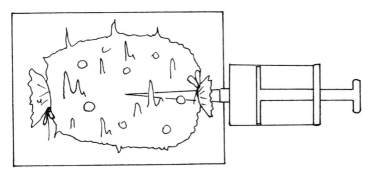

Abb. 1. Tiermodell von WILSON und WISEMAN (12)

Modells für die Transfermessung blieben jedoch wesentliche Gegebenheiten eliminiert: Die O_2-Versorgung des Gewebes setzte Grenzen und durch die fehlende Blutversorgung war nur ein Teil des Resorptionsprozesses repräsentiert.

Die Untersuchungen von Blutspiegeln nach Verfütterung oder intragastraler Applikation von Eiweißpräparationen brachte zwar Aufschluß, aber keine Details der Absorptions- bzw. Resorptionsleistung.

Was CUMMINIS (2) mit Ballons begonnen hatte, zeigte das Modell von CODE (1) mit neuen Hilfsmitteln (Abb. 2). Am anästhesierten Hund wurde per Laparotomie ein Katheter in den Dünndarm eingelegt, der in einem Abstand von ca. 20 cm je eine Spule aufwies. Durch Bandfixierung des Darms von außen um diese Spulen ließ sich ein definiertes Stück Darm isolieren, das über Löcher im Zwischenraum des am Ende verschlossenen Katheters perfundiert werden konnte. CODE zeigte damit die Flüssigkeitsverschiebung von radioaktiv markiertem Wasser sowie von Natrium und Kalium von Duodenum bzw. Ileum zum Blut. Das Resorptionsverhalten des Dünndarms unter dem Gesichtspunkt des Wirksamwerdens von Verdauungssäften untersuchte ECKNAUER (3) (Tabelle 2).

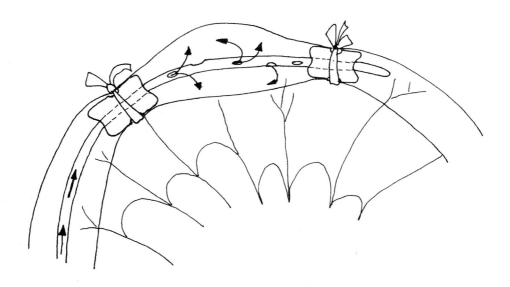

Abb. 2. Tiermodell von CODE et al. (1)

Bei Ratten wurde eine Rouxsche Anastomose angelegt und so ein Dünndarmabschnitt B im Anschluß an den Magen gewonnen, in den keine Verdauungssäfte gelangten (Abb. 3); ein zweiter Abschnitt A, in den nur Pankreas- und Gallensekretion gelangten, aber keine Nahrungsgemische, und ein dritter Abschnitt C, in dem die Mischung des Chymus aus A und B stattfand. Ca. 30 Tage nach Operation wurde in Mukosazellen, die aus den drei verschiedenen Anteilen gewonnen worden waren, Galaktoseabsorption sowie Aktivität von Maltase, Sucrase und alkalischer Phosphatase bestimmt. In einer Folgestudie (4) wurde mit demselben Modell mit Ringer-Laktat die Natrium- und Kaliumabsorption in vivo gemessen.

Was GLUCKSMAN (6) als Modell beim Hund vorstellte, kommt der klinischen Möglichkeit recht nahe. Per Gastrotomie wurde ein Foley-Katheter ins Duodenum sowie eine Levin-Sonde bis zu 80 cm ins Jejunum plaziert. Anhand wiederholter Konzentrationsmessungen in Blut und Chymus wurden Absorptionswerte und -strecke für Glukose und NaCl nach Zufuhr ins Duodenum in der unmittelbaren postoperativen Phase bestimmt. MOSS (10) stellte mit einem Tiermodell die Wirksamkeit der Dekompression des Magens dar, die erlaubt, unmittelbar postoperativ mit der enteralen Applikation von Nahrung zu beginnen, um die Kataboliephase zu verkürzen. Dabei wurde beim Hund der Ösophagus in eine Hautfalte nach ventral verlagert und mit einem Hautstoma versehen. Bei über diese Fistel eingeführtem intragastralem Katheter und unmittelbar distal der Fistel geblocktem Ballon wurde Aerophagie unmöglich, der Speichel lief über die Fistel ab. MOSS stellte mit diesem Modell das Pendant zur Dekompressionssonde (9) beim Menschen dar.

Tabelle 2. Tierexperimentelle Modelle

ECKNAUER	Ratte	in vivo	Rouxsche Anastomose	Galaktoseabsorption, Maltase, Sucrase und alkalische Phosphatase in Mukosazellen
ECKNAUER	Ratte	in vivo	Rouxsche Anastomose	Galaktoseabsorption, Maltase, Sucrase und alkalische Phosphatase in Mukosazellen Na^+-, K^+-Absorption
MOSS	Hund	in vivo	Halsfistel des Ösophagus	Dekompression, postoperative Nahrungszufuhr
GLUCKSMAN	Hund	in vivo	Katheter in Duodenum und Ileum	Absorptionsmenge und -strecke post-operativ, Glukose, Na^+, Cl^-

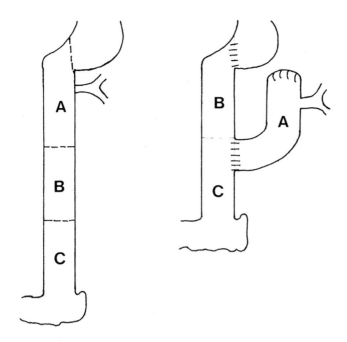

Abb. 3. Tiermodell von ECKNAUER et al. (3)

Ausgehend vom Nachweis, daß mittels frühzeitiger Nährstoffapplikation die Stickstoffbilanz verbessert werden kann, sei dies bei chronisch Kranken oder besonders im postoperativen Bereich, hatten Resorptions- und Absorptionsstudien, besonders Kohlenhydrate und Aminosäuren betreffend, an erster Stelle gestanden. Die daraus sich entwickelnde Aufschlüsselung der Nährstoffe und Entwicklung von Diäten brachte die neue Fragestellung, was, wann, wo und wie appliziert werden darf, kann, soll und muß. Trotz aller Bemühungen der vergangenen Jahre scheint aber damit noch sehr viel Diskussionsstoff vorhanden zu sein. Die hormonelle Reaktion auf die Zufuhr bestimmter Nahrungsbestandteile dürfte dabei noch die größte Unbekannte sein.

SIRCAR et al. (11) untersuchten an Ratten Gastrinspiegel im Blut und Antrumgewebe unter verschiedenen oralen Diäten unterschiedlichen Proteingehaltes über Tage. In zunehmendem Umfang liegen auch Arbeiten vor, die sich mit Pankreassekretion unter enteraler Applikation von Nährstoffen befassen unter dem Aspekt, eine Möglichkeit der Nahrungszufuhr unter gleichzeitiger Schonung des exokrinen Pankreas bei der Pankreatitis zu finden.

KELLY und NAHRWOLD (7) zeigten das Sekretionsverhalten des kanülierten Ductus pancreaticus nach Applikation einer Elementardiät oral oder intraduodenal im Gegensatz zur intravenösen Aminosäurenzufuhr am Hund. Von einzelnen Autoren wurden weitere Kanülierungsmodelle zur Erfassung der exokrinen Pankreasfunktion beschrieben.

Tabelle 3. Tierexperimentelle Modelle zur hormonellen intestinalen Sekretion

SIRCAR	Ratte	Gastrin	Blut Antrumgewebe	Isokalorische Diäten mit verschiedenem Proteingehalt, oral über zehn Tage
KELLY	Hund	Protein Bikarbonat Volumen	Pankreassekret	Vivonex über 90 min oral, intraduodenal gegen intravenöse Gabe von Aminosäuren

Für uns ergab sich die Notwendigkeit, nach Probandenstudien und insgesamt positiven Erfahrungen mit enteraler Nahrungsapplikation, sowohl in klinischen Studien als auch im routinemäßigen Einsatz bei Patienten der Intensivstationen, spezifische Fragestellungen in einem tierexperimentellen Modell anzugeben. Die Zielsetzung war, damit Details abzuklären, die wiederum Voraussetzung sein müssen, weitergehende oder auch restriktivere Indikationen für die enterale Ernährung in der Klinik stellen zu können.

Wir haben dafür ein Modell am Hausschwein gewählt. Das Schwein schien uns geeignet, da aus langjährigen vorangegangenen Studien, insbesondere in Versuchen zur parenteralen Ernährung, bekannt war, daß der Stoffwechsel des Schweins als weitgehend vergleichbar, wenn nicht sogar als repräsentativ für die menschlichen Stoffwechselprozesse gelten darf. Außerdem sahen wir in der Wahl des gleichen Versuchstiers eine eventuelle Möglichkeit, Vergleiche zwischen enteraler und parenteraler Ernährung anstellen zu können. Unter dem Arbeitstitel "Kontinuierliche enterale Ernährung mit einer Peptiddiät über einen Zeitraum von fünf Tagen" sollten folgende Fragestellungen abgeklärt werden:

1. Gastrale Säuresekretion.
2. Hormonelle Konstellation
    a) Gastrin,
    b) Insulin, Glukagon.
3. Resorptionsstrecke für Peptiddiät.
4. Gallensekretion unter enteraler Ernährung.
5. Pankreassekretion unter enteraler Ernährung.

Als Diät wurde Peptisorb der Firma Pfrimmer + Co. Pharmazeutische Werke Erlangen GmbH verwandt, die in üblicher Verdünnung eine Osmolalität von 400 mosm/kg H_2O aufweist. Als Nährsonde wurde eine filiforme Dünndarmsonde aus Wirutan (Firma Rüsch) appliziert. Die kontinuierliche und exakte Flüssigkeits- und Nahrungszufuhr wurde durch Infusionspumpen sichergestellt. Nach suffizienter Sedierung mit Megaphen wurden den Tieren in einer Ketanestnarkose in Spontanatmung die Katheter zur Messung eingelegt. Ein zentralvenöser Katheter in der Vena jugularis externa wurde durch subkutane Tunnelung gesichert. Nach medianer Laparotomie führten wir die Gastrostomie am Corpus-

Tabelle 4. Ulmer Tiermodell: Enterale Ernährung

Dosierung

Flüssigkeitsbedarf: 120 ml/kg KG und Tag ≙ 55 ml/h

1. postoperativer Tag
360 ml Peptisorb   ≙ 15 ml/h
1.000 ml OPS   ≙ 40 ml/h

2. bis 5. postoperativer Tag
1.000 ml Peptisorb   ≙ 40 ml/h
360 ml OPS   ≙ 15 ml/h

Antrum-Übergang durch, dabei wurde eine übliche Magensonde 5 cm weit und die Dünndarmnährsonde 25 cm weit, d. h. bis jenseits des Treitzschen Bandes, eingelegt. Die Gastrostomie wurde mit Tabaksbeutelnaht verschlossen, die Sonden tunneliert und am Rücken durch die Haut abgeleitet. Vom Pylorus aus wurde anschließend eine Strecke von 150 cm nach distal abgemessen und dort eine Jejunumschlinge über den Hautschnitt nach außen ausgeleitet. Nach Verschluß von Peritoneum, Faszie und Haut in üblicher Weise wurde die Jejunumschlinge eröffnet und im Sinne eines doppelläufigen Ileostoma fixiert. Mittels Sectio alta wurde ein Urinkatheter eingelegt und perkutan nach hinten abgeleitet. Für die Dauer des Versuchs wurden die Tiere frei in Käfigen gehalten. Ileostoma und Urinkatheter wurden mit Beuteln versehen, die Sonden wurden flexibel nach oben und außen abgeleitet, so daß für die Tiere weitgehende Bewegungsfreiheit bei geringstmöglicher Alteration bestand. Sedativa waren in einzelnen, seltenen Fällen erforderlich. Innerhalb der ersten 24 h nach Operation wurde unter Hk- und Elektrolytkontrolle ausschließlich Flüssigkeit als 2/3-Elektrolytlösung intravenös gegeben. Am ersten postoperativen Tag wurde mit der Ernährung in reduzierter Form begonnen (Tabelle 4). Ab dem zweiten postoperativen Tag wurde die volle Dosierung kontinuierlich mit 40 ml/h über 24 h verabreicht. Die Deckung des restlichen Flüssigkeitsbedarfs erfolgte jeweils mit einer 2/3-Elektrolytlösung. Der Untersuchungszeitraum erstreckte sich über fünf Tage. Folgende Messungen wurden durchgeführt (Tabelle 5): Blut wurde morgens und abends abgenommen und die Parameter Hk, Blutzucker, Natrium, Kalium, Chlorid, Harnstoff, Kreatinin, Osmolalität, Gesamteiweiß, Aminosäuren, Bilirubin, Amylase sowie die Hormone Gastrin, Insulin und Glukagon bestimmt. Aus dem 24-Stunden-Sammelurin wurden Natrium, Kalium, pH, Osmolalität, Kreatinin, Harnstoff, Gesamtstickstoff gemessen. Die pH-Kontrolle von Magensaft und Duodenalsekret, das über die Dünndarmsonde aspiriert wurde, wurde zweimal täglich vorgenommen. Mittels Anuspraeter-Beutel wurde das Sekret des Jejunostomas gesammelt. In vierstündlichen Intervallen wurde die Menge registriert und über den abführenden Schenkel des Stomas zurückgegeben. Dabei wurden zweimal täglich im Sekret pH, Natrium, Chlorid, Bilirubin, Amylase, Gesamtstickstoff bestimmt. Mit diesem Vorgehen wurde es möglich, eine quantitative sowie qualitative Analyse

Tabelle 5. Ulmer Tiermodell: Enterale Ernährung

Meßgrößen	
Blut:	Hk, Na^+, K^+, Cl^-, Blutzucker, Osmolalität, Harnstoff, Kreatinin, Gesamteiweiß, Aminosäuren, Bilirubin, Amylase, Insulin, Glukagon, Gastrin
Urin:	Na^+, K^+, pH, Osmolalität, Harnstoff, Kreatinin, Gesamtstickstoff
Magensaft:	pH
Duodenalsekret:	pH
Dünndarmsekret:	pH, Volumen, Na^+, K^+, Cl^-, Bilirubin, Amylase, Gesamtstickstoff

des Dünndarminhaltes vorzunehmen, ohne dabei die physiologischen Abläufe so zu stören, daß eine zusätzliche Substitutionstherapie in Form von Flüssigkeit oder Elektrolyten erforderlich wurde.

Besondere Aufmerksamkeit wurde neben dem frühzeitigen postoperativen Beginn der Ernährung der fünftägigen Dauer der Untersuchung gewidmet. Wir erwarten eine Bestätigung unserer Ergebnisse über die Säuresekretion des Magens, die wir in Probandenstudien gewonnen haben, den Nachweis der kurzen Resorptionsstrecke für Peptiddiäten. Außerdem streben wir Aussagen über die hormonellen Veränderungen an. Insbesondere das Verhalten der Gallensekretion schien uns von Wichtigkeit zu sein, da darüber bis heute keinerlei Informationen vorliegen.

Darüber hinaus hoffen wir, daß wir ein Basismodell erarbeitet haben, das uns neue Ansatzpunkte erschließen soll. Eine denkbare Möglichkeit wäre, reproduzierbare Krankheitsbilder, z. B. Kurzdarmsyndrom oder die Pankreatitis, in dieses Modell zu integrieren.

In jedem Fall aber wird die Klinik Orientierungs- und Entscheidungskriterien anbieten, genauso wie Informationen aus anderen Studien in dem scheinbar alltäglichen und bekannten, bei genauer Betrachtung von Details aber doch weitgehend unerforschten Bereich der enteralen Ernährung.

Literatur

1. CODE, C. F., BASS, P., MC CLARY, G. B., NEWNUM, R. L., ORVIS, A. L.: Absorption of water, sodium and potassium in the small intestine of dogs. Amer. J. Physiol. 199, 281 (1960)

2. CUMMINIS, A. J., ALMY, Th. P.: Studies on the relationship between motility and absorption in the human small intestine. Gastroenterology 23, 179 (1953)

3. ECKNAUER, R., CLARKE, R. M., FEYERABEND, G.: An experimental model for studies on the effect of food and digestive secretions on the digestive-absorptive capacity of rat small intestine. J. clin. Chem. clin. Biochem. 15, 361 (1977)

4. ECKNAUER, R., FEYERABEND, G., RAFFLER, H.: Analysis of the effects of food and of digestive secretions on the small intestine of the rat: III. Mucosal mass, activity of brush border enzymes, and in vivo absorption of galactose, sodium, and potassium. Gut 19, 707 (1978)

5. GARDNER, M. L. G.: Absorption from a mixture of seventeen free amino acids by the isolated small intestine of the rat. J. Physiol. 255, 563 (1976)

5. GUCKSMAN, D. L., KALSER, M. H., WARREN, W. D.: Small intestine absorption in the immediate postoperative period. Surgery 60, 1020 (1966)

7. KELLY, G. A., NAHRWOLD, D. L.: Pancreatic secretion in response to an elemental diet and intravenous hyperalimentation. Surg. Gynec. Obstet. 143, 87 (1976)

8. MATTHEWS, D. M.: Intestinal absorption of peptides. Physiol. Rev. 55, 537 (1975)

9. MOSS, G.: Postoperative decompression and feeding. Surg. Gynec. Obstet. 122, 550 (1966)

10. MOSS, G., BIERENBAUM, F. A., BOVA, F., SLAVIN, J. A.: Postoperative metabolic patterns following immediate total nutritional support: Hormone levels, DNA synthesis, nitrogen balance, and accelerated wound healing. J. surg. Res. 21, 383 (1976)

11. SIRCAR, B., JOHNSON, L. R., LICHTENBERGER, L. M.: Effect of chemically defined diets on antral and serum gastrin levels in rats. Amer. J. Physiol. 238, 376 (1980)

12. WILSON, T. H., WISEMAN, G.: The use of sacs of everted small intestine for the study of the transference of substances from the mucosal to the serosal surface. J. Physiol. 123, 116 (1954)

Digestions- und Resorptionsstörungen

Von W. F. Caspary

A Definition

Unter <u>Maldigestion</u> versteht man eine Störung der Verdauungsfunktion als Folge einer Krankheit oder Anomalie, bei der durch eine angeborene oder erworbene Erkrankung die Aktivität pankreatischer Verdauungsenzyme, die Gallensäurenkonzentration oder die Aktivitäten digestiver Dünndarmmukosaenzyme erniedrigt sind oder fehlen.

<u>Malabsorption</u> ist eine Störung der Resorption (angelsächsisch: Absorption) digestiver Nahrungsendprodukte, die durch eine Störung der Membrantransportvorgänge in der Dünndarmschleimhaut ohne morphologische Veränderungen (= primäre Malabsorption), durch eine Verminderung des Resorptionsepithels bei gleichzeitigen morphologischen Veränderungen der Mukosa (= sekundäre Malabsorption) oder durch eine Abflußbehinderung bedingt ist.

Beide Funktionen werden unter dem Oberbegriff <u>Malassimilation</u> zusammengefaßt.

Da in der Bürstensaummembran der Dünndarmmukosa sowohl digestive Enzyme (Enterokinase, Disaccharidasen, Dipeptidasen) als auch spezifische Transportsysteme für die Endprodukte dieser Verdauungsenzyme (Hexosen, Aminosäuren) lokalisiert sind, lassen sich Digestion und Resorption in der Dünndarmschleimhaut nicht exakt voneinander trennen.

B Häufigkeit

Bei etwa 5 % der Patienten mit chronischen Durchfällen (Stuhlgewicht > 200 g/Tag) von mehr als einem Monat Dauer besteht ein Malassimilationssyndrom. Geben die Patienten zusätzlich einen Gewichtsverlust, Auftreten flüssiger, voluminöser, nicht blutiger Stühle ohne Fieber und Schmerzen an, dann liegt in etwa 50 % ein Malassimilationssyndrom vor.

Die häufigste Form einer leichten Malabsorption ist eine Laktoseintoleranz (<u>8</u>, <u>9</u>, <u>14</u>). In Europa können etwa 10 - 15 % der Patienten, in den USA bis 75 % der farbigen Erwachsenen den Milchzucker (Laktose) nicht optimal spalten und resorbieren. Deshalb stellen sich nach Milchgenuß Durchfälle, Flatulenz und abdominelle Beschwerden ein.

Tabelle 1. Erkrankungen, die eine Störung der Digestion (Maldigestion) oder Resorption (Malabsorption) bedingen können (Einteilung nach funktionellen Gesichtspunkten)

I. *Mangel* oder Inaktivierung intraluminaler pankreatischer Enzyme (pankreatische Phase)

   Chronische Pankreatitis
   Pankreasresektion
   Pankreaskarzinom
   Zystische Fibrose
   Zollinger-Ellison-Syndrom (Säureinaktivierung der Lipase)
   Kongenitaler Lipasemangel

II. *Mangel* intraluminaler Gallensäuren (biliäre Phase)

   Verschlußikterus
   Intrahepatische Cholestase
   Primäre biliäre Zirrhose
   Bakterielle Überwucherung des proximalen Dünndarms,
       (Blind-loop-Syndrom, Fistelbildungen, Strikturen, Divertikel,
       Afferent-loop-Syndrom, Motilitätsstörungen bei Sklerodermie und
       diabetischer Neurogastroenteropathie)
   Ileumresektion
   Morbus Crohn des Ileums (Ileitis regionalis)

III. *Dünndarmerkrankungen* (intestinale Phase)

   A. Angeborene Erkrankungen mit selektivem Ausfall einzelner funktioneller Elemente der Mukosazelle („Bürstensaumerkrankungen")
       Saccharose-Isomaltose-Intoleranz
       Laktoseintoleranz
       Trehaloseintoleranz
       Enterokinasemangel
       Glukose-Galaktose-Intoleranz
       Hartnup-Erkrankung
       Zystinurie
       Tryptophanmalabsorption (Blue-diaper-Syndrom)
       Methioninmalabsorption
       Angeborenes Fehlen von Intrinsic-Faktor oder Vitamin-B_{12}-Intrinsic-Faktor-Mangel
       Abetalipoproteinämie

C Ätiologie

Störungen der Digestion und Resorption kommen bei zahlreichen Erkrankungen des Magen-Darm-Trakts, der Galle, der Leber, des Pankreas und im Verlauf anderer Grunderkrankungen vor. Eine Einteilung erfolgt in Tabelle 1 nach pathophysiologischen Gesichtspunkten (8).

Eine synoptische Darstellung des normalen Ablaufs von Digestion und Resorption von Fett, Protein und Kohlenhydraten zum Verständnis der möglichen Störungen gibt Abb. 1.

Tabelle 1 (Fortsetzung)

B. Erworbene Dünndarmerkrankungen
Sprue (Zöliakie)
Tropische Sprue
Morbus Whipple
Primäres intestinales Lymphom
Intestinale Lymphangiektasie
Hypogammaglobulinämie
Dermatitis herpetiformis
Eosinophile Gastroenteritis
Mastozytose
Amyloidose
Parasiten (Lamblien, Strongyloiden, Askariden, Ankylostoma duodenale)
Tuberkulose
Lymphogranulomatose
Kwashiorkor
Darmresektion
Intestinale Ischämie
Strahlenenteritis

IV. Erkrankungen mit verschiedenen Störungen der Digestions- oder Resorptionsphasen

Postgastrektomie-Syndrom
Diabetes mellitus (diabetische Neurogastroenteropathie)
Endokrinopathien: Hyper-, Hypothyreose, Hypoparathyreoidismus, Glukagenom, Zollinger-Ellison-Syndrom, Morbus Addison, Karzinoid, Verner-Morrison-Syndrom (pankreatische Cholera)
Sklerodermie
Erythematodes visceralis
Perniziosa

V. Pharmaka

Cholestyramin
Abführmittel (diphenolische Laxanzien)
Kolchizin
Zytostatika (Methotrexat u. a.)
Neomycin
p-Aminosalicylsäure (PAS)
Biguanide (Vitamin-B_{12}-Resorptionsstörung)
Herzglukoside
Acarbose (α-Glukosidasenhemmer)

(Nach *8*)

I Malabsorption von Nahrungsfetten

Im Gegensatz zu langkettigen Fettsäuren können Triglyzeride aus mittelkettigen (C_6 - C_{10}) Fettsäuren (MCT = Medium chain triglycerides) ohne vorherige lipolytische Spaltung resorbiert werden. Da mittelkettige Fettsäuren besser wasserlöslich sind als langkettige, bedürfen sie der Vehikelfunktion der Gallensäuren nicht. Außerdem werden sie im Gegensatz zu langkettigen Fettsäuren über das Portalvenensystem abtransportiert (16).

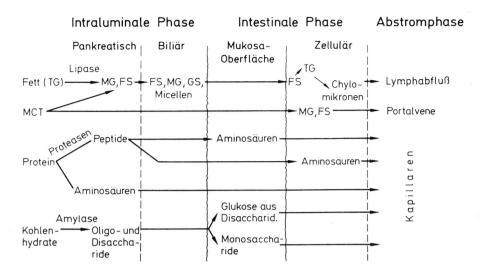

Abb. 1. Phasen der Digestion und Resorption von Kohlenhydraten, Fett und Protein.
TG = Triglyzeride, MG = Monoglyzeride, FS = Fettsäuren, GS = Gallensäuren, MCT = mittelkettige Triglyzeride (Medium chain triglycerides)

Störungen der intraluminalen lipolytischen Phase der Fettverdauung treten durch einen Mangel (exokrine Pankreasinsuffizienz bei chronischer Pankreatitis, Pankreasresektion, zystischer Fibrose) oder eine Inaktivierung (saures Duodenalmilieu bei Zollinger-Ellison-Syndrom) der Lipase auf. Da ungespaltene Triglyzeride nicht in Mizellen inkorporiert werden können, resultiert eine Steatorrhö (= Stuhlfettausscheidung > 7 g/Tag).

Triglyzeride können im unteren Dünndarm und im Kolon von Bakterien zu Hydroxyfettsäuren metabolisiert werden (24). Bei einer ausgeprägten Fettresorptionsstörung kann deshalb eine Fettsäurendiarrhö entstehen, denn Hydroxyfettsäuren (z. B. Rizinolsäure = aktives Prinzip im Rizinusöl) induzieren wie Gallensäuren im Kolon eine Hemmung der Rückresorption sowie eine Steigerung der Sekretion von Wasser und Elektrolyten und wirken damit laxativ (3).

Beim Morbus Whipple, Lymphom, Lymphangiektasie, Verlegung der Lymphwege kommt es zu einer Hemmung der lymphatischen Abflußphase, während bei der Abetalipoproteinämie die Chylomikronenbildung in der Mukosazelle defekt ist. Dadurch kommt es zu einer intrazellulären Anhäufung nicht transportierbarer Triglyzeride.

Da mittelkettige Fettsäuren weder der Lipolyse noch der Mizellenbildung bedürfen und über das Portalvenensystem abtransportiert werden, können sie therapeutisch bei massiven Fettresorptionsstörungen genutzt werden (16).

II Störungen des Gallensäurenkreislaufs (Abb. 2)

Konjugierte Gallensäuren sind im Duodenum und Jejunum zur mizellaren Löslichkeit von Triglyzeridspaltprodukten erforderlich (21).

Die in der Leber gebildeten konjugierten Gallensäuren gelangen mit der Galle in das Duodenum und werden überwiegend in konjugierter Form im Ileum über einen Transportmechanismus rückresorbiert. Im sogenannten enterohepatischen Kreislauf zirkulieren Gallensäuren etwa sechs- bis achtmal pro 24 h und zweimal pro Mahlzeit. Während dieser Rezirkulation werden etwa 95 % der Gallensäuren rückresorbiert und nur 200 - 400 mg werden am Tag im Stuhl ausgeschieden (20). Diese Menge entspricht der täglichen Gallensäurenneusynthese der Leber. Ein gesteigerter enteraler Gallensäurenverlust (z. B. bei chologener Diarrhö nach Ileumresektion) kann durch eine Steigerung der Neusynthese bis zum Faktor 6 bis 8 kompensiert werden (= kompensierte chologene Diarrhö). Übersteigt der enterale Gallensäurenverlust (z. B. nach ausgedehnter Ileumresektion) die maximale Gallensäurenneusynthese-Kapazität der Leber, dann wird die sogenannte kritische mizellare Gallensäurenkonzentration im proximalen Dünndarm unterschritten: Es tritt eine Störung der biliären intraluminalen (mizellaren) Phase der Fettverdauung auf (dekompensierte chologene Diarrhö) (21). Eine Verminderung der Konzentration intraluminaler Gallensäuren kann bei folgenden Erkrankungen auftreten: Verschlußikterus, intrahepatische Cholestase, Verdünnungseffekt durch hohe Sekretvolumina (z. B. Zollinger-Ellison-Syndrom), Gallensäurenverlust-Syndrom (chologene Diarrhö) als Folge von Ileumfunktionsstörungen oder bakterieller Überwucherung des proximalen Dünndarms (13). Hierbei werden konjugierte Gallensäuren durch Bakterien (unter anderem Bakteroides) vorzeitig dekonjugiert und dehydroxyliert (Abb. 3). Da die durch bakterielle Dekonjugation entstandenen sekundären Gallensäuren bereits im proximalen Dünndarm rückresorbiert werden, ist die Mizellenbildungsfähigkeit ebenfalls herabgesetzt, so daß es zum Auftreten einer Steatorrhö kommt. Störungen der Fettresorption können somit entweder durch einen Mangel oder Inaktivierung von Lipase oder durch eine Verminderung der intraluminalen Gallensäurenkonzentration entstehen. Bei fehlender Resorptionsfläche (Resektion) oder Verminderung des resorbierenden Zottenepithels (Zottenverlust bei Sprue) ist die intestinale Phase der Digestion gestört.

III Malassimilation von Kohlenhydraten

Stärke, Saccharose und Laktose sind die wichtigsten Kohlenhydrate der menschlichen Nahrung. Die Aufspaltung der Stärke in der Nahrung durch die pankreatische Alphaamylase ist bereits bei der Passage der Nahrung durch das Duodenum vollständig. Die Spaltprodukte der Stärkeverdauung (Maltose, Maltotriose und Dextrine) sowie Saccharose und Laktose werden an der Oberfläche der Mukosazelle durch die Enzyme Maltase, Isomaltase, Saccharase und Laktase in die Endprodukte (Glukose, Fruktose, Galaktose) aufgespalten und dann über spezifische Transportsysteme in die Zelle transportiert (6).

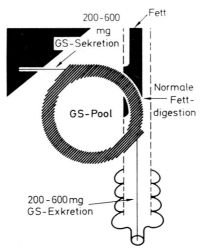

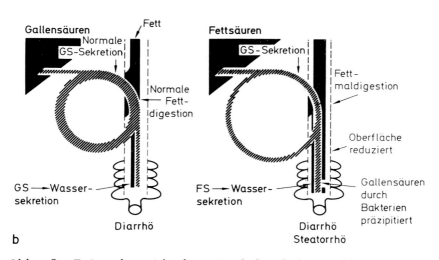

Abb. 2. Enterohepatischer Kreislauf der Gallensäuren unter normalen Bedingungen (a) sowie bei kompensiertem (linker Teil in b) und dekompensiertem (rechter Teil in b) Gallensäurenverlust. Gallensäuren führen im Kolon zu einer Sekretion von Wasser und Elektrolyten. Solange der enterale Verlust von Gallensäuren durch eine Steigerung der hepatischen Gallensäurensynthese ausgeglichen wird, ist die Fettverdauung noch ungestört. Übersteigt der enterale Verlust die maximale Synthesefähigkeit der Leber für Gallensäuren, kommt es zum dekompensierten Gallensäurenverlustsyndrom mit Diarrhö und Steatorrhö (= Fettsäurendiarrhö)

Bei Fehlen pankreatischer Amylasen (exokrine Pankreasinsuffizienz) oder Disaccharidasen können Stärke und Disaccharide nicht ausreichend gespalten werden und gelangen in untere Abschnitte

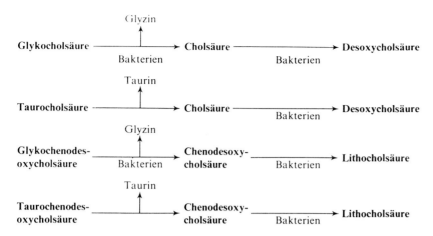

Abb. 3. Bakterielle Einwirkung auf Gallensäuren im Darmlumen. Bakterien vermögen primär konjugierte Gallensäuren zu dekonjugieren und primäre zu sekundären Gallensäuren zu dehydroxylieren

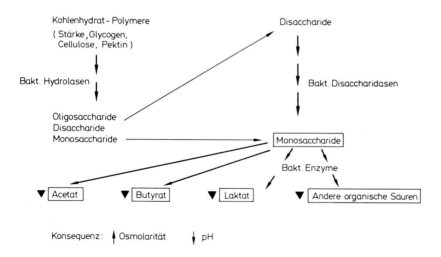

Abb. 4. Bakterieller Abbau von Kohlenhydraten im Dickdarm durch Bakterien

des Dünndarms oder in das Kolon, in denen eine bakterielle Fermentation der Kohlenhydrate eintritt (Abb. 4) (9, 10). Durch die anaerobe Bakterienflora entstehen im Kolon kurzkettige Fettsäuren (Propionat, Butyrat, Azetat, Laktat), CO_2 und H_2 (9, 10). Kurzkettige Fettsäuren sind für den sauren Stuhl-pH und Diarrhö bei Kohlenhydratmalassimilation verantwortlich, die bakteriellfermentative Bildung von CO_2 und H_2 für Meteorismus und Flatulenz. Durch die äußerst effektive Rückresorptionskapazität des

Kolons für kurzkettige Fettsäuren kann Energie aus Kohlenhydraten noch effektiv verwendet werden (10, 25, 31).

Neuere Untersuchungen haben gezeigt, daß auch Kohlenhydrate in Form von Stärke nicht vollständig im Dünndarm resorbiert werden, sondern daß ca. 5 - 10 % der aufgenommenen Stärke in den Dickdarm gelangen und dort fermentiert werden (10, 25, 31).

Berechnungen haben ergeben, daß die Dickdarmflora ca. 70 g Kohlenhydrate täglich zur Energiegewinnung benötigt. Bei einer in Europa üblichen Ballaststoffzufuhr von ca. 20 g/Tag entsteht eine Energielücke der Bakterien von ca. 50 g/Tag. Diese scheint nach neuesten Untersuchungen durch im Dünndarm nicht resorbierte Stärke gedeckt zu werden (25, 31).

Die Passagegeschwindigkeit des im Dünndarm nicht resorbierten Kohlenhydrats, Qualität und Quantität der Dickdarmbakterienflora sowie die Rückresorptionskapazität des Kolons für kurzkettige Fettsäuren bestimmen das Ausmaß der klinischen Symptomatik (Diarrhö, Flatulenz) bei Kohlenhydratmalabsorption. Die äußerst rasche fermentative H_2-Bildung aus Kohlenhydraten im Kolon kann als effektiver klinisch-diagnostischer Test zur Erfassung einer Kohlenhydratmalabsorption genutzt werden (9, 10).

Durch die osmotische Aktivität der Kohlenhydrate im unteren Dünndarm, die durch weitere bakterielle Fermentation zu kurzkettigen Fettsäuren noch verstärkt wird, kommt es zu gesteigertem Wasser- und Elektrolyteinstrom in das Darmlumen. Die dann, z. B. bei Laktoseintoleranz, entstehenden Diarrhöen sind sowohl osmotisch als auch durch die entstandenen, direkt laxativ wirkenden bakteriellen Endprodukte bedingt. Im Gegensatz zur generalisierten Enzymverminderung bei morphologischen Veränderungen des Zottenepithels (Sprue) findet man isolierte angeborene Enzymdefekte (Bürstensaummembran-Erkrankungen) ohne erfaßbare morphologische Schleimhautveränderungen: Ein Mangel an Laktase führt zur Laktoseintoleranz, ein Mangel an Saccharase-Isomaltase zur Saccharose-Isomaltose-Intoleranz, ein Mangel an Trehalase zur Trehaloseintoleranz. Die daraus bei Laktoseintoleranz resultierenden Durchfälle sind klinisch am bedeutendsten. Isoliertes Fehlen von Carrierfunktionen bedingt eine isolierte Resorptionsstörung: Glukose-Galaktose-Malabsorption (Tabelle 1) z. B. bei Fehlen des Zuckercarriers.

IV Malassimilation von Proteinen

Die Digestion der Proteine beginnt im Magen unter dem Einfluß des Pepsins. Der Hauptanteil wird jedoch im Duodenum und im oberen Jejunum durch pankreatische Proteasen (Trypsin, Chymotrypsin, Elastase) nach deren Aktivierung durch die in der Dünndarmmukosa lokalisierte Enterokinase in Peptide aufgespalten. Peptide werden wiederum von Carboxypeptidase A und B zu Aminosäuren und kleineren Peptiden hydrolysiert. Oligopeptide vermögen direkt die Mukosamembran über ein spezielles Dipeptidtransportsystem zu durchdringen oder werden an der Oberfläche durch Peptidasen in freie Aminosäuren gespalten, die dann ihrerseits über verschiedene Aminosäurentransportsysteme in die Dünndarmmukosazelle gelangen. Der Abtransport über das Portalvenensystem erfolgt fast ausnahmslos in Form freier Aminosäuren (15, 30). Isoliertes Fehlen von Transportcarriern für einzelne Aminosäuren bedingt seltene spezifische Resorptionsstörungen: Hartnup-Erkrankung, Tryptophanmalabsorption, Methioninmalabsorption und Zystinurie.

Bedingt durch Malabsorption und/oder enteralen Verlust von Albumin können Hypalbuminämien mit Ödemen entstehen.

V Malabsorption von Vitaminen und Mineralien

Kalzium, Magnesium, Eisen, fettlösliche Vitamine (A, D, E, K), wasserlösliche Vitamine (außer Vitamin B_{12} nach vorheriger Bindung an Intrinsic-Faktor) werden jedoch im distalen Dünndarm (Ileum) resorbiert. Eine Steigerung der Resorption von Oxalsäure mit Hyperoxalurie tritt bei Vorliegen einer Gallensäurenmalabsorption nach Ileumresektion und generell bei Vorliegen einer Steatorrhö (Verminderung der intraluminalen Kalziumkonzentration durch Bildung von Kalkseifen) auf.

Die Resorption von fettlöslichen Vitaminen (Vitamin A, D, E, K) ist vor allem bei allen Erkrankungen mit Störungen der mizellaren Phase gestört (z. B. Verschlußikterus, dekompensierte chologene Diarrhö) (4). In den meisten Fällen besteht zusätzlich eine Steatorrhö. Resorptionsstörungen von Vitamin D, insbesondere bei der Sprue, führen zu Symptomen des gestörten Kalziumstoffwechsels: Parästhesien, Tetanie, Osteomalazie (8). Labormäßig imponiert als Hinweis für einen Vitamin-D-Mangel: Hypokalziämie, Hypophosphatämie, Erhöhung der alkalischen Serumphosphatase.

Radiologisch können Zeichen des Vitamin-D-Mangels, insbesondere bei der Sprue als Pseudofrakturlinien, diffuse Demineralisation und Wirbelkompression imponieren.

D Krankheitsbild

I Anamnese

Leitsymptome eines ausgeprägten Malassimilationssyndroms sind massiver Gewichtsverlust und voluminöse, übelriechende Fettstühle. Bei diskreteren Befunden bemerkt der Patient jedoch oft nur eine Veränderung der Stuhlkonsistenz, eine Zunahme des Stuhlvolumens und der Stuhlfrequenz, was als Stuhlunregelmäßigkeit empfunden wird. Außerdem können eine Hyperphagie, Schmerzen, Müdigkeit und Desinteresse bestehen. Wichtige Hinweise auf die Ätiologie einer Malassimilation lassen sich durch die Vorgeschichte gewinnen: Bauchoperationen, Dünndarmresektionen, Fieberzustände, Auslandsaufenthalte, umschriebene Schmerzen im Abdomen, Tuberkulose, polyarthritische Beschwerden, Lymphome,

Analfisteln, Milchintoleranz, vorausgegangene pankreatische Schübe, Zustand nach Magenresektion, Diabetes mellitus und Medikamente (Kolchizin, Neomycin, PAS, Laxanzien, Acarbose).

II Befunde

Das Leitsymptom Gewichtsverlust beim Malassimilationssyndrom ist nicht allein durch eine Fehlresorption bedingt, sondern auch durch eine verminderte Nahrungsaufnahme zur Vermeidung von Symptomen sowie durch einen gesteigerten enteralen Verlust (z. B. Albumin). Bei einer seit längerem bestehenden Malabsorption können Mangelsymptome auftreten, die zum Teil klinisch, zum Teil nur labormäßig erfaßbar sind (Tabelle 2). Eine Hyperkeratose entsteht als Folge eines Mangels an fettlöslichem Vitamin A, Ekchymosen und Hämaturie sind durch einen Vitamin-K-Mangel bedingt, Parästhesien, Tetanie und Knochenschmerzen durch eine verminderte Resorption von Vitamin D und Kalzium.

Eine Malabsorption wasserlöslicher B-Vitamine kann eine Glossitis, Cheilosis, Dermatitis und periphere Neuropathie bewirken. Eine Anämie ist vorwiegend durch eine Malabsorption von Eisen und Folsäure, seltener von Vitamin B_{12} induziert und bedingt Blässe, Müdigkeit und Dyspnoe. Außerdem findet man bei einem ausgeprägten Malabsorptionssyndrom nicht selten ausgeprägte Trommelschlegelfinger. Ödeme und Aszites sind Folge einer Malabsorption und eines gesteigerten enteralen Verlustes von Eiweiß (exsudative Enteropathie). Außer den Hauptsymptomen des Gewichtsverlustes und der Durchfälle ist das Malassimilationssyndrom häufig durch das zusätzliche Bestehen folgender Symptome gekennzeichnet: Anorexie, Flatulenz, Meteorismus, Muskelschwund, Borborygmen; Fettstühle fallen oft schon als makroskopisch glänzende, helle, schmierige, auf Wasser schwimmende Stühle auf. Oft setzen sich große Öltropfen von der Hauptmasse des Stuhls ab, die nach Erkalten zu Fett erstarren. Das Auftreten flüssigen Öls im Stuhl, als kalkartig erhärtet, kann als pathognomonisch für eine pankreatogene Steatorrhö (gestörte Lipolyse) angesehen werden.

E Differentialdiagnose und Differentialtherapie

I Pankreasinsuffizienz

Die Digestion von Fett, Protein und Kohlenhydraten benötigt digestive Pankreasenzyme. Erkrankungen des Pankreas können erheblich gesteigerte fäkale Fettausscheidungen bewirken (typisch: meist > 35 g/Tag).

Eine exokrine Pankreasinsuffizienz ist meist die Folge einer chronischen Pankreatitis, kann jedoch auch durch eine Pankreasresektion wegen chronischer Pankreatitis sowie durch ein Pankreaskarzinom oder durch eine zystische Fibrose (Mukoviszidose) bedingt sein. Die Diagnose der exokrinen Pankreasinsuffizienz

Tabelle 2. Korrelation klinischer Befunde und Laborbefunde beim Malassimilationssyndrom

Symptome und klinische Befunde	Pathophysiologische Befunde	Laborbefunde
Gewichtsverlust, Steatorrhö	↓Aufnahme, ↓Assimilation von Fett, Kohlenhydraten, Protein	Stuhlfettausscheidung↑, Serumkarotin↓
Ödeme, Aszites	↑Albuminverlust, ↓Proteinaufnahme, Proteinassimilation↓	Serumalbumin↓, Gesamteiweiß↓
Osteomalazie, Rachitis, Tetanie, Parästhesien	↓Resorption von Vitamin D, Kalzium, Magnesium	Serumkalzium↓, Serumphosphat↓, alkalische Phosphatase↑, Mineralisation des Knochens↓ (Röntgen, Beckenkammpunktat), Serummagnesium↓
Ekchymosen, Petechien, Hämaturie	↓Resorption von Vitamin K	Prothrombinzeit↑
Anämie	↓Resorption von Folsäure und Vitamin B_{12}	Makrozytose, Serum-Vitamin-B_{12}↓, Serumfolsäure↓, Schilling-Test pathologisch
	↓Resorption von Eisen	Mikrozytose, Serumeisen↓, Eisen im Knochenmark↓
Gebähtes Abdomen, Borborygmen, Flatulenz und wäßrige Durchfälle	↓Spaltung von Disacchariden und ↓Resorption von Monosacchariden und Aminosäuren	D-Xylose-Resorption↓, Pathologischer Laktosetoleranztest, ↓Disaccharidasen in der Dünndarmbiopsie, „Malabsorption-Pattern" in der Dünndarmpassage
Polyneuritis, Depression	Vitamin-B_1-Mangel (Thiamin)	-
Konjunktivitis, Glossitis, Cheilosis, schuppendes Exanthem	Vitamin-B_2-Mangel (Riboflavin)	-
Pellagraähnliche Hautveränderungen	Nikotinsäuremangel	-
Nierenkolik (bei Ileumresektion)	↑Resorption von Oxalsäure	Hyperoxalurie, Oxalatsteine

(Nach *8*)

ergibt sich aus der Vorgeschichte, dem pathologischen Sekretin-Pankreozymin-Test oder eingeschränktem Fluorescein-Dilaurat-Test und Röntgenuntersuchungen (Verkalkungen in der Abdomenübersicht, hypotone Duodenographie, retrograde Pankreasdarstellung = ERCP) sowie dem Nachweis einer Steatorrhö. Der häufig begleitende Diabetes mellitus bei chronischer Pankreatitis erfordert im Gegensatz zum idiopathischen Erwachsenendiabetes oft nur geringe Insulindosen. Die Steatorrhö und die Symptomatik bei Bestehen einer exokrinen Pankreasinsuffizienz lassen sich durch Fermentsubstitution bessern. Pankreasfermente (Pankreatin) sollten in Granulatform mit den Mahlzeiten mehrmals am Tag, unter Umständen in Kombination mit Antazida oder einem H_2-Rezeptorenblocker, verabreicht werden, um durch Neutralisation der Magensäure ein optimales pH der verabreichten Lipase zu gewährleisten. Fermentpräparaten ohne Gallensäuren ist der Vorzug zu geben, da bei massiver Fermentsubstitution ein durch Gallensäuren induzierter laxativer Effekt die Diarrhöen verschlimmern kann.

Die zystische Fibrose ist die häufigste Ursache einer exokrinen Pankreasinsuffizienz im Kindesalter (18). Das Vorkommen beträgt ca. 1 auf 1.000 Lebendgeborene. Der diagnostisch wichtigste Test ist der Schweißtest mit Erhöhung von Natrium- und Chloridkonzentrationen.

Von allen möglichen Ursachen der chronischen Pankreatitis ist Alkohol am häufigsten als kausaler Faktor anzusehen. Eine sekundäre Pankreasinsuffizienz ist prinzipiell durch Inaktivierung von Pankreasenzymen bedingt. Hier kommt in erster Linie die Inaktivierung der Lipase durch Säure beim Zollinger-Ellison-Syndrom und bei Zuständen ausgedehnter Dünndarmresektion in Frage. Eine Steatorrhö bedingt durch sekundäre Pankreasinsuffizienz kann somit durch Säurehypersekretion, z. B. Zollinger-Ellison-Syndrom, oder auch durch eine Magenresektion bedingt sein (25).

Bei Vorliegen eines Zollinger-Ellison-Syndroms kann versucht werden, den Tumor zu resezieren. Da jedoch isolierte Tumoren selten sind, ist der Erfolg auf das Zielorgan Magen oft ungewiß. Die totale Gastrektomie, früher geübte Therapie der Wahl, ist heute durch die Möglichkeit effektiver Säuresekretionshemmung durch H_2-Rezeptorenblocker meist nicht mehr erforderlich.

II Mangel an intraluminalen Gallensäuren

Eine Störung der Fettverdauung durch Verminderung der Konzentration intraluminaler Gallensäuren wird bei extrahepatischem Gallengangverschluß (15 - 20 g Fettausscheidung/Tag), intrahepatischer Cholestase, primär biliäre Zirrhose, Laennec-Zirrhose, Ileumresektion und bakterieller Überwucherung des Jejunums induziert. Auch bei cholezystokolischen Fisteln kommt es durch einen Shunt von Gallensäuren zu einem intraluminalen Gallensäurenmangel und zur Steatorrhö.

Bei Patienten mit Ileumresektion, intestinaler Ileum-Bypass-Operation oder schwerer entzündlicher Erkrankung des Ileums entwickelt sich eine Reduktion der Größe des Gallensäurenpools. Nicht resorbierte Gallensäuren hemmen im Kolon die Resorption von Elektrolyten und Wasser, wodurch chologene Diarrhöen (wäßrige Entleerungen, drei- bis sechsmal pro Tag) entstehen. Wurden weniger als 100 cm Ileum reseziert, ist die Steatorrhö nur wenig ausgeprägt, die Stühle sind überwiegend wäßrig; bei Resektionen von über 100 cm, bei denen ein massiver enteraler Verlust an Gallensäuren (Abb. 2) besteht, verkleinert sich der Gallensäurenpool, so daß die mizellare Löslichkeit der Fettspaltprodukte nicht mehr gewährleistet ist.

Es entsteht dann eine dekompensierte Fettsäurendiarrhö. Die
Stühle enthalten hohe Konzentrationen an Fettsäuren. Während
die kompensierte chologene Diarrhö gut mit Cholestyramin therapiert werden kann, muß bei der dekompensierten Fettsäurendiarrhö der Triglyzeridanteil in der Nahrung durch mittelkettige Triglyzeride (Ceres-Produkte) ersetzt werden. Cholestyramin führt meist zu einer Verschlechterung der dekompensierten Fettsäurendiarrhö.

Dünndarmresektion oder Bypass führt entsprechend dem Ausmaß
und der Lokalisation der Resektion zu einer Reduktion der Resorptionskapazität. Eine Resektion des Jejunums bedingt meistens nur eine leichte Steatorrhö bei normaler D-Xylose- und
Vitamin-B_{12}-Resorption, da das Ileum adaptativ die Funktion
des Jejunums übernehmen kann. Eine Ileumresektion führt jedoch
zu einer ausgeprägten Fettmalabsorption, Diarrhöen (chologene
Diarrhöen), Vitamin-B_{12}- und Gallensäurenmalabsorption, da das
Jejunum die Funktion des Ileums nicht adaptativ erwerben kann.
Als Komplikation einer Ileumresektion kann sich eine Oxalatsteinnephrolithiasis einstellen, die durch eine Hyperoxalurie
und durch eine Hyperabsorption von Oxalsäure bedingt ist ("enterale" Hyperoxalurie) (7). Reduktion der Fettzufuhr und oxalatarme Kost (Vermeidung von Schokolade, Kakao, Rhabarber,
Coca-Cola, Tee, Sellerie, Spinat) vermindern die enterale Hyperoxalurie.

Cholestyramin (Quantalan, viermal 4 g/Tag) reduziert das Stuhlvolumen der chologenen Diarrhö, führt jedoch meist zu einer
Zunahme der Steatorrhö. Außerdem vermag Cholestyramin die Hyperoxalurie im Rahmen einer Ileumresektion drastisch zu vermindern und sollte deshalb als Therapeutikum und Prophylaktikum bei einer Oxalatsteinnephrolithiasis im Rahmen einer Ileumresektion verabreicht werden (7).

Aluminiumhydroxydhaltige Antazida (Aludrox, Maaloxan) vermögen
ebenfalls durch ihre effektive Gallensäurenbindungskapazität
die chologene Diarrhö wie auch die Vagotomiediarrhö günstig zu
beeinflussen.

Bei ausgeprägter Steatorrhö und Hyperoxalurie vermag die orale Gabe von Kalzium durch Bildung unlöslichen Kalziumoxalats
im Darmlumen die gesteigerte intestinale Oxalsäureresorption
und damit die enterale Hyperoxalurie drastisch zu senken. Bei
ausgedehnten Darmresektionen (Ileum und Jejunum) bleibt oft als
letzter Ausweg eine über Wochen oder Monate durchzuführende
parenterale Ernährung.

II Bakterielle Überbesiedlung des Dünndarms

Bei einer bakteriellen Überbesiedlung des Dünndarms besteht
meist eine leichte Steatorrhö, ein pathologischer ^{14}C-Glykocholat-Atemtest, während die Dünndarmbiopsie lichtmikroskopisch
einen normalen Befund aufweist (8).

Eine intestinale Stase mit bakterieller Überwucherung und konsekutiv gesteigerter Dekonjugation von Gallensäuren kommt nicht nur bei Divertikelbildung, Strikturen, blinden Schlingen und Fistelbildungen vor, sondern auch bei Hypomotilität des Dünndarms im Rahmen der Sklerodermie und der diabetischen Neurogastroenteropathie.

Bakterien vermögen primäre Gallensäuren zu dekonjugieren und zu metabolisieren (13), so daß sie nicht mehr für die mizellare Phase der Fettverdauung zur Verfügung stehen. Zudem vermögen Bakterien bei Überwucherung des Dünndarms den Intrinsic-Faktor-Vitamin-B_{12}-Komplex zu binden und bewirken dadurch eine Verminderung der Vitamin-B_{12}-Resorption (8, 13). Bakterien vermögen ebenfalls D-Xylose und Glukose zu metabolisieren.

Neben einer meist milden Steatorrhö besteht deshalb bei bakterieller Überwucherung des Dünndarms eine meist deutlich reduzierte Vitamin-B_{12}-Resorption (> 2 %/24 h) und ein grenzwertiger oder pathologischer D-Xylose-Test. Alle der genannten Tests normalisieren sich nach effektiver Behandlung der bakteriellen Überbesiedlung mit einem wirksamen Antibiotikum (Tetrazykline, Ampicillin, Metronidazol). Das gute Ansprechen auf Antibiotika kann auch bei Steatorrhö und Diarrhö als retrospektiver diagnostischer Hinweis für das Vorliegen einer bakteriellen Überbesiedlung angesehen werden.

Sind wiederholte Behandlungszyklen mit Antibiotika erforderlich, muß an die chirurgische Korrektur der zugrundeliegenden Ursache gedacht werden (Divertikel, Fistelbildungen). Die Behandlung einer bakteriellen Überwucherung des Dünndarms sollte mit resorbierbaren, systemisch wirksamen Antibiotika erfolgen, nicht mit kaum oder nicht resorbierbaren Präparaten wie Neomycin, die oft nicht an den Ort des Bakterienwachstums gelangen (Divertikel, Strikturen, Afferent-loop-Syndrom). Von besonderer Wichtigkeit bei der biliären Phase der Resorption ist die Tatsache, daß der Hauptdefekt in der Solubilisierung der Fette und fettlöslichen Vitamine besteht. Die Enzymsekretion des Pankreas ist normal wie auch die Resorptionsfunktion des Dünndarms mit Ausnahme der bakteriellen Überbesiedlung. Hierbei verhindern Bakterien die Vitamin-B_{12}-Resorption und die Zuckerassimilation, zudem können durch die bakterielle Bildung sekundärer Gallensäuren (Desoxycholsäure, Lithocholsäure) oder auch durch direkte Bakterieninvasion meist nur elektronenoptisch faßbare morphologische Veränderungen der Dünndarmmukosa entstehen.

Im Gegensatz zur Sprue bei Diabetikern findet man bei der diabetischen Enteropathie in etwa 50 % eine isolierte Fettresorptionsstörung bei normaler Histologie der Dünndarmschleimhaut. Intermittierende Antibiotikabehandlung mit Breitbandantibiotika vermag die Steatorrhö bei Sklerodermie und diabetischer Enteropathie zu beseitigen. Die Diarrhöen im Rahmen der diabetischen Enteropathie lassen sich jedoch nur wenig durch Breitbandantibiotika beeinflussen.

Therapieversuche bei diabetischer Enteropathie können mit Loperamid, Metoclopramid (Paspertin) oder auch Anticholinergika (Vagantin) unternommen werden.

Zahlreiche Patienten mit Magenresektion haben eine bakterielle Überwucherung im Dünndarm oder der zuführenden Schlinge (Afferent loop), die auf eine intermittierende Behandlung mit Breitbandantibiotika (Tetrazykline, Ampicillin) oft gut ansprechen. Bei Persistenz der Beschwerdesymptomatik und der Malassimilation im Rahmen dieser Erkrankung muß eine Umwandlung der Billroth-II-Anastomose zu einer Billroth-I-Anastomose in Erwägung gezogen werden.

III Dünndarmerkrankungen - Störungen membranständiger Digestion und Resorption

1. Isolierte Enzymdefekte

Erkrankungen des Dünndarms mit einem primären Malabsorptionssyndrom sind durch den Ausfall einzelner funktioneller Elemente der Dünndarmmukosa bedingt: Verlust von Enzymen, wie Laktase oder Saccharase, Verlust von Transportcarriern, z. B. für Glukose und Galaktose, oder auch neutrale Aminosäuren. Diese meist angeborenen Bürstensaummembranerkrankungen machen sich klinisch schon beim Säugling oder im Kindesalter bemerkbar. Selektive Resorptionsdefekte sind in den Tabellen 1 und 3 aufgeführt. Im folgenden kann nur auf einzelne selektive Resorptionsdefekte eingegangen werden. Zur ausführlichen Information sei auf neuere Übersichten hingewiesen (8, 19, 28).

2. Malassimilation von Disacchariden

Im Erwachsenenalter spielt die Laktoseintoleranz die bedeutendste Rolle, seltener ist das Vorkommen einer Saccharose-Isomaltose-Intoleranz oder gar einer Trehaloseintoleranz. Die Laktase besitzt bei allen Menschen die niedrigste Enzymaktivität im Vergleich zur Maltase, Saccharase und sogar der Trehalase. Zudem ist die Laktase das vulnerabelste Enzym, das bei unspezifischen Entzündungen des Dünndarms oft allein erheblich reduziert ist (9).

Es bestehen beim Laktasemangel erhebliche Rassenunterschiede. Während man bei amerikanischen Negern bei bis zu 70 % der untersuchten Personen einen Laktasemangel feststellte, fand man diesen Defekt bei der weißen Bevölkerung in den USA nur bei ca. 10 %. Häufig kommt der Laktasemangel in Indien, Thailand, bei Griechen, amerikanischen Indianern und in Uganda vor. In unseren Breiten liegt das Vorkommen bei unter 10 % der Bevölkerung.

Die rassischen Unterschiede lassen nicht an Unterschiede in der Ernährung als Ursache denken, sondern sprechen für eine genetische Grundlage.

Neben dem Laktasemangel, der zur Laktoseintoleranz führt, sind von klinischer Bedeutung eine Saccharose-Isomaltose-Intoleranz und eine sehr seltene Trehaloseintoleranz. Zudem wird in Zukunft die Disaccharidintoleranz nach Einführen von spezifischen Alphaglukosidasehemmern in die Therapie eine noch größere klinische Bedeutung erlangen (8, 9).

Tabelle 3. Selektive Resorptionsdefekte

Transportdefekt für Substrate in Niere oder Darm oder beiden Organen	Erkrankung	Klinische Charakteristika
Aminosäuren		
Zystin, Lysin, Ornithin, Arginin	Zystinurie	Nierensteinbildung, keine gastrointestinalen Symptome
Lysin, Ornithin, Arginin	Hyperdibasische Aminoazidurie	Familiäre Proteinintoleranz, Diarrhö und Erbrechen, Lysinmalabsorption, mangelndes Gedeihen
Prolin, Hydroxyprolin, Glyzin	Iminoglyzinurie	Keine Symptome
Neutrale Aminosäuren (außer Prolin, Hydroxyprolin und Glyzin)	Hartnup-Erkrankung	Pellagraähnliche Hautveränderungen, zerebellare Ataxie
Tryptophan	„Blue-diaper-Syndrom"	Hyperkalziämie, Blauverfärbung der Windeln
Methionin	Methioninmalabsorption	Geistige Retardierung, sporadische Diarrhö, süßlicher Uringeruch
Monosaccharide		
Glukose und Galaktose	Glukose-Galaktose-Malabsorption	Diarrhö, Dehydratation mit Azidose
Elektrolyte		
Chlorid	Kongenitale Chloridorrhö	Diarrhö, Alkalose, Hypokaliämie
Mineralien		
Magnesium	Familiäre Hypomagnesiämie	Tetanie in der Neonatalperiode
Kalzium	Vitamin-D-abhängige Rachitis	Aminoazidurie, Rachitis Hypokalziämie
	Familiäre hypophosphatämische Rachitis	Rachitis, Wachstumsretardierung
	Pseudohypoparathyreoidismus	Geistige Retardierung, Kleinwuchs, Tetanie
Kupfer	‚Menkes kinky hair'	Geistige Retardierung
Zink	Acrodermatitis enterohepatica	Hautveränderungen, Durchfälle
Vitamine		
Vitamin B_{12}	Vitamin-B_{12}-Malabsorption	Megaloblastäre Anämie mit Blässe, Schwäche, Erbrechen, Durchfall, Anorexie, mangelndes Gedeihen
Folsäure	Folsäuremalabsorption	Megaloblastäre Anämie, geistige Retardierung, zerebrale Krampfneigung

(Nach *8*)

IV Dünndarmerkrankungen - Störung der zellulären und Abstromphase, der Digestion und Resorption

Veränderungen der Oberfläche der Bürstensaummembran oder der Epithelzelle führen meist zu einer mäßigen Steatorrhö, die oft nicht so ausgeprägt ist wie bei Erkrankungen des Pankreas. Die D-Xylose-Resorption ist meist deutlich reduziert wie auch die Vitamin-B_{12}-Resorption, wenn auch das Ileum betroffen ist. Zahlreiche Erkrankungen können zumindest eine Abflachung des Zottenreliefs bewirken: Sprue, tropische Sprue, granulomatöse und nicht-granulomatöse Jejunitis, primäres intestinales Lymphom, Hypogammaglobulinämie mit Lambliasis und Hauterkrankungen wie Dermatitis herpetiformis.

Gewöhnlich lassen sie sich durch das klinische Bild und die histologischen Veränderungen unterscheiden.

Andere Ursachen der Malabsorption, bedingt durch Dünndarmerkrankungen, können ebenfalls durch die Dünndarmbiopsie erfaßt werden: Morbus Whipple, Abetalipoproteinämie, Amyloidose, Mastozytose.

Die klassische Erkrankung mit generalisierter Malabsorption ist die einheimische Sprue (nicht-tropische Sprue, glutensensitive Enteropathie, Zöliakie des Erwachsenen), bei der eine totale Abflachung des Zottenreliefs besteht. Die häufigsten Ursachen der Dünndarmmalabsorption sind jedoch iatrogen: ausgedehnte Dünndarmresektionen bei entzündlichen oder ischämischen Dünndarmerkrankungen, Strahlenbehandlung wegen gynäkologischer oder intraabdomineller Malignome. Bei Maldigestion und Malabsorption nach ausgedehnten Dünndarmresektionen oder Strahlenenteritis besteht eine Steatorrhö von 30 - 50 g/Tag entsprechend dem Ausmaß des Verlustes der resorbierenden Oberfläche. Auch die arteriosklerotisch bedingte ischämische Erkrankung des Dünndarms geht mit einer Malabsorption einher.

1. Sprue

Die einheimische Sprue ist die häufigste Dünndarmerkrankung, die mit einer Malabsorption aller Nahrungsbestandteile einhergeht, bedingt durch eine Abflachung des Zottenreliefs der Dünndarmmukosa. Die Ursache der Erkrankung ist bisher noch unbekannt. Das Jejunum ist meist stärker als das Ileum befallen, so daß meist eine leichte Steatorrhö (25 - 30 g/Tag) besteht. Der D-Xylose-Test ist pathologisch, der Schilling-Test oft noch normal. Die Elimination von Gluten führt in den meisten Fällen zur Reversibilität der Schleimhauttransformation. Eine kleine Anzahl von Patienten spricht nicht oder schlecht auf eine glutenfreie Kost an, aber auf eine Therapie mit Prednison oder ACTH.

Wichtige Dünndarmerkrankungen, die ähnliche morphologische Schleimhautveränderungen wie die Sprue zeigen, sich aber meist doch eindeutig histologisch abgrenzen lassen, sind die Kollagensprue, das primäre intestinale Lymphom und die hypogammaglobulinämische Sprue.

2. Tropische Sprue

Bei der tropischen Sprue besteht meist eine leichte bis mittelgradige Steatorrhö (15 - 25 g/Tag) (29). Die Erkrankung kommt auf der Welt wohl häufiger vor als die einheimische Sprue. Im Rahmen des zunehmenden Reiseverkehrs wird die Erkrankung auch heute häufiger bei Patienten gesehen, die zunächst asymptomatisch aus Vietnam oder Puerto Rico zurückkamen. In Puerto Rico kommt die tropische Sprue sogar endemisch vor.

3. Kollagensprue

Die Kollagensprue (34) ist entweder eine eigenständige Erkrankung oder nur eine besondere Manifestation der einheimischen Sprue, die histologisch durch eine dichte Kollagenschicht direkt unter der Epithelzellschicht imponiert. Die Erkrankung spricht nicht auf eine glutenfreie Kost an.

4. Morbus Whipple

Der Morbus Whipple ist eine systemische Erkrankung, die durch ultrastrukturell erfaßbare bazillenartige Mikroorganismen hervorgerufen wird. Lichtoptisch findet man beim Morbus Whipple typische Makrophagen unterhalb des Epithels der Dünndarmmukosa. Es besteht meist eine deutliche Steatorrhö, während die D-Xylose-Resorption oft noch normal oder nur gering eingeschränkt ist. Klinisch imponiert der Morbus Whipple mit uncharakteristischen intestinalen Symptomen, Gelenkschmerzen mit Synovitis, Trommelschlegelfingern oder auch Verwirrtheitszuständen bei Befall des zentralen Nervensystems. Die Erkrankung spricht gut auf Antibiotika (Penicillin, Tetrazykline, Chloramphenicol, Ampicillin und Co-Trimetoprim) an. Entscheidend für die Indikation zur Fortführung der Therapie ist der Bakteriennachweis in der Dünndarmschleimhaut. Lassen sich noch Bakterien nachweisen, muß weiter therapiert werden, möglichst mit einem anderen Antibiotikum. Eine Persistenz der Makrophagen in der Dünndarmmukosa kann lange nach Verschwinden der Bakterien nachgewiesen werden.

5. Intestinale Lymphangiektasie

Die intestinale Lymphangiektasie (8, 32) ist eine Erkrankung der Struktur des Lymphsystems mit Dilatation der Lymphabflußkanäle unter der Epithelzellschicht, was funktionell zur Obstruktion führt, so daß Chylomikronen nicht mehr effektiv abtransportiert werden können. Dünndarmbiopsien zeigen mit Fett beladene Makrophagen. Bei der intestinalen Lymphangiektasie besteht praktisch nur eine Störung des Stadiums der Abstromphase über das Lymphgefäßsystem. Die einzigen anderen Erkrankungen des Dünndarms, die ebenfalls noch mit einer Störung der Abstromphase einhergehen können, sind die Tuberkulose und der Morbus Crohn. Verkalkungen mesenterialer Lymphknoten weisen auf eine Tuberkulose hin. Die Therapie der intestinalen Lymphangiektasie besteht in der Reduktion der Zufuhr des Nahrungsfetts und der Gabe von mittelkettigen Triglyzeriden zur Entlastung des dilatierten Lymphgefäßsystems.

6. Abetalipoproteinämie

Bei der seltenen Abetalipoproteinämie (23) besteht eine leichte Steatorrhö, da bei diesen Patienten die Chylomikronenbildung nach Ablauf der Fettaufnahme in die Epithelzellen nicht möglich ist. Die Epithelzellen sind deshalb selbst im Nüchternzustand mit Triglyzeriden überladen. Da die Chylomikronenbildung nur für den Abtransport des Nahrungsfetts von Bedeutung ist, sind bei der Abetalipoproteinämie D-Xylose- und Vitamin-B_{12}-Resorption normal.

7. Hypogammaglobulinämie

Die Hypogammaglobulinämie kann ebenfalls mit Diarrhö und Malabsorption einhergehen. Patienten, bei denen eine Verminderung der drei Hauptimmunglobuline (IgA, IgG, IgM) besteht, weisen zu 10 - 15 % Diarrhöen auf, jedoch relativ wenige Patienten (< 10 %) zeigen eine Malabsorption mit Steatorrhö (2). Eine bakterielle Überbesiedlung des Dünndarms scheint nicht ursächlich für die Diarrhö und Steatorrhö verantwortlich zu sein; es wurde jedoch gezeigt, daß eine Lambliasis häufig bei Patienten mit Hypogammaglobulinämie für eine Steatorrhö verantwortlich sein kann (1). Auch eine Abflachung der Zotten läßt sich bei diesen Patienten oft nachweisen. Antibiotische Therapie der Lambliasis führt oft zu einer Normalisierung der Zottenstruktur und auch zu einer Beseitigung der Malabsorption.

8. Hauterkrankungen

Hauterkrankungen, wie die Dermatitis herpetiformis, sind nicht selten mit histologischen Veränderungen der Dünndarmschleimhaut, ähnlich wie bei der Sprue und Malabsorption, verbunden (5). Jedoch nicht alle Patienten zeigen eine Malabsorption; das Ausmaß der histologischen Veränderungen scheint nicht voll mit dem Ausmaß der Malabsorption zu korrelieren. Eine glutenfreie Kost vermag die klinischen Symptome der Malabsorption und die strukturellen Veränderungen zu bessern, beeinflußt jedoch nicht die Hautveränderungen (33).

9. Morbus Crohn

Der Morbus Crohn, der am häufigsten das terminale Ileum befällt, kann in seltenen Fällen zusätzlich auch das gesamte Jejunum involvieren, so daß dann eine generalisierte Malabsorption auftreten kann.

Es können in diesen Fällen morphologische Veränderungen des Zottenreliefs beobachtet werden, die denen bei der Sprue ähneln. Granulomatöse Veränderungen lassen sich in der Lamina propria und der Muscularis mucosae mit der Dünndarmbiopsie erfassen. Die Mehrzahl der Patienten mit Morbus Crohn, der auf das terminale Ileum beschränkt ist, zeigen jedoch keine Malabsorption. Massiver Befall des Ileums und Jejunums, Fistelbildungen zwischen Dünndarmschlingen oder zwischen Dünndarm und Kolon, Strikturen oder Resektionen können jedoch eine ausgeprägte Malabsorption bedingen.

10. Strahlenschädigung des Dünndarms

Mit Einführung der Megavolt-Strahlentherapie ist es möglich, eine Strahlentherapie im Abdominal- oder Beckenbereich durchzuführen ohne oder mit nur geringen Hautveränderungen. Ca. 8 % der Patienten, die eine Strahlendosis von 5.000 rad fünf Wochen lang erhalten, entwickeln eine Strahlenkolitis. Werden mehr als 5.000 rad appliziert, steigt die Rate der Strahlenschädigung des Darms deutlich an (12).

Da der Dünndarm im Vergleich zum Rektum oder dem rektosigmoidalen Übergang gewöhnlich mobil ist, variiert die Dosis sehr, die einzelne Dünndarmschlingen treffen. Fixation des Dünndarms durch Adhäsionen steigert die Häufigkeit und das Ausmaß der Strahlenschädigung des Dünndarms. Während der akuten Phase der Bestrahlung kommt es zu einer Hemmung der Zellproliferation in den Krypten der Mukosa, so daß abgeflachte Zotten ähnlich wie bei der Sprue entstehen können. Die Mukosa wird entblößt, da die Repopulationsrate der Epithelzellen reduziert ist und die existierenden Epithelzellen geschädigt sind. Diese Kombination der Schädigung führt zu einer sich schnell entwickelnden entzündlichen ulzerösen Veränderung der Mukosa. Diese morphologisch erfaßbaren Schädigungen der Schleimhaut gehen oft mit den klinischen Symptomen Nausea, krampfartige Oberbauchschmerzen und Diarrhöen einher, sistieren jedoch bald nach Beendigung der Strahlenbehandlung. Chronische Veränderungen durch eine Endarteritis und Phlebitis in der Submukosa führen zu fortschreitender Ischämie, Nekrosen, Ulzerationen und Strikturen. Die chronischen Veränderungen am Dünn- und Dickdarm nach Strahlentherapie treten frühestens nach zwei Monaten, aber noch bis zu 15 Jahren nach der Strahlentherapie auf. Sind Dünndarm und Ileum betroffen, kann eine Malabsorption mit einer im Vordergrund stehenden Steatorrhö auftreten (8).

11. Ischämische Dünndarmerkrankung

Mit Zunahme der Alterspyramide der Bevölkerung wird auch das Vorkommen einer ischämischen Dünndarmerkrankung mit Malabsorption häufiger. Die Ischämie des Dünndarms ist bedingt durch eine arteriosklerotische Einengung mindestens zweier Splanchnikusarterien, der Arteria coeliaca und der Arteria mesenterica superior.

Bevor sich eine Malabsorption entwickelt, klagen die Patienten Wochen oder Monate vorher über Schmerzen im mittleren Abdomen, meist periumbilikal, 15 - 30 min nach dem Essen. Diese Schmerzen dauern oft bis zu Stunden an und reflektieren eine Ischämie. Die inadäquate Blutversorgung zur Zeit maximaler Digestion, die zur Ischämie führt, wird deshalb auch als "Angina abdominalis" bezeichnet.

Eine Malabsorption ist selten und ist wohl dadurch bedingt, daß der Darm allmählich seine resorptive Funktion verliert, wobei jedoch noch eine Kompensation eintritt, die zunächst die Infarzierung noch verhindert (27).

12. Amyloidose

Bei mehr als 75 % der Patienten mit systemischer Amyloidose kann eine ausgeprägte Malabsorption bestehen. Ein enteraler Eiweißverlust ist bei dieser Erkrankung nicht selten. Die Erkrankung zeichnet sich durch einen Befall des Gefäßsystems der Submukosa aus, der zu den Symptomen abdominelle Schmerzen, Strikturen und Stenosen sowie Ischämie führt. In diesem bei Amyloidose oft motilitätsgestörten Dünndarm kann es zu einer bakteriellen Überbesiedlung kommen, die ihrerseits wiederum eine Malabsorption begünstigt. Die Diagnose der Amyloidose kann sowohl durch Rektumbiopsie als auch durch Dünndarmbiopsie gestellt werden.

13. Parasitosen

Parasitosen können ebenfalls mit einer Abflachung des Zottenreliefs und Malabsorption einhergehen. Zu diesen Erkrankungen gehören: die Strongyloidiasis, Kokzidiose, Kapillariasis sowie die Lambliasis.

V Nicht klassifizierbare Ursachen der Malabsorption

Das Postgastrektomie- und Postvagotomiesyndrom geht häufig mit einer Malabsorption und einer im Vordergrund stehenden Steatorrhö einher. Die Ursache dieser Malabsorption ist im Einzelfall zu bestimmen und kann multifaktoriell sein. Nach einer Billroth-II-Resektion ist durch das Fehlen des Pylorus und die rasche Magenentleerung in das Jejunum hinein der zeitliche Ablauf von Magenentleerung, pankreatischer Digestionsphase und Gallensekretion mit konsekutiver Resorption asynchron (26).

Insbesondere nach einer Billroth-II-Resektion laufen Sekrete des Pankreas und der Galle im Jejunum der Nahrung hinterher. Eine häufig nachgewiesene Verkürzung der intestinalen Transitzeit erlaubt zudem eine nur ungenügende Einwirkung digestiver Enzyme und solubilisierender Mitwirkung der Gallensäuren sowie eine verkürzte Kontaktzeit mit dem resorbierenden Epithel. Häufig kann es bei Patienten mit einer Billroth-II-Resektion auch zu einer bakteriellen Überbesiedlung des Dünndarms, insbesondere beim Vorliegen eines sogenannten Afferent-loop-Syndroms, kommen mit allen Symptomen der bakteriellen Überbesiedlung (Steatorrhö, Diarrhö).

Literatur

1. AMENT, M. E., RUBIN, C. E.: Relation of giardiasis to abnormal intestinal structure and function in gastrointestinal immundeficiency syndromes. Gastroenterology 62, 216 (1972)

2. AMENT, M. E., OCHS, H. D., DAVIS, S. D.: Structure and function of the gastrointestinal tract in primary immundeficiency syndromes. A study of 39 patients. Medicine 52, 227 (1973)

3. AMMON, H. V., PHILIPS, S. F.: Inhibition of ileal water absorption by intraluminal fatty acids: influence of chain length, hydroxylation, and conjugation of fatty acids. J. clin. Invest. 53, 205 (1979)

4. BORGSTROM, B.: Fat digestion and absorption. In: Biomembranes (ed. D. H. SMYTH), p. 555, vol. 4B. London, New York: Plenum Press 1974

5. BROWN, J. R., PARKER, F., WEINSTEIN, W. M., et al.: The small intestinal mucosa in dermatitis herpetiformis. I. Severity and distribution of the small intestinal lesion and associated malabsorption. Gastroenterology 60, 355 (1971)

6. CASPARY, W. F.: Resorption von Kohlenhydraten und Proteinen unter normalen und krankhaften Bedingungen. Stuttgart: Thieme 1975

7. CASPARY, W. F.: Erworbene Hyperoxalurie und Nephrolithiasis bei gastroenterologischen Erkrankungen (sog. enterale Hyperoxalurie). Dtsch. med. Wschr. 100, 1509 (1975)

8. CASPARY, W. F.: Malassimilationssyndrom (Maldigestion - Malabsorption). In: Handbuch der Inneren Medizin, Band III/3A Dünndarm (ed. W. F. CASPARY), p. 585. Berlin, Heidelberg, New York, Tokyo: Springer 1983

9. CASPARY, W. F.: Kohlenhydratintoleranz. In: Handbuch der Inneren Medizin, Band III/3A Dünndarm (ed. W. F. CASPARY), p. 627. Berlin, Heidelberg, New York, Tokyo: Springer 1983

10. CASPARY, W. F.: Bedeutung des Colon als Energieverwerter. Dtsch. med. Wschr. 108, 713 (1983)

11. CASPARY, W. F., LEMBCKE, B., ELSENHANS, B.: Bacterial fermentation of carbohydrate within the gastrointestinal tract. In: Diarrhoea: New insights (ed. N. W. READ), p. 107. Clinical Research Reviews. Marlow/England: Jannsen Pharmaceutical 1981

12. DECOSSE, I. J.: The natural history and management of radiation-induced injury of the gastrointestinal tract. Ann. Surg. 170, 369 (1969)

13. DONALDSON, R. M.: Small bowel bacterial overgrowth. Advanc. intern. Med. 67, 1250 (1974)

14. GRAY, G. M.: Maldigestion and malabsorption: Clinical manifestations and specific diagnosis. In: Gastrointestinal disease (eds. M. H. SLEISENGER, J. S. FORDTRAN), p. 272. Philadelphia: Saunders 1978

15. GRAY, G. M., COOPER, H. C.: Protein digestion and absorption. Gastroenterology 61, 535 (1971)

16. GREENBERGER, N. J., SKILLMAN, T. G.: Medium-chain triglycerides. Physiologic considerations and clinical implications. New Engl. J. Med. 280, 1045 (1969)

17. GUDMAND-HOYER, E., DAHLQVIST, A., JARNUM, S.: Specific small intestinal lactase deficiency in adults. Scand. J. Gastroent. 4, 377 (1969)

18. HADORN, B.: Diseases of the pancreas in children. Clin. Gastroent. 1, 125 (1972)

19. HARRIES, J. T.: Familial inherited abnormalities. Clin. Gastroent. 11, Nr. 1, 1 (1982)

20. HOFMANN, A. F.: The enterohepatic circulation of bile acids in man. Advanc. intern. Med. 21, 501 (1976)

21. HOFMANN, A. F., POLEY, J. R.: Role of bile acid malabsorption in pathogenesis of diarrhea and steatorrhea in patients with ileal resection. I. Response to cholestyramine or replacement of dietary long chain triglyceride by medium chain triglyceride. Gastroenterology 62, 918 (1972)

22. HOFMANN, A. F., SMALL, D. M.: Detergent properties of bile salts: correlation with physiological function. Ann. Rev. Med. 18, 333 (1967)

23. ISSELBACHER, K. J., SCHEIG, R., PLOTKIN, G. R., et al.: Congenital ß-lipoprotein and transport of lipids. Medicine 43, 347 (1964)

24. KIM, T. S., SPRITZ, M.: Metabolism of hydroxy fatty acids in dogs with steatorrhea secondary to experimentally produced intestinal blind loops. J. Lipid Res. 9, 487 (1968)

25. LEVITT, M. D.: Malabsorption of starch: a normal phenomenon. Gastroenterology 85, 769 (1983)

26. MAC GREGOR, I. L., PARENT, J., MEYER, J. H.: Gastric emptying of liquid meals and pancreatic and biliary secretion after subtotal gastrectomy or truncal vagotomy and pyloroplasty in man. Gastroenterology 72, 195 (1977)

27. PRICE, W. G., ROHRER, G. V., JACOBSON, E. D.: Mesenteric vascular disease. Gastroenterology 57, 599 (1969)

28. ROY, C., SILVERMAN, A., COZZETTO, F. J.: Pediatric clinical gastroenterology, 2nd ed. St. Louis: Mosby 1975

29. SHEEHY, T. W., BAGGS, B., PEREZ-SANTIAGO, E., et al.: Prognosis of tropical sprue. A study of the effect of folic acid on the intestinal aspects of acute and chronic sprue. Ann. intern. Med. 57, 892 (1962)

30. SLEISENGER, M. H., KIM, Y. S.: Protein digestion and absorption. New Engl. J. Med. 300, 659 (1979)

31. STEPHEN, A. M., HADDAD, A. C., PHILLIPS, S. F.: Passage of carbohydrate into the colon. Direct measurements in humans. Gastroenterology 85, 589 (1983)

32. WALDMAN, T. A., STEINFELD, J. L., DUTCHER, T. F., et al.: The role of the gastrointestinal system in idiopathic hypoproteinemia. Gastroenterology 41, 197 (1961)

33. WEINSTEIN, W. M.: The small intestinal mucosa in dermatitis herpetiformis. II. Relationship of the small intestinal lesion to gluten. Gastroenterology 60, 362 (1971)

34. WEINSTEIN, W. M., SAUNDERS, D. R., TYTGAT, G. N., et al.: Collagenous sprue - an unrecognized type of malabsorption. New Engl. J. Med. 283, 1297 (1970)

Pathophysiologische Veränderungen bei Ileuszuständen und ihre Relevanz für die enterale Resorptionsleistung

Von P. Merkle

Allen Ileusformen gemeinsam ist die eingeschränkte oder aufgehobene Darmpassage. Aus klinischer und therapeutischer Sicht ist eine differenzierte Betrachtung der verschiedenen Ileusformen sinnvoll; diese orientiert sich zunächst an ätiologischen Gesichtspunkten (Tabelle 1). Während jeder mechanisch verursachte Ileus ein operatives Vorgehen erfordert, richtet sich die Therapie beim funktionellen Ileus nach der verursachenden Grunderkrankung.

Pathophysiologie des Ileus

Bei allen Ileusformen resultiert aus der Aufstauung von Sekreten des Magen-Darm-Trakts eine intraluminale Flüssigkeitssequestration, deren Ausmaß je nach Ursache bzw. Lokalisation des Passagehindernisses differiert. Die sich allein aufgrund der eingeschränkten Resorptionsfläche ergebende Homöostasestörung wird verstärkt durch zusätzliche funktionelle Veränderungen des betroffenen Darmabschnitts, die schließlich gemeinsam zur sogenannten "Ileuskrankheit" führen. Der geschilderte Ablauf ist bei mechanischen Ileuszuständen ohne Gefäßbeteiligung und beim funktionellen Ileus prinzipiell identisch. Bei der alleinigen Okklusion sind die pathophysiologischen Veränderungen jedoch ausgeprägter und einheitlicher, so daß sich die weiteren Ausführungen auf den mechanischen Ileus beschränken. Der erste und entscheidende Schritt bei der Pathogenese der Ileuskrankheit ist die Darmdistension, verursacht durch Aufstauung von Magensaft, Galle, Verdauungssekreten bzw. verschluckter Luft und eventuell zugeführter Nahrung (Tabelle 2). Durch Kompression von Venolen der Darmwand infolge der Distension kommt es zu einer Erhöhung des transkapillären Filtrationsgradienten mit Verlusten von Elektrolyten und eiweißreicher Flüssigkeit ins interstitielle Gewebe sowie das Darmlumen. Verstärkt durch eine eingeschränkte Resorptionsleistung resultiert eine kapilläre Stase mit örtlicher Durchblutungsstörung. Tierexperimentell konnte von KUSCHE und Mitarbeitern (6) gezeigt werden, daß bei der akuten Distension des Kaninchenileums die Sauerstoffspannung an der Serosaseite des Darms mit zunehmendem Innendruck abnimmt.

Die Hypoxie der Darmwand hat fatale Folgen, von denen insbesondere die Einschränkung aktiver Resorptionsvorgänge sowie die erhöhte Kapillarpermeabilität mit zusätzlichen Flüssigkeitsverlusten entscheidend sind. Besonders ungünstig wirkt sich zusätzlich die Abnahme der Splanchnikusdurchblutung als Folge der entstehenden Hypovolämie aus (8). Die bei der Hypoxie der Darmwand entstehenden kreislaufaktiven biogenen Amine wie Histamin und Serotonin müssen zusätzlich berücksichtigt

Tabelle 1. Einteilung der verschiedenen Ileusformen aus klinischer Sicht

---

I. Mechanischer Ileus ———————— ohne Gefäßbeteiligung
   (Obstruktion)
                     ———— mit Gefäßbeteiligung
                                (Strangulation, Volvulus)

II. Funktioneller Ileus
    z. B. reflektorischer Ileus
    paralytischer Ileus
    "postoperativer" Ileus

Tabelle 2. Pathophysiologie des Ileus: Entstehung der Mikrozirkulationsstörung (Nach **8**)

Distension
↓
Kompression von Venolen
↓
Transkapillärer Filtrationsgradient ↑
↓
Verlust von Plasma, Wasser und Elektrolyten
↓
Hämokonzentration, Stase
↓
Hypoxie

---

werden (**6**). Unbehandelt entsteht ein Circulus vitiosus, an dessen Ende schließlich das Vollbild der Ileuskrankheit bzw. der hypovolämische Schock stehen (Abb. 1).

Resorption beim Ileus - experimentelle Untersuchungen

Zahlreiche, vorwiegend tierexperimentelle Untersuchungen bestätigen, daß die enterale Resorptionsleistung beim mechanischen Ileus deutlich eingeschränkt ist. Eigene Untersuchungen mit Hilfe der Perfusionstechnik an SPF-Wistar-Ratten ergaben, daß schon 12 h nach hohem Dünndarmverschluß (25 cm hinter dem Treitzschen Band) die Resorption von Glukose, Wasser und Natrium gegenüber Kontrolltieren auf ca. 50 % eingeschränkt ist (Abb. 2). Die Resorptionsstörung persistiert mit zunehmender Dauer des Ileus in etwa gleicher Höhe.

Beim tiefen Dünndarmileus (20 cm proximal der Ileozökalklappe) ist die Glukoseresorption nach 24 bzw. 48 h bereits stark eingeschränkt; die Wasser- und Natriumresorption ist nach 24 h gegenüber Kontrolltieren zunächst gesteigert, nach 48 h dauerndem Ileus jedoch ebenfalls signifikant verschlechtert.

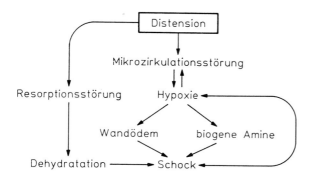

Abb. 1. Pathophysiologie des Ileus: Entstehung des hypovolämischen Schocks (Nach 8)

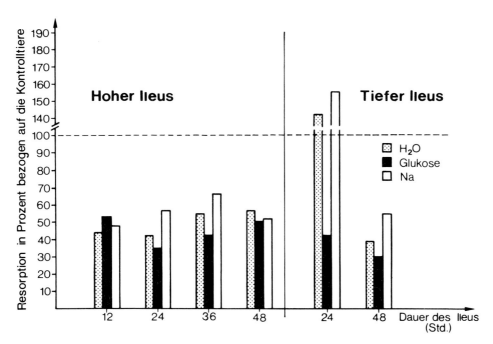

Abb. 2. Resorption von Glukose, Wasser und Natrium beim hohen und tiefen Dünndarmverschluß der Ratte; die Resorptionsleistung ist angegeben in Prozent, bezogen auf die Kontrolltiere

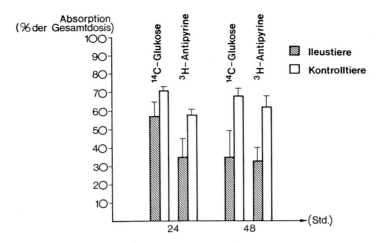

Abb. 3. Resorption von ^{14}C-Glukose und ^{3}H-Antipyrin beim hohen Dünndarmileus der Ratte, jeweils in Prozent der verabreichten Gesamtdosis

Im gleichen Modell wurde beim hohen Ileus die Resorption von ^{14}C-Glukose und ^{3}H-Antipyrin überprüft, indem die Substanzen 15 min lang in einem gestauten Darmsegment belassen wurden. Analog zu den Perfusionsuntersuchungen zeigte sich, daß nach 24 h 35 % des verabreichten Antipyrins (bei Kontrolltieren 57 %), nach 48 h 32 % (bei Kontrolltieren 62 %) resorbiert waren. 57 % der Glukose (bei Kontrolltieren 70 %) wurden nach 24 h Okklusion, 35 % nach 48 h (bei Kontrolltieren 67 %) resorbiert (Abb. 3).

In Übereinstimmung mit den Ergebnissen anderer Untersucher (1, 5) ist die Resorptionsleistung des Dünndarms bei der Okklusion beeinträchtigt. Da die Resorption von Antipyrin passiv erfolgt und nach Untersuchungen von WINNE (14) entscheidend von der Durchblutung abhängig ist, kann davon ausgegangen werden, daß nach 24stündiger Okklusion bereits eine ausgeprägte Diffusionsstörung bzw. Mikrozirkulationsstörung vorliegt. Die Glukoseresorption verschlechtert sich nach 48 h weiter, möglicherweise als Folge zusätzlich auftretender metabolischer Veränderungen und der daraus resultierenden Beeinträchtigung des aktiven Transports.

Histologische Untersuchungen des Ileusdarms ergaben ein deutlich nachweisbares Darmwandödem. Morphologische Veränderungen der Mukosa waren nicht vorhanden. Dies spricht gegen eine wesentliche Durchblutungseinschränkung im Sinne einer Ischämie, da hiernach bereits frühzeitig histologisch faßbare Alterationen des Zottenepithels vorhanden sein müßten. Nach Injektion einer Tusche-Suspension in die Aorta mit physiologischen Drucken zeigte sich im Bereich der Darmwand eine kapilläre Hyperämie, jedoch in Übereinstimmung mit anderen Untersuchern keine Aufhebung der kapillären Durchblutung (12). Als Ursache der eingeschränkten Resorptionsleistung muß eine Gewebshypoxie mit

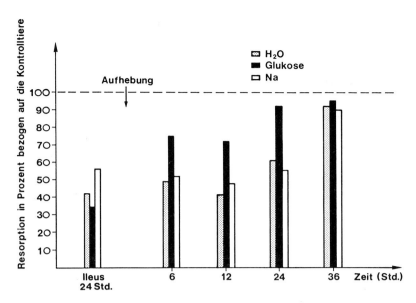

Abb. 4. Resorptionsleistung von Glukose, Wasser und Natrium nach Aufhebung eines 24 h bestehenden hohen Dünndarmileus

Verminderung der energetischen Reserven der Mukosazellepithelien angenommen werden; Messungen des Laktatspiegels bzw. des Laktat-Pyruvat-Quotienten im Gewebe ergaben gegenüber Kontrolltieren dreifach erhöhte Werte. Somit stehen zusammenfassend bei der Okklusion mehr hypoxisch bedingte funktionelle Veränderungen als ischämisch bedingte, mit strukturellen Veränderungen einhergehende Folgen im Vordergrund. Dies läßt den Schluß zu, daß bei Beseitigung der Passagestörung die durch die Okklusion verursachten Folgen rasch und voll reversibel sind. Entsprechende eigene Untersuchungen können dies voll bestätigen: Nach Aufhebung eines 24 h bestehenden hohen Dünndarmileus normalisiert sich die Resorption von Glukose bereits nach 24 h, die von Wasser und Natrium nach 36 h (Abb. 4).

Untersuchungen zur Bedeutung des veränderten intraluminalen Milieus

Entsprechend dem experimentellen Blind-loop-Syndrom ist das intraluminale Milieu bei der Okklusion durch folgende Veränderungen charakterisiert:
1. Akkumulation von Gallensäuren.
2. Erhöhtes Verhältnis von freien Gallensäuren zu konjugierten Gallensäuren.
3. Bakterielle Überwucherung.

Eigene Untersuchungen ergaben, daß 24 h nach tiefer Okklusion des Dünndarms die Keimzahl im Magen, Duodenum sowie distal des Darmverschlusses abnahm. Die Dünndarmabschnitte proximal der Okklusion zeigten einen signifikanten Anstieg der Keimzahl. Bei

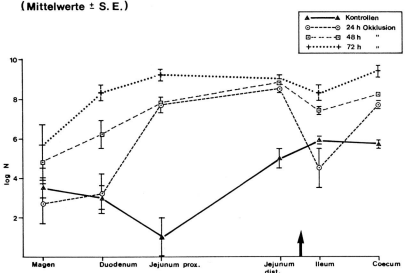

Abb. 5. E.-coli-Konzentration in den verschiedenen Abschnitten des Gastrointestinaltrakts beim tiefen Dünndarmileus der Ratte nach 24, 48 und 72 h

48 h bestehender Okklusion waren im gesamten Dünndarm die Keimzahlen signifikant höher; nach 72 h lagen die Keimzahlen für E. coli und Enterokokken im Dünndarm um mehrere Zehnerpotenzen über denen der Kontrollgruppe (Abb. 5). Eine erhöhte intraluminale Keimzahl führt zu einer gesteigerten Zellproliferationsrate (2) mit einer erhöhten mitotischen Aktivität und Zunahme der Kryptentiefen. Inwieweit sich hieraus funktionelle Folgen ergeben, bleibt spekulativ. MIRKOVITCH und Mitarbeiter (10) untersuchten, inwieweit die Akkumulation von Galle die Resorptionsleistung beeinflußt. So beobachteten die Autoren beim tiefen Dünndarmileus des Hundes nach sieben Tagen eine nur bei Okklusion vorhandene Sekretion von Natrium und Wasser ins Darmlumen. Nach kompletter Ableitung der Galle in distal der Okklusion gelegene Darmabschnitte blieb die Sekretion bestehen, so daß eine Beeinflussung dieses Phänomens durch Gallensäuren nicht auszuschließen ist. Hingegen zeigten HENEGHAN und ROBINSON (4), daß beim tiefen Dünndarmverschluß keimfrei aufgezogener Hunde im Gegensatz zu Hunden mit einer Keimbesiedlung eine Wasserresorption nachweisbar war, d. h. die bakterielle Überwucherung möglicherweise die Ursache für die beobachtete Sekretion darstellt. Die Sekretion von Wasser fände eine Erklärung über die Bildung von Enterotoxinen bei bakterieller Überwucherung (3).

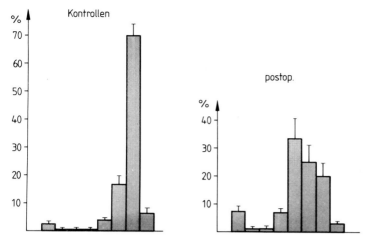

Abb. 6. Postoperative gastrointestinale Motilität 4 h nach Gabe von ^{51}Cr nach Laparotomie bei Ratten; die Angaben in Prozent beziehen sich auf die verabreichte Gesamtdosis

Das besondere Problem des "postoperativen Ileus"

Die aus täglicher Erfahrung geläufige Beobachtung, daß postoperativ, insbesondere nach Laparotomien und Eingriffen am Gastrointestinaltrakt die Peristaltik reduziert bzw. aufgehoben ist, führte zum Schluß, daß als Ursache dieser als physiologisch angesehenen Veränderungen eine vorübergehende, aber nach Tagen reversible Störung der gastrointestinalen Motilität anzuschuldigen sei. Eigene Untersuchungen an der Ratte bestätigen, daß nach Laparotomie mit Eventerierung des Darms unmittelbar postoperativ eine Motilitätsstörung besteht (Abb. 6).

Als Ursachen hierfür werden Einflüsse durch Pharmaka (Prämedikation bzw. Narkose), die Manipulation des Darms bzw. eine streßbedingte sympathische Hyperaktivität angesehen (7). Neuere Untersuchungen ließen Zweifel an diesem traditionellen Konzept einer mehrtägigen Atonie aufkommen. WOODS und Mitarbeiter (15) untersuchten bei Affen postoperativ die elektromechanische Aktivität und Kontraktion der verschiedenen Bereiche des Magen-Darm-Trakts. Sie fanden, daß die Motilität am Antrum und Dünndarm nur wenige Stunden postoperativ eingeschränkt ist; im Bereich des rechten Kolons hingegen ließen sich Motilitätsstörungen über 24 h, im Bereich des Sigmas über 72 h nachweisen. Am Menschen konnten die tierexperimentellen Ergebnisse durch NACHLAS und Mitarbeiter (11) prinzipiell bestätigt werden. Eine Normalisierung der Dünndarmmotilität fand sich postoperativ bereits nach wenigen Stunden, am Magen nach ein bis zwei Tagen, am Kolon nach drei bis fünf Tagen. Bezüglich der Resorption von Wasser und Kochsalz aus dem Jejunum konnte von SHOEMAKER und WRIGHT (13) postoperativ zwar eine gegenüber Kontrollen geringe Einschränkung der Resorption gefunden werden; die erhaltene resorptive Funktion einschließlich der Dünndarmmotilität war jedoch ausreichend, um eine rein enterale Flüssigkeitssubstitution zu gewährleisten. Somit existieren beim komplikationslosen postoperativen Verlauf keine ernstzunehmenden Argumente gegen die Durchführung einer rein enteralen Ernährungstherapie.

Literatur

1. DERBLOM, H., JOHANSSON, H., NYLANDER, G.: Small intestinal absorption and gastric secretion of iodide in total small bowel obstruction in the rat. Surgery 54, 771 (1963)

2. ECKNAUER, R., CLARKE, R. M., MEYER, H.: Acute distal intestinal obstruction in gnotobiotic rats. Intestinal morphology and cell renewal. Virchows Arch., B (Cell Path.) 25, 151 (1977)

3. FIELD, M.: Intestinal secretion. Gastroenterology 66, 1063 (1974)

4. HENEGHAN und ROBINSON, zitiert in: ROBINSON, J. W. L.: Adaptationsformen der Dünndarmschleimhaut. In: Handbuch der Inneren Medizin, Dritter Band (eds. H. SCHWIEGK, E. BUCHBORN). Berlin, Heidelberg, New York, Tokyo: Springer 1983

5. KUBROVA, J., ROBINSON, J. W. L., MIRKOVITCH, V.: La fonction de la muqueuse après une occlusion aigue de l'intestin grêle du rat. Res. exp. Med. 160, 321 (1973)

6. KUSCHE, J., JOSTARNDT, L., STAHLKNECHT, C.-D., LORENZ, W., REICHERT, G., RICHTER, H.: Einfluß von intraluminärem Druckanstieg und Durchblutungsveränderungen auf den Amingehalt und Stoffwechsel der Darmwand. In: Ileus (eds. H. RICHTER, P. ECKERT). Stuttgart: Thieme 1978

7. LINDENSCHMIDT, Th.-C.: Postoperative Magen-Darm-Atonie oder paralytischer Ileus? In: Postoperative Komplikationen (ed. R. PICHLMAYR). Berlin, Heidelberg, New York: Springer 1976

8. MESSMER, K., SUNDER-PLASSMANN, L.: Kreislaufschock bei Ileus und bei Peritonitis. In: Intensivmedizin bei gastroenterologischen Erkrankungen (eds. H. SCHÖNBORN, M. NEHER, H.-P. SCHUSTER, G. MANGOLD). Stuttgart: Thieme 1980

9. MIRKOVITCH, V., COBO, F., ROBINSON, J. W., MENGE, H., GOMBA, Sz.: Morphology and function of the dog ileum after mechanical occlusion. Clinical Science and Molecular Medicine 50, 123 (1976)

10. MIRKOVITCH, V., BLANC, D., MACARONE-PALMIERI, R., MOSIMANN, F., ROBINSON, J. W. L., MENGE, H.: Lack of effect of bile in pathogenesis of secretion in mechanical small bowel obstruction. Digestion 17, 204 (1978)

11. NACHLAS, M. M., YOUNIS, M. T., RODA, C. P., WITYK, J. J.: Gastrointestinal motility studies as a guide to postoperative management. Ann. Surg. 175, 510 (1972)

12. OHMANN, U.: Studies on small intestinal obstruction I-VI. Acta chir. scand. 141, 413 (1975)

13. SHOEMAKER, Ch. P., WRIGHT, H. K.: Rate of water and sodium absorption from the jejunum after abdominal surgery in man. Amer. J. Surg. 119, 62 (1970)

14. WINNE, D.: Durchblutung und enterale Resorption. Z. Gastroent. 9, 429 (1971)

15. WOODS, J. H., ERICKSON, L. W., CONDON, R. R., SCHULTE, W. J., SILLIN, L. F.: Postoperative ileus: A colonic problem? Surgery 84, 527 (1978)

Postoperative Störungen der enteralen Digestion und Resorption

Von W. Domschke, S. Domschke und H. Ruppin

Unter dem Oberbegriff <u>intestinale Malassimilation</u> werden Funktionsstörungen zusammengefaßt, die den intraluminalen Verdauungsprozeß, die Digestion, und/oder die Resorption digestiver Nahrungsendprodukte betreffen. Postoperative Malassimilationssyndrome lassen sich als Krankheitszustände definieren, die trotz korrekter Indikation und Operationstechnik als in der Natur des chirurgischen Eingriffes begründete Folgen eintreten können.

Im folgenden sollen mögliche Malassimilationssyndrome nach nichtresezierender oder resezierender Magenchirurgie, Dünndarmresektionen bzw. -ausschaltungen und Pankreasoperationen besprochen werden. Dabei soll sich aus der Kenntnis der postoperativ veränderten physiologischen Abläufe eine rationale Diagnostik ableiten, die in den meisten Fällen zur adäquaten konservativen Therapie führt. Chirurgische Reinterventionen ergeben sich in der Regel nur als therapeutische "Ultima ratio".

Postvagotomiesyndrome

Bei proximaler Denervierung des Magens infolge selektiv-proximaler Vagotomie, selektiver Vagotomie bzw. trunkulärer Vagotomie ist zu erwarten, daß die Fähigkeit des Magens zu rezeptiver und adaptiver Relaxation abnimmt. Die daraus resultierende beschleunigte Flüssigkeitsentleerung aus dem Magen kann als Mageninkontinenz in Form von Dumpingsymptomatik und/oder Diarrhö klinisch relevant werden (<u>5</u>), und eine unphysiologisch rasche Passage des Nahrungsbreies durch den Dünndarm kann Anlaß von Digestions- und Resorptionsstörungen werden.

Postvagotomiedumping

Das <u>Frühdumping</u> ist die Folge schnellen gastrointestinalen Übertritts speziell hyperosmolar wirksamer Nahrungsbestandteile (z. B. raffinierter Kohlenhydrate). Der hyperosmolare Intestinalinhalt veranlaßt Sekretion von Wasser und Elektrolyten in das Darmlumen hinein. Aus der resultierenden Zunahme des Darminhaltes und Abnahme des zirkulierenden Blutvolumens ergeben sich die charakteristischen gastrointestinalen (Völlegefühl, Aufstoßen, Abdominalschmerz, Übelkeit, Erbrechen, Diarrhö) und vasomotorischen (Schwächegefühl, Schwitzen, Tachykardie, Kollapsneigung) Symptome. Beim Frühdumping treten die Symptome in den ersten 30 min nach der Nahrungsaufnahme ein.

Tabelle 1. Konservative Therapie des Früh- bzw. Spätdumpingsyndroms

Diät	Sechs bis acht kleine Mahlzeiten am Tag, langsam essen, eventuell im Liegen, Kost proteinreich, kohlenhydratarm, keine Süßspeisen, keine Flüssigkeit zu den Mahlzeiten
Füll- und Quellstoffe	Kaolin, Pektin (z. B. Kaoprompt H) Guar
Glukoseabsorptionshemmer	Prenylamin (Segontin), Biguanide (z. B. Silubin), Acarbose
5-Hydroxytryptamin-Blocker	Cyproheptadin (Periactinol)

Das Spätdumpingsyndrom kann sich etwa 2 - 3 h nach Nahrungszufuhr entwickeln: Infolge der raschen Nahrungsentleerung aus dem Magen ergibt sich eine passagere Hyperglykämie, die vor allem über eine vermehrte Insulinfreisetzung in eine Phase reaktiver Hypoglykämie mit entsprechender Symptomatik (Schweißausbruch, Heißhunger, Tachykardie, Kollapsneigung, Müdigkeit) übergeht.

Die Entwicklung einer Dumpingsymptomatik wird durch Drainageoperationen, z. B. in Form einer Pyloroplastik, offenbar begünstigt, Spätdumpingsymptome treten bei allen Vagotomieformen sehr viel seltener als das Frühdumping auf.

Konservative Therapiemöglichkeiten bei Dumpingsymptomatik sind in Tabelle 1 aufgeführt. Dabei werden Früh- und Spätdumping in gleicher Weise behandelt. Durch geeignete diätetische Maßnahmen kann erreicht werden, daß der Dünndarm nicht mit großen Mengen hypertonen Nahrungsbreies belastet wird. In gleiche Richtung wirken Füll- und Quellstoffe durch Verzögerung der Magenentleerung.

Postvagotomiediarrhö

Derartige Diarrhöen können eine unerwünschte Folge vor allem der trunkulären Vagotomie sein. Bei den betroffenen Patienten findet sich zumeist eine erhöhte fäkale Gallensäurenausscheidung (chologene Diarrhö), die pathogenetisch zurückzuführen ist

1. auf eine vermehrte hepatische Produktion nichtkonjugierter Gallensäuren (diese sind im terminalen Ileum nicht resorbierbar) und
2. auf ein vergrößertes Gallenblasenvolumen bei Patienten nach trunkulärer Vagotomie, so daß nach postprandialer Gallenblasenkontraktion Gallensäurenmengen an den Dünndarm abgegeben werden, die das Rücktransportmaximum im terminalen Ileum überschreiten; zudem können bei bakterieller Besiedlung des Dünndarms in konjugierter Form sezernierte Gallensäuren dekonjugiert und damit intestinal nicht resorbierbar werden.

Die diätetische Führung der Patienten entspricht der beim Dumpingsyndrom (siehe Tabelle 1). Darüber hinaus sind - entsprechend einem wesentlichen Pathomechanismus dieser Diarrhöform - Behandlungsversuche mit gallensäurenbindenden Medikamenten (z. B. Cholestyramin, aluminiumhydroxydhaltigen Antazida) sinnvoll. Schließlich werden auch Substanzen mit motilitäts- und sekretionshemmenden Eigenschaften (z. B. Loperamid, Codein) therapeutisch eingesetzt. Erst bei konservativ nicht beherrschbaren, invalidisierenden Diarrhöen (ca. 1 % aller trunkulär vagotomierten Patienten) stellt sich die Indikation zur operativen Therapie, zumeist in Form der Zwischenschaltung einer anisoperistaltischen Jejunumschlinge.

Postgastrektomiesyndrome

Hierbei sollten Malassimilationszustände, die bereits präoperativ latent bestanden haben (z. B. exokrine Pankreasinsuffizienz, Laktasemangel, Sprue), sich aber erst nach der Gastrektomie klinisch bemerkbar gemacht haben, von den eigentlichen, operationsbedingten Postgastrektomiesyndromen unterschieden werden (1). In Abb. 1 sind die möglichen pathophysiologischen Mechanismen für die Entstehung von Mangelzuständen nach Magenresektion übersichtlich dargestellt (4). Im einzelnen läßt sich dazu folgendes ergänzen.

Dumpingsyndrom

Bei partieller Gastrektomie nach Billroth II ist die gastrointestinale Nahrungsbreipassage häufig stärker im Sinne des Dumpingsyndroms beschleunigt als nach Gastroduodenostomie (10), besonders bei kleinem Restmagen und weiter Anastomose. Die Kontaktzeit des Speisebreies im Magen ist dann zu kurz, um bei ohnehin stark reduzierter Sekretionskapazität die Sekretion wesentlicher Säure- und Pepsinmengen zu erlauben. Damit dürfte die Säure weniger zur Freisetzung intestinaler Peptidhormone und das Pepsin weniger zur Initialzündung der Eiweißverdauung beitragen. Außerdem soll durch die gastrointestinale Sturzentleerung die Dünndarmpassagezeit verkürzt und damit die Resorption beeinträchtigt werden.

Besonders störungsanfällig ist die Fettverdauung. Normalerweise gelangen fettreiche Mahlzeiten durch Bremswirkung des Duodenums nur relativ langsam vom Magen in den Dünndarm. Daraus wird verständlich, daß nach Magenresektion die Steatorrhö als Indikator gestörter Assimilation im Vordergrund steht. Die Diagnose "Dumpingsyndrom" drängt sich in den meisten Fällen aus der Patientenanamnese auf. Eine weitere Klärung und Sicherung der den Beschwerden des Patienten zugrundeliegenden Störung ist röntgenologisch und szintigraphisch (Magenentleerung von ^{99m}Tc-markierter Festnahrung) möglich, außerdem mit Hilfe des oralen Glukosetoleranztests, wobei die gleichzeitig durchgeführten Puls- und Blutdruckkontrollen, Serumglukose- und Insulinbestim-

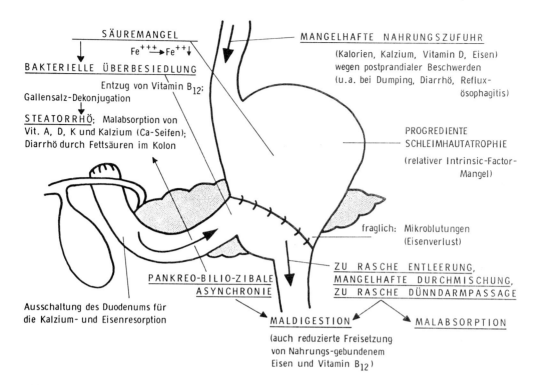

Abb. 1. Malassimilation nach Gastrektomie - mögliche pathophysiologische Mechanismen

mungen eine Differenzierung zwischen Früh- und Spätdumping erlauben und Auskunft über den Schweregrad der vorliegenden Störung geben.

In der Regel läßt sich die Dumpingsymptomatik mit konservativen Maßnahmen beherrschen (siehe Tabelle 1). Nur in etwa 5 % der Fälle wird eine chirurgische Reintervention nötig im Sinne einer B-II/B-I-Umwandlungsoperation bzw. bei bestehender B-I-Anastomose durch Interposition einer anisoperistaltischen Jejunumschlinge bzw. in Form einer Einengung des gastrointestinalen Stomas.

Pankreobiliozibale Asynchronie, Blindsacksyndrom

Besonders bei Patienten mit Billroth-II-Magen vermischen sich die Pankreaslipase, das quantitativ einzige bedeutsame fettverdauende Ferment des Organismus, und Gallensalze zu spät, zu verdünnt und nur ungenügend mit dem Speisebrei, sie laufen ihm praktisch hinterher (pankreobiliozibale Asynchronie).

Aus Abb. 2 ist ersichtlich, daß nach Billroth-II-Resektion die unmittelbar postprandiale Trypsin- (die Lipase verhält sich ent-

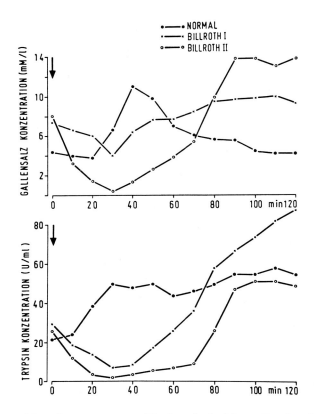

Abb. 2. Postprandiale (Pfeil = Testmahlzeit) jejunale Gallensalz- und Trypsinkonzentration bei Gesunden und Patienten nach Billroth-I- bzw. Billroth-II-Resektion (Nach 8)

sprechend) und Gallensalzkonzentration in der ersten Jejunumschlinge am niedrigsten, beim Gesunden dagegen am höchsten ist. Nach Billroth-I-Resektion scheint die pankreozibale Asynchronie geringer ausgeprägt zu sein. Entsprechend ist die Steatorrhö nach Billroth-II-Resektion stärker als nach Billroth-I-Resektion, beträgt jedoch in den meisten Fällen weniger als 10 g/Tag - entsprechend einem Verlust von unter 100 Kalorien täglich -, so daß im allgemeinen die perorale Substitution mit Pankreasfermentpräparaten nicht erforderlich wird.

Fettverdauung und -resorption können zusätzlich eingeschränkt werden durch die nach partieller Gastrektomie herabgesetzten jejunalen Gallensalzkonzentrationen (Abb. 2). Dabei kann der Mangel an Gallensäuren noch durch bakterielle Überwucherung des Magens und oberen Dünndarms verstärkt werden. Als Ursachen für eine derartige postoperative bakterielle Kontamination kommen in Frage: gastrokolische Fisteln oder eine bei Billroth-II-Resektion zu lang geratene afferente Schlinge, in der sich im Sinne eines Stasephänomens Bakterien ungewöhnlich stark vermehren können (Blindsacksyndrom). Die bakterielle Besiedlung

der zuführenden Schlinge wird durch den weitgehenden Fortfall
der desinfizierenden Magensäure begünstigt. Einige der Keime,
wie z. B. Bakteroides, können an Taurin und Glyzerin gekoppelte
Gallensäuren dekonjugieren, so deren Mizellenbildungsfähigkeit
stark reduzieren und infolgedessen eine klinisch bedeutsame
Steatorrhö veranlassen.

Fettmalassimilation kann zu einer mangelhaften Resorption der
fettlöslichen Vitamine A, D, E und K führen. Besonders der Vitamin-D-Mangel kann klinisch relevant werden, weil auch Kalzium
aus folgenden Gründen vermindert aufgenommen wird: Einmal ist
das Duodenum als Hauptresorptionsort für Kalzium ausgeschaltet,
zum anderen wird Kalzium bei Fettmalassimilation als unlösliches
Salz der Fettsäuren (Seifen) gebunden und geht enteral verloren.
Die latente Osteomalazie äußert sich in einem Anstieg der Serumaktivität der alkalischen Phosphatase und läßt sich durch Knochenbiopsie nachweisen. Zehn Jahre nach partieller Gastrektomie
tritt eine manifeste Osteomalazie mit diffusen Knochenschmerzen
bei etwa jedem vierten Patienten auf. Die Behandlung ist meist
unproblematisch (3): 300.000 IE Vitamin D_3 alle vier Wochen i.m.
bis zur Beschwerdefreiheit des Patienten. Anschließend genügt
die intramuskuläre Vitamin-D_3-Applikation alle drei bis vier
Monate.

Eisenmalassimilation

Immerhin entwickelt etwa die Hälfte aller Patienten nach partieller Magenresektion im Laufe der Jahre eine Anämie. Am häufigsten handelt es sich um eine mäßiggradige und meist asymptomatische Eisenmangelanämie. Patienten mit Gastrojejunostomie
neigen eher zur Anämie als Patienten mit Gastroduodenostomie.
Der chronische Eisenmangel kann auf einer Reihe von Ursachen
basieren: Neben ungenügender Eisenzufuhr in der Nahrung, mangelhafter Herauslösung nahrungsgebundenen Eisens und rascher
Dünndarmpassage spielt möglicherweise die Ausschaltung des
Duodenums (Hauptresorptionsort für Eisen) eine Rolle. Weniger
bedeutsam für den Eisenmangel nach Magenresektion scheint die
verminderte Umwandlung von Fe^{3+} in Fe^{2+} infolge Säuremangels
zu sein, da Eisen in beiden Formen auch im oberen Jejunum resorbiert werden kann. Umstritten ist noch, ob chronisch-rezidivierende Mikroblutungen aus einer leichter verletzlichen Anastomosenschleimhaut zur Entwicklung der Eisenmangelanämie beitragen. Nach Ausschluß eines konsumierenden Prozesses wird zur
Behandlung der Eisenmangelanämie zweiwertiges, organisch gebundenes Eisen in einer Chelatverbindung eingesetzt.

Malassimilation nach totaler Gastrektomie

Beim total gastrektomierten Patienten ist der durchschnittliche
postoperative Gewichtsverlust von 20 - 25 % nur zum kleineren
Teil Folge enteraler Malassimilation; pathogenetisch viel wesentlicher ist die unzureichende Nahrungszufuhr, die sogenannte chronische Exokarenz, die sich aus Angst vor regelmäßig
postprandial auftretenden Beschwerden ergeben kann (6). Dem-

entsprechend kommt es vorrangig darauf an, die Ernährung des
Patienten durch Beratung und Ermutigung zu optimieren, um so
postprandiale Beschwerden zu reduzieren und eine überdurch-
schnittliche Kalorienzufuhr zu ermöglichen.

Nach totaler Gastrektomie und Fortfall der Intrinsic-factor-
Produktion ist Vitamin-B_{12}-Mangel eine unvermeidliche Konsequenz, wenn nicht regelmäßig entsprechend substituiert wird
(1.000 µg Vitamin B_{12}, z. B. Cytobion/Monat i.m.). Außerdem
wird man fast allen Patienten die regelmäßige und lebenslange
Einnahme eines lipasereichen Pankreasfermentpräparates, am
besten in Granulatform, empfehlen. Jede weitere Medikation,
z. B. Substitution von Eisen, Kalzium, fettlöslichen Vitaminen
und Folsäure, antibiotische Therapie einer bakteriellen Dünndarmüberwucherung, ist von der jeweils aktuellen klinischen
Symptomatik abhängig zu machen.

Kurzdarmsyndrom

Die dem Kurzdarmsyndrom zugrundeliegende Reduktion der intestinalen Resorptionsfläche ist Folge von Dünndarmresektionen oder
-ausschaltungen. Häufigste Ursache einer Dünndarmresektion sind
zirkulatorische Störungen im Sinne der Mesenterialarterienem-
bolie oder -thrombose und Mesenterialvenenthrombose. Daneben
spielen ausgedehnte oder mehrfache Resektionen wegen einer En-
teritis regionalis Crohn eine Rolle. Schließlich können Dünndarmresektionen posttraumatisch nötig werden. Dünndarmausschaltungen mit der Konsequenz eines Kurzdarmsyndroms ergeben sich
gewollt bei Anlage eines jejunoilealen Bypass zur Behandlung
der extremen Adipositas. Dünndarmausschaltungen als unbeabsich-
tigte Störung können auftreten, wenn bei Billroth-II-Resektion
irrtümlicherweise anstelle der ersten Jejunalschlinge ein tie-
ferer Dünndarmabschnitt mit dem Magen anastomosiert wird oder
wenn im Gefolge von Magenoperationen gastrojejunokolische
Fisteln entstehen.

Das klinische Bild des Kurzdarmsyndroms hängt wesentlich vom
Ausmaß und Ort der Dünndarmresektion ab. Symptome (Diarrhö,
Steatorrhö) treten erst bei Resektionen über 70 - 80 % der
Dünndarmlänge auf. Da sich das Ileum funktionell besser adap-
tieren kann als das Jejunum, wirkt sich eine distale Dünndarmresektion folgenschwerer aus als eine proximale Dünndarmresektion
aus. Dementsprechend zeigt Abb. 3, daß die fäkale Fettaus-
scheidung um so mehr zunimmt, je distaler Dünndarm reseziert
wird. Eine besondere Rolle scheint die Ileozökalklappe zu spielen - möglicherweise bei der assimilationsgerechten Verzögerung der intestinalen Nahrungsbreipassage -, da die höchsten
Steatorrhöraten bei Patienten mit resezierter Bauhinscher Klappe
gefunden wurden (2). Therapeutisch vorrangig wichtig ist, daß
möglichst früh postoperativ mit der enteralen Ernährung des betroffenen Patienten begonnen wird, da das topische Nahrungsan-
gebot eine entscheidende Bedeutung für die funktionelle Adaptation des Restdarms hat (9). In schwierigen Fällen ist dieser

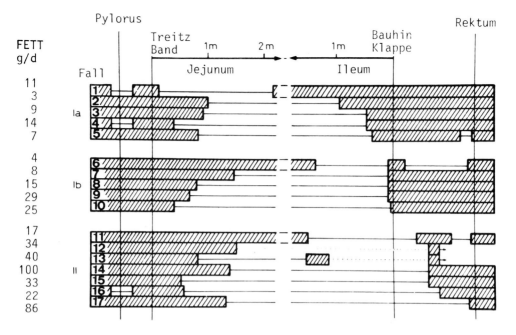

Abb. 3. Steatorrhöraten bei Patienten mit Resektion der proximalen und mittleren Dünndarmschlingen (Gruppe I a), unter Einschluß des distalen Ileums (Gruppe I b) und bei Einbeziehung der Ileozökalklappe (Gruppe II). ▨ = Restdarm, —— = resezierter Darm (Nach 2)

Adaptationsprozeß mit Hilfe kontinuierlicher, perfusorgesteuerter enteraler Sondenernährung durchzuführen. In Extremfällen muß das Leben des Patienten eventuell vorübergehend oder auch dauernd durch parenterale Ernährung ("Artificial gut") gesichert werden.

Darüber hinaus müssen sich therapeutische Bemühungen auf zwei Störungen richten, die - wenn sie vorliegen - wesentlichen Anteil an der Ausgestaltung des Kurzdarmsyndroms haben, nämlich das Gallensäurenverlust-Syndrom und/oder die bakterielle Dünndarmüberwucherung.

Gallensäurenverlust-Syndrom

Normalerweise werden Gallensäuren in konjugierter Form im Ileum über einen aktiven Transportmechanismus resorbiert. Ileumresektionen führen dementsprechend zu enteralem Gallensäurenverlust. Liegt die Resektionslänge unter 100 cm, kann der entstehende Gallensäurenverlust durch eine entsprechend gesteigerte hepatische Neusynthese ausgeglichen werden (sogenannter kompensierter Gallensäurenverlust). Werden mehr als 100 cm Ileum reseziert, übersteigt in der Regel der enterale Gallensäurenverlust die Neusynthesekapazität der Leber mit Verminderung der Gallen-

Tabelle 2. Gallensäurenverlust-Syndrom - Diagnostik

Indirekt
- Pathologischer Schilling-Test
- Oxalurie > 30 mg/Tag
- Hypocholesterinämie

Direkt
- Pathologischer ^{14}C-Glykocholat-Atemtest
- Fäkale ^{75}Se-Methionin-Taurocholatausscheidung > 30 % der Dosis

säurenkonzentration im oberen Dünndarm und entsprechender Störung der biliären (mizellaren) Phase der Fettverdauung (dekompensierter Gallensäurenverlust).

Da Gallensäuren im Kolon die Sekretion von Wasser und Elektrolyten stimulieren, ist das Hauptsymptom des kompensierten enteralen Gallensäurenverlusts die wäßrige Diarrhö. Beim dekompensierten Gallensäurenverlust tritt zusätzlich infolge der gestörten Fettassimilation eine Steatorrhö auf. Eine gesteigerte Oxalsäureresorption im Kolon kann zur Hyperoxalurie und Oxalatsteinnephrolithiasis führen. Die gesteigerte Oxalsäureresorption ist zurückzuführen einmal auf eine Permeabilitätssteigerung der Kolonschleimhaut (Gallensäuren), zum anderen auf die Bindung von Kalzium an Fettsäuren, so daß die Bildung von nichtresorbierbarem Kalziumoxalat unterbleibt. Dekompensierter Gallensäurenverlust resultiert außerdem in einer Zunahme der Lithogenität der Galle und entsprechend erhöhter Inzidenz an Cholelithiasis (drei- bis fünfmal häufiger).

Möglichkeiten der Diagnostik des Gallensäurenverlust-Syndroms sind in Tabelle 2 aufgeführt. Da im terminalen Ileum neben Gallensäuren auch der Vitamin-B$_{12}$-Intrinsic-factor-Komplex resorbiert wird, muß nach Ileumresektion der Schilling-Test entsprechend pathologisch ausfallen. Die Hypocholesterinämie ist als Folge gesteigerter Umwandlung von Cholesterin in Gallensäuren zu interpretieren. Im ^{14}C-Glykocholat-Atemtest wird in der Atemluft vermehrt ^{14}CO$_2$ nachweisbar sein, das aus der ins Kolon gelangenden ^{14}C-Glykocholsäure durch bakterielle Fermentation entsteht. Nachteil des Tests ist die Langlebigkeit des ^{14}C-Isotops. Deshalb wird neuerdings die Verwendung von ^{75}Se-markierter Taurocholsäure bevorzugt, wobei eine fäkale Ausscheidung von mehr als 30 % der oral applizierten Dosis pathognomonisch für das Vorliegen eines enteralen Gallensäurenverlust-Syndroms ist.

Therapeutische Maßnahmen sind in Tabelle 3 zusammengefaßt. Die chologene Diarrhö wird am wirkungsvollsten durch Bindung der Gallensäuren an das Ionenaustauschharz Cholestyramin behandelt, alternativ ist der Einsatz von aluminiumhydroxydhaltigen Antazida zu erwägen. Auch beim dekompensierten Gallensäurenverlust ist häufig auf die Gabe von Cholestyramin nicht zu verzichten, obwohl durch die Medikation der Gallensäurenpool weiter verkleinert wird. Entscheidend bei der Behandlung der

Tabelle 3. Gallensäurenverlust-Syndrom - Therapie

Kompensiert
- Cholestyramin (z. B. Quantalan, 4 - 16 g/Tag)
- Eventuell Vitamin B_{12} (z. B. Cytobion, 1.000 µg/Monat i.m.)

Dekompensiert
- Vitamin B_{12}
- Fettlösliche Vitamine i.m. (z. B. Adek-Falk)
- LCT-Fett-arme Diät (40 g/Tag)
- MCT-Fette (z. B. Ceres-Produkte, Bisorbin, MCT, 40 g/Tag)
- Cholestyramin
- Aluminiumhydroxyd-Antazida (z. B. 4 Btl. Maalox 70/Tag)
- Oxalatarme Diät (< 10 mg/Tag)

Steatorrhö ist die Reduktion der Zufuhr konventioneller Fette (langkettige Triglyzeride) und deren Ersatz durch mittelkettige Triglyzeride (MCT-Fette). Zur Prophylaxe der Hyperoxalurie sollten außerdem oxalsäurereiche Nahrungsmittel (z. B. Rhabarber, Spinat, Bohnen, rote Rüben, Kakao, Instant-Kaffee) gemieden werden; dagegen ist der Wert oraler Kalziumgaben noch durchaus umstritten.

Bakterielle Dünndarmüberwucherung

Physiologischerweise ist der Dünndarminhalt keimarm (Tabelle 4). Bei bakterieller Dünndarmüberwucherung ähneln dann Bakterienkonzentration und Keimspektrum den Verhältnissen im Dickdarm mit einem Überwiegen der obligaten Anaerobier. Normalerweise sind für die Reduktion der Keimkonzentration im Dünndarm verschiedene Faktoren verantwortlich:
1. Die chemische Inaktivierung von Bakterien durch Magensäure,
2. der sogenannte interdigestive myoelektrische Komplex, der im Nüchternzustand durch repetitive, propulsive Motilität den Dünndarm reinigt,
3. lokale Bakteriostase durch in den Dünndarm sezernierte Immunglobuline und
4. eine funktionstüchtige Ileozökalklappe, die eine unidirektionale Darminhaltspassage sichert.

Dementsprechend können Störungen dieser Dekontaminationsmechanismen zur bakteriellen Dünndarmüberwucherung führen.

Postoperative Zustände, bei denen sich häufig eine bakterielle Dünndarmkontamination findet, sind im Bereich des proximalen Dünndarms: gastro- bzw. jejunokolische Fisteln, nach Billroth-II-Operationen eine zu lang geratene zuführende Schlinge mit Entleerungsstörung (Syndrom der blinden Schlinge) und Blindsäcke nach End-zu-Seit- oder Seit-zu-Seit-Anastomosen. Bakterielle Überwucherung des distalen Dünndarms ergibt sich vorzugsweise bei Ileozökalfisteln, nach distaler Dünndarmresektion unter Einschluß der Ileozökalklappe oder bei der sogenannten kontinenten Ileostomie (Stase im ilealen Reservoir). Bei jejunoilealem Bypass kann der gesamte ausgeschaltete Dünndarm bakteriell kontaminiert sein.

Tabelle 4. Bakterienkonzentration und Keimspektrum im normalen und bakteriell kontaminierten Dünndarm. Stuhldaten zum Vergleich

Material	Entnahmeort	Keimkonzentration (Anzahl/ml oder g)	Keimspezies
Normaler Dünndarminhalt	proximal	$10^3 - 10^5$/ml	Streptokokken Staphylokokken Diphtheroide Pilze
	distal	$10^5 - 10^8$/ml	zusätzlich in geringer Menge E. coli Bakteroides Laktobakterien u. a.
Stuhl		10^{11}/g	Bakteroides Bifidobakterien Enterobakterien Fusobakterien Enterokokken Laktobakterien Grampositive Pilze u. a.
Dünndarminhalt bakteriell kontaminiert	proximal bis distal	$10^6 - 10^{11}$/ml	E. coli Bakteroides Laktobakterien Bifidobakterien u. a.

Klinisches Leitsymptom ist Gewichtsverlust infolge Steatodiarrhö. Daneben finden sich megaloblastäre Anämien als Ausdruck eines Vitamin-B_{12}-Mangels und Ödeme bei intestinaler Eiweißmalassimilation. Nach kohlenhydratreichen Mahlzeiten können sich als Ergebnis bakterieller Fermentation Meteorismus und Flatulenz größeren Ausmaßes einstellen.

Die Steatodiarrhö läßt sich pathogenetisch zurückführen auf die Fähigkeit der fäkalen Bakterienflora, Gallensäuren zu dekonjugieren und zu hydroxylieren. In dieser Form sind Gallensäuren zur Mizellenbildung mit Monoglyzeriden und Fettsäuren nicht geeignet, so daß eine Steatorrhö resultiert. Darüber hinaus werden dekonjugierte Gallensäuren im terminalen Ileum kaum resorbiert und gehen in das Kolon verloren, wo sie eine chologene Diarrhö und andere Störungen im Sinne des Gallensäurenverlust-Syndroms verursachen können. Fettsäuren, die ins Kolon gelangen, werden dort bakteriell hydroxyliert und wirken dann ebenfalls laxierend. Darüber hinaus können fäkale Anaerobier strukturelle Schäden an den Enterozyten setzen mit konsekutiver Malabsorption von Sacchariden, Aminosäuren und Peptiden. Als Folge des erhöhten Anfalls osmotisch wirksamer Solute werden vermehrt Wasser und Elektrolyte ins Dünndarmlumen einströmen und wäßrige Durchfälle veranlassen.

Schließlich kann sich auch ein Vitamin-B_{12}-Mangel entwickeln, da die Bakterien in der Lage sind, das Vitamin zu konsumieren. Dabei ist das Bindungsvermögen der Bakterien für Vitamin B_{12} so groß, daß sogar der "Intrinsic factor" aus seiner Bindung am Vitamin verdrängt werden kann.

Der Verdacht auf Vorliegen einer bakteriellen Besiedlung des Dünndarms wird mit Hilfe des H_2-Atemtests gesichert. Dabei steigt die Wasserstoffexhalationsrate bereits wenige Minuten nach Ingestion eines Mono- oder Disaccharides an. Enteraler Gallensäurenverlust wird diagnostiziert, wie im Abschnitt "Gallensäurenverlust-Syndrom" dargelegt.

Zur Therapie der bakteriellen Dünndarmüberwucherung haben sich in erster Linie Tetrazykline, Metronidazol und Ampicillin, in zweiter Instanz Lincomycin, Clindamycin und Erythromycin bewährt. In therapierefraktären Fällen wird gelegentlich eine operative Korrektur der anatomischen Verhältnisse notwendig, z. B. im Sinne einer B-II/B-I-Umwandlungsoperation oder einer Blindsackresektion mit Reanastomosierung der beteiligten Schlingen. Selbstverständlich stellt der Nachweis einer gastro- oder jejunokolischen Fistel eine zwingende Indikation zur chirurgischen Revision dar.

Syndrome nach Pankreasresektionen

Durch resezierende Eingriffe am Pankreas wird naturgemäß die exokrine und endokrine Organfunktion eingeschränkt. In den Tabellen 5 und 6 ist angegeben, in welchem Ausmaß die verschiedenen Operationsverfahren zur exokrinen und endokrinen Pankreasinsuffizienz führen. Verständlicherweise nimmt die Steatorrhörate mit dem Ausmaß der Resektion zu. Dagegen ist für die Entstehung einer endokrinen Pankreasinsuffizienz im Sinne eines insulinpflichtigen Diabetes mellitus mehr der Resektionsort entscheidend: Linksresektionen haben sich als besonders diabetogene Eingriffe erwiesen, was mit dem Inselreichtum der Pankreasschwanzregion in Zusammenhang zu sehen ist.

Darüber hinaus sind resezierende Eingriffe am Pankreas natürlich auch durch die Probleme infolge der Anlage einer Gastrojejunostomie belastet (11): Dumpingsyndrom und pankreobiliozibale Asynchronie. Ein Blindsacksyndrom kann bei Rechts- wie auch bei Linksresektionen durch bakterielle Besiedlung der zuführenden Schlingen auftreten.

Entscheidende Voraussetzung für eine erfolgreiche postoperative Führung der betroffenen Patienten ist strikte und lebenslange Alkoholkarenz. Die pankreatogene Steatorrhö läßt sich durch hochdosiert eingesetzte Enzympräparate (5 - 10 g Pankreatin/Tag)

Tabelle 5. Exokrine Pankreasinsuffizienz (Steatorrhö) nach resezierenden Eingriffen am Pankreas.
Whipple-Operation = partielle Duodenopankreatektomie,
Rockey-Operation = totale Duodenopankreatektomie
(Nach 7)

	Steatorrhö
Linksresektion (40 - 80 %)	19 %
Linksresektion (80 - 95 %)	38 %
Whipple-Operation	55 %
Rockey-Operation	100 %

Tabelle 6. Endokrine Pankreasinsuffizienz (insulinpflichtiger Diabetes mellitus) nach resezierenden Eingriffen am Pankreas
(Nach 7)

	Diabetes mellitus
Whipple-Operation	26 %
Linksresektion (40 - 80 %)	32 %
Linksresektion (80 - 95 %)	72 %
Rockey-Operation	100 %

- vorzugsweise in Granulatform ohne Gallensäurenzusatz - therapeutisch beherrschen. Fettlösliche Vitamine sollten regelmäßig parenteral substituiert werden. In therapeutisch schwierigen Fällen kann durch Übergang auf MCT-Fette in der Diät die Steatorrhö gemildert werden. Therapeutische Möglichkeiten im Zusammenhang mit einer eventuell vorliegenden bakteriellen Dünndarmüberwucherung sind im entsprechenden Absatz abgehandelt. Die endokrine Pankreasinsuffizienz wird in üblicher Weise mit Diät und Insulin behandelt, wobei die Einstellung des pankreopriven Diabetes mellitus nach totaler Pankreatektomie erfahrungsgemäß häufig problematisch ist.

Literatur

1. BECKER, H. D., CASPARY, W. F.: Postgastrectomy and postvagotomy syndromes. Berlin, Heidelberg, New York: Springer 1980

2. COSNES, J., GENDRE, J. P., LE QUINTREC, Y.: Role of the ileocecal valve and site of intestinal resection in malabsorption after extensive small bowel resection. Digestion 18, 329 (1978)

3. DAMBACHER, M. A.: Die Therapie der Osteoporose und der Osteomalazie. Pharmakotherapie $\underline{3}$, 176 (1980)

4. DOMSCHKE, S., DOMSCHKE, W.: Mangelzustände nach Magenresektion. In: Therapie postoperativer Störungen des Gastrointestinaltraktes (eds. L. DEMLING, G. LUX, W. DOMSCHKE), p. 161. Stuttgart: Thieme 1983

5. DOMSCHKE, W.: Störungen nach nichtresezierender Magenchirurgie: konservative Therapie. In: Therapie postoperativer Störungen (eds. L. DEMLING, G. LUX, W. DOMSCHKE), p. 139. Stuttgart: Thieme 1983

6. FARTHMANN, E. H., FRITSCH, W. P.: Zustände nach totaler Magenresektion. Internist $\underline{23}$, 479 (1982)

7. FREY, C. F., CHILD, C. G., FRY, W.: Pancreatectomy for chronic pancreatitis. Ann. Surg. $\underline{184}$, 403 (1976)

8. MAC GREGOR, I. L., PARENT, J., MEYER, J. H.: Gastric emptying of liquid meals and pancreatic and biliary secretion after subtotal gastrectomy and pyloroplasty in man. Gastroenterology $\underline{72}$, 195 (1977)

9. RIECKEN, E. O.: Kurzdarmsyndrom. In: Therapie postoperativer Störungen des Gastrointestinaltraktes (eds. L DEMLING, G. LUX, W. DOMSCHKE), p. 200. Stuttgart: Thieme 1983

10. SIEWERT, R.: Chirurgische Verfahrenswahl: Billroth I oder Billroth II? In: Ulcus ventriculi (eds. H. D. BECKER, H. J. PEIPER), p. 62. Stuttgart: Thieme 1977

11. SIEWERT, R., LANKISCH, P. G.: Syndrome nach resezierenden Eingriffen am Pankreas (incl. Drainage-Operationen). Z. Gastroent. $\underline{20}$, 38 (1982)

Beeinflussung des pathogenetischen Verlaufs bei Morbus Crohn und Colitis ulcerosa durch ausschaltende Operationsverfahren und Ernährungstherapie

Von R. Winkler

Morbus Crohn und Colitis ulcerosa sind ihrem Wesen nach chronische Krankheiten, auch wenn akute Manifestationen oder Exazerbationen wie "Hot Crohn" oder noch eindrucksvoller toxisches Megakolon dramatische Akzente setzen können. Grob vereinfacht läßt sich das Geschehen durch die Merkmale der destruierenden Entzündung charakterisieren, wobei der Morbus Crohn bei prinzipieller Erkrankungsfähigkeit des gesamten Digestionstrakts eine mehr fokale, invasive Komponente, die Colitis eine mehr flächenhafte Ausbreitung aufweist.

Die in diesen Entzündungsformen sich dokumentierenden wohlbekannten morphologischen Erscheinungsbilder (vergl. auch Abb. 2 und 3) brauchen hier nicht näher erläutert zu werden; schwerwiegender und die therapeutischen Entscheidungen prägend sind die Sekundärveränderungen. Sie bedingen die Notwendigkeit operativer Intervention. In Verbindung mit tiefgreifenden Ernährungs- und konsekutiven Stoffwechselstörungen ist es das extrem hohe septische Potential, das speziell bei operativer Intervention den Krankheitsverlauf schicksalhaft prägen kann. Augenfällig offenbart sich dieses in Fisteln und/oder Abszessen, wie sie initial bei nahezu zwei Drittel der operationspflichtigen Patienten bestanden. Weniger offensichtlich, für die postoperative Heilung jedoch kaum minder bedeutend, findet sich dieses bei Stenosen in Form eines Blindsacksyndroms mit massiver bakterieller Überwucherung (4) oder nach Zusammenbruch der Schleimhautbarriere in der bakteriellen Kontamination von Lymphbahnen und Lymphknoten (3, 9). In deprimierender Weise wurde dieses Faktum offenkundig, als versucht wurde, Patienten mit toxischem Megakolon durch (Prokto)-Kolektomie zu sanieren. Die niederschmetternd hohe Letalität dieses Vorgehens (2) war nahezu obligat die Folge einer Peritonitis, auch wenn es gelang, das hochmarode Kolon ohne Wandaufbruch zu exstirpieren. Das unheilvolle Wechselspiel aus Katabolie und septischen Komplikationen erwies sich bisher als kaum auflösbarer Circulus vitiosus, der - wo nicht deletär - in einer Vielzahl der Fälle zu langwierigen komplizierten Heilungsverläufen, Reinterventionen und damit zwangsläufig auch zu enttäuschenden Spätergebnissen führte (siehe unten).

In derart leidvollen Situationen bewährt sich das Prinzip der Ausschaltungsoperationen. In ihrer methodischen Konzeption gehen sie auf Salzer (1892), einen Schüler Hocheneggs, zurück, wobei Hochenegg selbst sie als primär intendierte Maßnahme einsetzte. In ihrem Wesen sind sie auf Minimalisierung und Risikominderung des Primäreingriffs angelegt, wobei der eigentliche Entzündungsraum chirurgisch nicht angegriffen und damit eine Infektionsausbreitung in die freie Bauchhöhle vermieden wird; langfristig dienen sie der Ausheilung derartig septischer Herde

Tabelle 1. Ziele der Ausschaltungsoperation

- Verhinderung der enteralen Rekontamination von Entzündungsräumen
  Definitiv: Ausheilung von Fisteln und Abszessen
- Minimalisierung und
- Risikominderung des Primäreingriffs
- Herstellung der Exstirpationsfähigkeit durch Verbesserung
  a) des Lokalbefunds
  b) des Allgemeinzustands

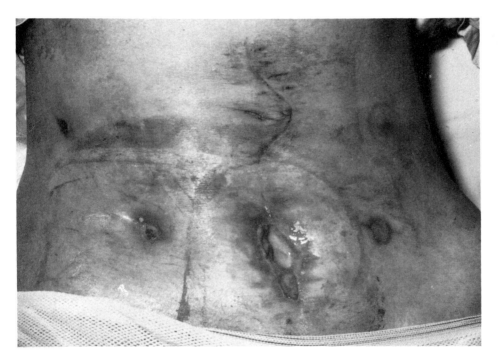

Abb. 1 a. Patient mit multiplen enterokolokutanen Fisteln bei Morbus Crohn nach ausschaltender doppelläufiger Ileostomie

und damit der Herstellung der Exstirpationsfähigkeit, begünstigt durch die oft dramatische Verbesserung des Allgemeinzustands (Tabelle 1).

Wirksam kann dieses Prinzip allerdings nur bei kompletter Ausschaltung werden, sei es bei Prozessen im linken Kolon durch ein Stoma, sei es durch eine bilaterale Ausschaltung bei höhergelegenen Darmabschnitten. Unilaterale Ausschaltungen, etwa durch Seit-zu-Seit-Ileotransversostomie, wie sie vielfach auch

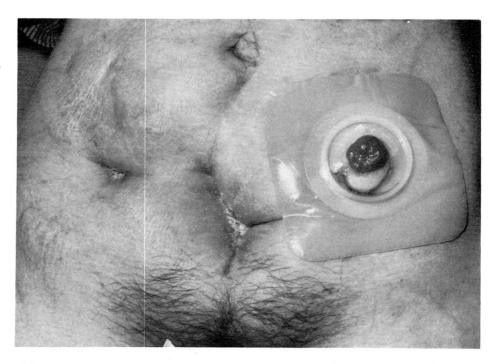

Abb. 1 b. Patient mit multiplen enterokolokutanen Fisteln bei Morbus Crohn nach ausschaltender doppelläufiger Ileostomie drei Monate postoperativ

gebräuchlich waren, sind unzureichend, bei anisoperistaltischer Anlage sogar gefährlich, da sie über einen Blind-loop-Mechanismus zu einer Verschlechterung führen können. Die Ergebnisse bei kompletter Ausschaltung sind eindrucksvoll. Insbesondere die entzündlichen Komplikationen heilen erstaunlich rasch aus (Abb. 1 a und b). Aber auch die spezifischen Reaktionen klingen ab, so daß manche Autoren wie STELZNER (9) von einem "Ausbrennen der Entzündung" gesprochen haben. Tatsächlich ist dieser Vergleich vielfach sehr zutreffend, handelt es sich doch nicht um eine Ausheilung, sondern um eine narbige Erstarrung (Abb. 2 a) mit einer weitgehenden Vernichtung der typischen Schleimhautarchitektur (Abb. 2 b). Zurück bleibt also ein funktionsuntüchtiges Rohr, dessen Wiedereinschaltung schon aus diesem Grunde nicht statthaft wäre. Parallel zu diesen Reparaturvorgängen geht eine eindrucksvolle Erholung, am deutlichsten widergespiegelt in einer medianen Gewichtszunahme von 16 kg, wobei das Maximum bei 36 kg lag.

Trotzdem kann dieser subjektiv einer Genesung gleichkommende Zustand keineswegs als stabil betrachtet werden. Schwerwiegende Exazerbationen, die in Einzelfällen sogar notfallmäßige Reintervention erforderten, sind jederzeit möglich. Besonders deutlich läßt sich dies an den gegenwärtig vorherrschenden Indikationen für eine Ausschaltung aufzeigen: den multiplen En-

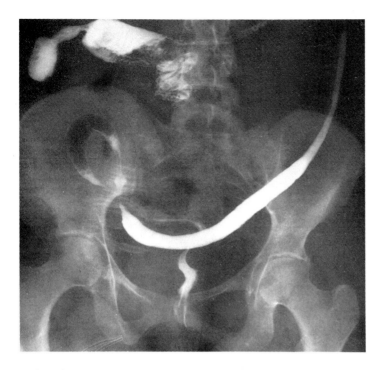

Abb. 2 a. Kolonausschaltung durch doppelläufige Ileostomie. Narbige Erstarrung und Strukturverlust bei Colitis ulcerosa

terostomien bei toxischem Megakolon und der Rektumstumpferhaltung.

Die Anlage multipler Enterostomien nach Turnbull, also die komplett ausschaltende doppelläufige Ileostomie mit Transversumgasfistel und fallweise Sigmoidostomie oder Entlastung des distalen Kolons durch ein intraoperativ hochgeleitetes Brückerohr erscheint mir gegenwärtig das sicherste Behandlungsverfahren für das toxische Megakolon. Es ist dies jedoch eine Notfallmaßnahme; die definitive Therapie ist die Intervall-(Prokto)-Kolektomie (Tabelle 2). Sie sollte nach drei bis sechs Monaten angestrebt werden, um nicht von einer akuten Exazerbation überrascht zu werden, die - so auch in dem einen Todesfall - wegen unstillbarer Hämorrhagie zu notfallmäßiger Intervention zwingen kann und damit den Therapiegewinn hinfällig macht. Allerdings, die zwei Patienten, die eine spätere Kolektomie mit Hinweis auf ihr gutes Befinden ablehnten, leben seit 11 bzw. 12 Jahren zwar mit Ileostomie, aber belassenem Kolon, ohne zwischenzeitliche Aktivitätssteigerungen der persistierenden Kolitis. Hier bleibt das Problem der karzinomatösen Entartung (7). Auch bei Patienten mit Colitis gravis, die durch konsequente konservative Therapie nicht in einen Zustand gebracht werden können, der das Risiko einer primären (Prokto)-Kolektomie vertretbar macht, ist die vorbereitende

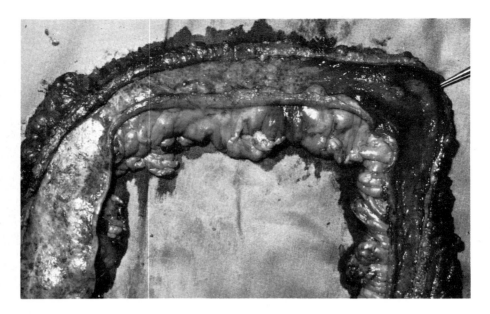

Abb. 2 b. Hochgradige Schleimhautatrophie und narbige Wandstarre im rechten Kolon, links noch fissurale Ulzerationen und Pflastersteinrelief bei Morbus Crohn (Operationspräparat nach zweimaliger Proktokolektomie)

Tabelle 2. Toxisches Megakolon. Prognose nach Turnbullscher Operation (n = 24)

Primärletalität	3
Intervall-(Prokto)-Kolektomie	19
Letalität	1
Leben mit ausgeschaltetem Kolon	2

Ileostomie zur Ausschaltung eine ausgezeichnete Methode zur Erreichung des Therapieziels, wenn auch um den Preis der Mehrzeitigkeit.

Bei Patienten mit Rektumstumpferhaltung geschah dies aus Gründen der Operationssicherheit, sei es zur Vermeidung der oft schwerwiegenden Belastungen durch die Proktektomie bei reduziertem Allgemeinzustand, sei es wegen florider perirektaler Eiterungen, deren Aufbrechen bei der Proktektomie zwangsläufig zur Kontamination der Bauchhöhle führen müßte. Bei einem derart mitbetroffenen Rektum ist eine Erhaltung auf Dauer kaum möglich, so daß fast alle Patienten, oft nach mehrjährigem Intervall (Maximum 22 Jahre), eine Stumpfexstirpation hinnehmen mußten (Tabelle 3). Anders dagegen, wenn ein makroskopisch gesundes Rektum eine Kontinenzerhaltung mit Ileorektostomie erlaubt: Bei strenger Indikation, wofür die vergleichsweise kleine

Tabelle 3. Colitis ulcerosa und granulomatosa. Prognose bei Rektumerhaltung

	n	sekundäre Proktektomie
Blindverschluß (Kolektomie + Ileostomie)	64	61
Ileorektostomie	23	2

Fallzahl Beleg sein mag, ist die Versagerquote mit nur zwei sekundären Umwandlungen in Ileostomie und Proktektomie gering. Hier, insbesondere bei ulzeröser Kolitis, einen mitigierenden Einfluß des Dünndarmstuhls, auch unter Verweis auf die überwiegend aszendierende Form der Kolitis, zu sehen und damit eine Indikationsausweitung zu begründen (1), erscheint mir angesichts unserer Unkenntnis über die Ätiologie dieser Krankheit zu spekulativ. Daß kritische Reserve unverändert angezeigt ist, belegen Rückfallraten mit Wiederholungsoperationen von über 50 % bei Morbus Crohn (5) und 20 % bei Colitis ulcerosa (7).

Will man ein Fazit der Ausschaltungsoperation ziehen, so läßt es sich in folgenden Punkten zusammenfassen:

- In Notsituationen und bei schlechten Ausgangsbedingungen unterbinden sie das Fortschreiten des Krankheitsprozesses.

- Entscheidend ist offensichtlich das Abklingen sekundär entzündlicher Komplikationen nach Ausgliederung aus den Digestionsfunktionen.

- Sie geht einher mit einer markanten körperlichen Erholung.

- Der eigentliche spezifische Krankheitsprozeß kann die Merkmale der Akuität verlieren bis zur klinischen Inapparenz. Es ist dies jedoch kein Zustand der Heilung. Die Krankheitslage bleibt instabil und kann jederzeit aufflammen.

- In summa sind Ausschaltungsoperationen damit Vorbereitungsoperationen, die eine risikoarme Sanierung der makroskopisch erkrankten Darmabschnitte erst ermöglichen, anders ausgedrückt, die komplexe chirurgische Aufgabe in weniger risikoreiche Teilschritte zergliedern. Ihr Charakteristikum und damit auch ihr gravierendster Nachteil ist der in der Mehrzeitigkeit begründete Zeitaufwand.

Von daher bot sich die Idee der funktionellen Darmausschaltung durch rückstandsfreie Diäten an, deren Resorption im proximalen Dünndarm abgeschlossen wird (8). Wer die Erfahrungen mit Ausschaltungsoperationen richtig deutet, kann demnach auch nicht erwarten, hierin eine kausale Therapie gewonnen zu haben. Soweit Mitteilungen diesen Eindruck verbreiteten, trifft die vehemente Kritik von KORETZ und MEYER (6) zu. Sieht man sie allein unter konservativen Aspekten, so kann man ihr den Rang einer supplementären Therapie zur Verbesserung des medikamentösen Ansatzes zubilligen. Wesentlich größer ist ihre Bedeutung hinsichtlich der Vorbereitung bei operationspflichtigen Krankheitsstadien und -komplikationen. Rein empirisch ist nach unseren Erfahrungen hierfür ein Behandlungszeitraum von sechs bis acht Wochen anzusetzen.

Zielgrößen für die Herstellung einer risikoarmen Operabilität sind dabei vorrangig
1. die Durchbrechung der Katabolie und
2. die Ausheilung (oder weitgehende Inaktivierung) sekundär entzündlicher Komplikationen.

Für die Praxis - und dies erscheint mir durchaus bedeutsam im Hinblick auf ihre generelle Empfehlbarkeit - sind es also rein klinische Kriterien. Streng korrelierende serologische Parameter, die insbesondere auch über eine Abkürzung der vergleichsweise langen Vorbereitungszeit entscheiden können, sind derzeit nicht verfügbar oder mißverhältnismäßig hinsichtlich Aufwand und Aussage. Das gilt insbesondere auch für die Erfassung einer bislang nur mutmaßlichen Verbesserung der Immunlage. Licht könnte hier von der Forschung über monoklonale Antikörper kommen (RAEDLER, persönliche Mitteilung).

Seit 1975 praktizieren wir in enger internistischer Kooperation, speziell mit MÜLLER-WIELAND, die funktionelle Darmausschaltung, anfangs in ausgewählten Fällen, seit 1977 generell, nachdem wir erfahren mußten, daß auch die vermeintlich positiv selektionierten und damit einer umgehenden Operation zugeführten Fälle weit ungünstiger abschnitten als die ungleich schlechter gelagerten und deshalb vorbereiteten Patienten.

In der Durchführung wird dabei so vorgegangen, daß Patienten mit den Zeichen der Dekompensation initial komplett parenteral ernährt werden und nach Stabilisation schrittweise auf enterale Ernährung umgestellt werden, während bei besserer Ausgangslage gleich enteral ernährt wird. Offenbar ist es mit diesem Programm auch gelungen, toxische Entgleisungen weitgehend zu verhindern. Wurden von 1971 bis 1975 noch 22 Patienten wegen eines toxischen Megakolons notfallmäßig operiert, waren es von 1977 bis 1983 lediglich noch vier.

Um über den erforderlich langen Vorbereitungszeitraum eine ausreichende, d. h. auch hyperkalorische Nährstoffzufuhr sicherzustellen, ist eine Applikation über Ernährungssonden erforderlich. Angesichts der Lokalisation praktisch aller Krankheitsprozesse im unteren Dünn- und Dickdarm ist bei gegebener Rückstandsfreiheit die Frage nach dem Grad der vorgegebenen Nahrungsaufschlüsselung offenbar von untergeordneter Bedeutung. Jedenfalls haben wir bei den verschiedenen geeigneten Diäten unter rein klinischen Aspekten keinen signifikanten Unterschied gesehen, wenn auch hinsichtlich der angestrebten Zielgrößen die ernährungsphysiologische Konzeption der jejunalen Ernährung mit Oligopeptiddiäten am meisten überzeugt und derzeit praktiziert wird.

Tabelle 4. Chirurgische/funktionelle Darmausschaltung. Beeinflußbarkeit von Symptomen

Symptom	Grad
Crohn- bzw. Colitis-ulcerosa-typische Läsionen	(+) - +
Fisteln	+++
Abszesse	+
nach initialer Drainage	+++
Stenose	++
Anale Läsionen	+
Hämorrhagie	0 - (+)
Toxische Dekompensation	++ - +++
Katabolie	++
Stoffwechselstörungen	+ - +++
Extraintestinale Manifestationen	(+) - +

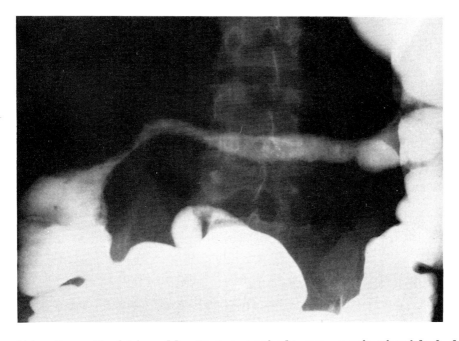

Abb. 3 a. Funktionelle Darmausschaltung. Nach Abschluß der Vorbereitungsphase sind keine wesentlichen Auswirkungen erkennbar. Unverändert persistierende Colon-transversum-Stenose bei Morbus Crohn

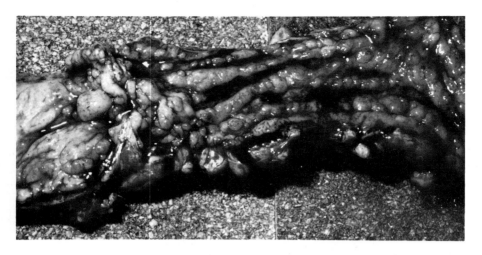

Abb. 3 b. Typische Dünndarmläsionen mit fissuralen Ulzerationsstraßen und Pflastersteinrelief bei Morbus Crohn

Die Erfahrungen mit der funktionellen Darmausschaltung entsprechen nahezu vollständig denen der operativen. Sie wirkt auf die einzelnen pathogenetischen Vorgänge und deren Symptome sehr unterschiedlich (Tabelle 4), erreicht aber die chirurgisch relevanten im erforderlichen Umfang. Dies gilt insbesondere für die Rückbildung septischer Komplikationsquellen, während die spezifischen Entzündungsvorgänge nur gering oder gar nicht beeinflußt werden (Abb. 3 a bis c). So fand sich sowohl makroskopisch als auch feingeweblich in jedem Fall noch eine markante und histologisch hochfloride krankheitstypische Entzündung. Mag sein, daß der Therapiezeitraum für deren nachdrückliche Rückbildung zu knapp bemessen war, für die operativen Resultate ist sie offensichtlich jedoch unerheblich. Dabei wird - und dies ist für die postoperative Adaptation von entscheidender Bedeutung - die morphologische und funktionelle Schleimhautstruktur der Resorptionsareale nicht nachteilig verändert (vergl. 10).

So stieg im historischen Vergleich - und angesichts der sich rasch abzeichnenden Ergebnisse scheint mir eine andere Prüfung nicht mehr zulässig - die Frequenz der unkomplizierten Heilung von 46 % auf 87 %, verminderten sich die septischen Komplikationen von 43 % auf unter 11 %, davon die schweren mit Peritonitis und Nahtinsuffizienz von 14 % auf 2 % (Tabelle 5). Analog sanken die sonstigen Zwischenfälle von 11 % auf 2 % ab. Der Rückgang der Letalität von 18 %, die zu fast drei Viertel septisch bedingt war, auf 0,6 % erscheint hiernach fast zwangsläufig. Daß diese epochale Resultatsverbesserung tatsächlich in ihrem Wesen auf die Auswirkungen der funktionellen Darmausschaltung zurückgeführt werden kann, belegen die bereits angedeuteten Erfahrungen aus der Anfangsphase. Obschon für eine sofortige Operation nur Patienten in gutem Allgemeinzustand

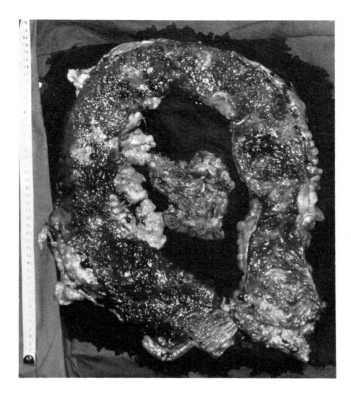

Abb. 3 c. Schwere Colitis ulcerosa. Deutlich erkennbar der geringe Einfluß auf die hämorrhagische Komponente. Im Zentrum Anorektalportion

und mit nichteitrigen Komplikationen wie Stenosen, therapierefraktärer Verlauf und anderes ausgewählt wurden, waren deren Ergebnisse bei 31 Patienten mit 42 % septischen Verläufen, darunter 19 % mit Peritonitis, und einer Letalität von 16 % praktisch identisch mit den herkömmlichen Resultaten.

Schlußfolgerung

Die funktionelle Darmausschaltung kann die operative Darmausschaltung praktisch vollwertig ersetzen. Im pathogenetischen Ablauf bedeutet das Auftreten oder Ausufern sekundär entzündlicher Komplikationen einen Paradigmawandel in der Dignität und damit der therapeutischen Beherrschbarkeit chronisch entzündlicher Darmkrankheiten vom Typ Morbus Crohn und Colitis ulcerosa.

Sie implizieren die Notwendigkeit chirurgischer Interventionen, deren Komplikationsträchtigkeit sie prägen. Dadurch, daß ihnen im wahrsten Wortsinne der Nährboden entzogen wird, erreicht der

Tabelle 5. Chirurgische Therapie von Colitis ulcerosa und Morbus Crohn

Frühergebnisse:				
Postoperativer Verlauf	ohne Vorbehandlung (1966 - 1975)		mit Vorbehandlung (1978 - 1983)	
Gesamtzahl	125	100 %	164*	100 %
Unkompliziert	57	45,6 %	143	87,2 %
Per secundam Heilung				
Abszeß, Fistel	36	28,8 %	15	9,1 %
Peritonitis	18	14,4 %	3	1,8 %
Sonstige	14	11,2 %	3	1,8 %
Todesfälle	23	18,4 %	1	0,6 %
davon septisch	16	12,8 %	1	0,6 %

* Davon primär septisch (Fisteln, Abszesse): 94 (= 57,3 %)

chirurgische Eingriff erst jene Risikoarmut, die ihn des Charakters einer Ultima-ratio-Maßnahme entkleidet und in den Rang eines souveränen Behandlungsverfahrens bei anders nicht beherrschbaren Komplikationen einer primär gutartigen Krankheit hebt. Es würde allerdings der therapeutischen Logik widersprechen, hierin auch eine Möglichkeit zur Ausweitung des Indikationsrahmens zu erblicken: Das Primat der konservativen Therapie bleibt unbestritten. Nur der Entschluß, eine unhaltbar gewordene konservative Therapieposition aufzugeben, wird wesentlich erleichtert. In der Realisation der von Asclepiades formulierten therapeutischen Idealforderung, sie sei "sicher, schnell und angenehm", bedeutet die Entwicklung der funktionellen Darmausschaltung eine neue und entscheidend wesentliche Wegmarke.

Literatur

1. AYLETT, S. O.: Ileorectal anastomosis: review 1952 - 1968. Proc. R. Soc. Med. 64, 967 (1971)

2. EWERWAHN, W. J., WINKLER, R.: Die zweizeitige chirurgische Therapie der akuten komplizierten Colitis ulcerosa. Dtsch. med. Wschr. 102, 860 (1975)

3. GIERHAKE, F. W.: Postoperative Wundheilungsstörungen. Berlin, Heidelberg, New York: Springer 1970

4. GOLDSTEIN, F.: Mechanism of malabsorption and malnutrition in the blind loop syndrome. Gastroenterology 61, 780 (1971)

5. HAWLEY, P. R.: Recurrent Crohn's disease and complications. In: Entzündliche Erkrankungen des Dünn- und Dickdarms (eds. F. P. GALL, H. GROITL). Erlangen: Perimed 1982

6. KORETZ, R. L., MEYER, J. H.: Elemental diets - facts and fantasies. Gastroenterology $\underline{78}$, 393 (1980)

7. MANN, C. V.: Total colectomy and ileo-rectal anastomosis for non-urgent ulcerative colitis. In: Entzündliche Erkrankungen des Dünn- und Dickdarms (eds. F. P. GALL, H. GROITL). Erlangen: Perimed 1982

8. STEINHARDT, H. J., HACKER, H. W., HOFFMANN, R., MALCHOW, H.: Absorption ballaststofffreier Diäten im Dünndarm. In: Ernährungstherapie in der Gastroenterologie (eds. H. MALCHOW, H. PETERS, C. E. ZÖCKLER). Klinische Ernährung (eds. F. W. AHNEFELD, E. HOLM, G. KLEINBERGER), Bd. 4, p. 14. München: Zuckschwerdt 1981

9. STELZNER, F.: Die chirurgische Behandlung und Begutachtung der Kolitis. In: Colitis ulcerosa und granulomatosa (eds. C. KRAUSPE, K. MÜLLER-WIELAND, F. STELZNER). München, Berlin, Wien: Urban & Schwarzenberg 1972

10. WILLIAMSON, R. C. N.: Intestinal adaptation. New Engl. J. Med. $\underline{298}$, 1393 und 1444 (1978)

Zusammensetzung und Differentialindikation der in der Klinik angewandten Nährgemische

Von H. Lochs

I Forderungen an Nährgemische

Die hier besprochenen Nährgemische finden zur Behandlung von Patienten Verwendung, die entweder nicht schlucken können (z. B. wegen neurologischer Erkrankungen, Ösophagusstenosen oder Koma) oder deren Verdauungstrakt erkrankt ist, so daß sie normale Kost nicht ausreichend resorbieren (z. B. Kurzdarmsyndrom, Morbus Crohn, Pankreatitis). Entsprechend diesen Indikationsgebieten sind an diese Nährgemische bestimmte Forderungen zu stellen:

a) Die Nährgemische müssen homogen und sondengängig sein. Das kann durch flüssige Gemische, aber auch durch leicht in Wasser dispergierbare Pulver gegeben sein.

b) Die Nährgemische sollen voll bilanziert sein, d. h. sie müssen alle zur Ernährung erforderlichen Stoffe in geeigneter Relation enthalten.

c) Die Nährgemische müssen mikrobiologisch einwandfrei sein, d. h. sie dürfen keine pathogenen Keime enthalten.

d) Die Nährgemische sollen laktosefrei sein, da auch in Mitteleuropa die Häufigkeit der Laktoseintoleranz bei ca. 10 % der Bevölkerung liegt und deshalb bei laktosehaltigen Nährgemischen mit einer höheren Frequenz von Durchfällen zu rechnen ist.

e) Die Zugabe von Schlackenstoffen ist aus technischen Gründen nur in ganz geringem Ausmaß möglich, da sonst die Sondengängigkeit der Nährgemische beeinträchtigt ist. Außerdem sind Schlackenstoffe bei den oben erwähnten Indikationen nicht erforderlich.

II Zusammensetzung der derzeit im Handel befindlichen Nährgemische

In Tabelle 1 ist die Zusammensetzung der derzeit im Handel befindlichen Nährgemische angegeben. Üblicherweise werden die Nährgemische entsprechend ihrer chemischen Zusammensetzung in nährstoffdefinierte Diäten (NDD), modifiziert nährstoffdefinierte Diäten und sogenannte chemisch definierte Diäten (CDD) eingeteilt.

Tabelle 1a. Chemisch definierte Diäten (Quelle: „Grüne Liste" 1980, Herstellerangaben) Angaben pro 1000 kcal (= 4200 kJ)

	Protein als L-Aminosäuren		Protein als definierte Oligopeptide	
	AKV (Fresenius)	BSD 1800 (Pfrimmer)	Peptisorb (Pfrimmer)	Salvipeptid (Salvia)
Nährstoffrelation (Energie %) EW:F:KH	9:7:84	18:1:81	18:12:70	13:11:76
Eiweiß (g)	22 L-Aminosäuren	45 L-Aminosäuren	45 definierte Oligopeptide L-Aminosäuren	33 definierte Oligopeptide L-Aminosäuren
Fett (g)	8	1	14	12
Linolsäure	4	1	4	–
MCT	1	–	8	–
Kohlenhydrate (g)	212	208	175	190
Mono-, Disaccharide	69	17	8	–
Laktose	–	–	2	–
Oligo-, Polysaccharide	143	191	165	–
Osmolarität (mosm/l H$_2$O)	keine Angaben	578	400	450
Nährstoffdichte 1 kcal/ml				
Balaststoffe (g)	∅	∅	∅	∅

Tabelle 1b. Modifizierte nährstoffdefinierte Diäten (Quelle: „Grüne Liste" 1980, Herstellerangaben) Angaben pro 1000 kcal (= 4200 kJ)

	Berodiät S (Boehringer Ingelheim)	Biosorbin MCT (Pfrimmer)	Meritene-MCT (Wander)	Portagen (Mead Johnson)
Nährstoffrelation (Energie %) EW:F:KH	12:26:62	20:30:50	25:43:32	14:42:44
Eiweiß (g)	29 Milch- und Sojaprotein	49 Milchprotein + Kasein + Zystin	64 Milchprotein	34 Kasein
Fett (g)	29	33	47	46
Linolsäure	11	5	4	–
MCT	12	26	38	46
Kohlenhydrate (g)	155	123	81	112
Mono-,Disaccharide	26	11	1,8	112
Laktose	2	1	63	–
Oligo-,Polysaccharide	127	111	16	–
Osmolarität mosm/l	276	240	407	keine Angaben
Nährstoffdichte 1 kcal/ml				
Ballaststoffe (g)	∅	∅	∅	∅

Tabelle 1c. Instantisierte nährstoffdefinierte Diäten (Quelle: „Grüne Liste" 1980, Herstellerangaben) Angaben pro 1000 kcal (= 4200 kJ)

	Biosorb (Pfrimmer)	Fresubin (Fresenius)	Nutricomp (B. Braun)	Meritene (Wander)	Sonana pikant (Humana)	Sonana süß (Humana)	Precitene (Wander)	Precitene-N (Wander)	Survimed (Fresenius)
Nährstoffrelation (Energie %) EW:F:KH	16:36:48	14–15: 10–16: 69–76	18:24:58	35:9:56	25:32:43	22:30:48	11:8:81	21:8:71	14:9:77
Eiweiß (g)	40 Milchprotein + Kasein	35 Mischprotein Milch, Soja, Fleisch	44 Milch + Sojaprotein + Zystin	89 Milch-protein	62 Milch-protein + Kasein	55 Milch-protein + Kasein	27 Eiklar-protein	54 Eiklar-protein	35 Milch, Soja, Fleisch, Protein teilabgebaut
Fett (g)	40	7–18	27	10	35	33	9	9	9
davon Linolsäure	27	4	15 (4 g MCT)	4	17	17	4	4	6
Kohlenhydrate (g)	117	171–195	145	139	108	125	201	175	194
Mono-, Disaccharide (ohne Laktose)	9	0,6–15	12	1	17	99	31	28	9–12
Laktose	15	16–31	1	133	57	26	–	–	2
Oligo-, Polysaccharide	93	92–164	132	5	34				
Osmolarität (mosm/l)	290	keine Angaben	205	736	keine Angaben	keine Angaben	170	147	148–180
Nährstoffdichte 1 kcal/ml							495	462	400
Ballaststoffe (g)	∅	∅	∅	∅	∅	∅	∅	∅	∅

Tabelle 1d. Flüssige nährstoffdefinierte Diäten (Quelle: „Grüne Liste" 1980, Herstellerangaben) Angaben pro 1000 kcal (= 4200 kJ)

	Biosorb Sonde (Pfrimmer)	Clinifeed 400 (Casella Riedel)	Clinifeed 500 (Casella Riedel)	Clinifeed LL5 (Casella Riedel)	Fresubin flüssig (Fresenius)	Meritene flüssig (Wander)	Nutri-comp F (B. Braun)	Nutro-Drip (Wander)	Sokoham (Hameln)
Nährstoffrelation (Energie %) EW:F:KH	16:36:48	15:30:55	24:20:56	18:27:55	15:30:55	34:19:46	17:24:59	16:36:48	14:40:46
Eiweiß (g)	40 Milchprotein + Kasein	38 Milcheiweiß	59 Milchprotein	45 Fleisch + Sojaprotein	38 Milch- + Sojaprotein	82 Milchprotein	43 Milch- + Sojaprotein	40 Fleisch + Milch Gemüse	36 Milchprotein
Fett (g)	40	33	22	39	34	20	26	40	44
davon Linolsäure	27	keine Angaben	4	keine Angaben	18	10	15 (4 g MCT)	13	25
Kohlenhydrate (g)	118	147	140	138	138	112	149	120	112
Mono-,Disaccharide	5	46	48	28	35	keine Angaben	12	15	9
Laktose	15	25	10	–	–		1	23	–
Oligo-,Polysaccharide	98	76	82	110	102		136	82	103
Osmolarität (mosm/l)	250	740	810	590	300	625 (mosm/kg)	340	314	keine Angaben
Nährstoffdichte 1 kcal/ml	∅	∅	∅	∅	∅	∅	∅	6,0	∅
Ballaststoffe (g)	∅	∅	∅	∅	∅	∅	∅	∅	26

1. Nährstoffdefinierte Diäten

Bei nährstoffdefinierten Diäten wird als Eiweißquelle Milch-, Soja-, Eiklar- oder auch Fleischprotein verwendet. Als Kohlenhydrat wird Maltodextrin verwendet, jedoch wird zur Geschmackskorrektur zusätzlich Saccharose beigegeben. Einzelne Nährgemische enthalten außerdem Laktose. Der Fettanteil besteht im allgemeinen aus Pflanzenölen. Nährstoffdefinierte Diäten werden meist in Form von sterilen Flüssigkeiten in Flaschen zu 200 oder 500 ml angeboten. Einzelne Präparate liegen jedoch auch als Pulver vor. In Anbetracht der größeren mikrobiologischen Sicherheit sind Flüssigpräparate vorzuziehen. Die Osmolarität der nährstoffdefinierten Diäten liegt um 300 mosmol/l. Der Geschmack ist gut korrigierbar, so daß diese Diäten auch ohne Sonde vom Patienten getrunken werden können.

2. Modifiziert nährstoffdefinierte Diäten

Die modifiziert nährstoffdefinierten Diäten unterscheiden sich von der ersten Gruppe im wesentlichen dadurch, daß die Fettkomponente teilweise durch mittelkettige Triglyzeride ersetzt ist. Dies bietet bei Pankreaserkrankungen oder anderen Fettresorptionsstörungen gewisse Vorteile (12, 13), sonst sind die modifizierten NDD der Gruppe 1 praktisch ident.

3. Chemisch definierte Diäten (CDD)

Als CDD der ersten Generation werden Nährgemische bezeichnet, deren Stickstoffanteil aus synthetischen Aminosäuren besteht. Bei den CDD der zweiten Generation werden als Stickstoffanteil Eiweißhydrolysate verwendet, bei denen 80 % als Oligopeptide vorliegen sollen. Der Kohlenhydratanteil ist ebenso wie bei den NDD Maltodextrin. Der Fettanteil ist prozentual geringer als bei den NDD. Geschmacklich sind die CDD schlecht oder nicht mehr korrigierbar, so daß sie nur mehr über Sonde appliziert werden können. Die Bezeichnung CDD ist nicht korrekt, da lediglich bei den CDD der ersten Generation der Stickstoffanteil wirklich chemisch definiert war. Weder der Kohlenhydrat- noch der Fettanteil waren jedoch exakt chemisch definiert. Bei den CDD der zweiten Generation ist nicht einmal der Stickstoffanteil chemisch definiert, da es keine genauen Analysen über die in den Nährgemischen vorhandenen Peptide gibt. Da der Name jedoch eingeführt ist, soll er hier weiter verwendet werden.

III Differentialindikation der einzelnen Nährgemische

Die Differentialindikation kann abhängig von der Erkrankung, aber auch von der Applikationsform sein. Im folgenden soll anhand einiger Beispiele die Differentialindikation der einzelnen Diäten dargestellt werden.

1. Schluckstörungen

Schluckstörungen bei sonst funktionierendem Gastrointestinaltrakt sind die Hauptindikation für NDD. Die Verabreichung kann oral erfolgen oder über eine nasogastrale Sonde. NDD eignen sich nicht zur Applikation durch duodenale oder jejunale Sonden, da es hierbei zu einer Phasenverschiebung zwischen der Ausschüttung von Verdauungsfermenten und der Applikation der NDD kommt, d. h. die Verdauungsfermente werden in das Duodenum ausgeschüttet, während die NDD bereits im Jejunum ist. Dadurch ist eine sichere Resorption nicht gewährleistet. Die Applikation über die gastrale Sonde kann sowohl kontinuierlich mittels einer Pumpe oder mit Schwerkraft als auch diskontinuierlich im Bolus erfolgen (4, 5). Die kontinuierliche Applikation ist besser verträglich und verursacht weniger Komplikationen, wie Durchfälle, Erbrechen und Übelkeit (6). Entleerungsstörungen des Magens bei kontinuierlicher Applikation, wie sie ursprünglich befürchtet wurden, treten nicht auf.

2. Pankreatitis, Pankreasinsuffizienz

Bei akuter Pankreatitis sollen nur Ernährungsformen angewandt werden, die keine Stimulation der exkretorischen Pankreassekretion bewirken. Verschiedene Autoren haben den Einfluß von Sondendiäten auf die exkretorische Pankreassekretion untersucht. Es zeigte sich, daß die Applikation von CDD in den Magen zu einer erheblichen Volumenzunahme der Pankreassekretion, jedoch lediglich zu einer geringen Zunahme der Enzymkonzentration führte (7). Die Applikation von CDD ins Jejunum beeinflußt die exokrine Pankreassekretion nicht (1, 11). Im Tierexperiment konnte gezeigt werden, daß der Enzymgehalt des Pankreasgewebes durch die Ernährung mit CDD nicht verändert wird (14). Aus diesen Untersuchungen kann geschlossen werden, daß die Ernährung mit CDD über eine jejunale Sonde auch bei akuter Pankreatitis durchgeführt werden kann.

Bei Pankreasinsuffizienz steht die Fettverdauungsstörung im Vordergrund. Diese Fettverdauungsstörung kann durch die Gabe von mittelkettigen Triglyzeriden teilweise überwunden werden (12). Bei Patienten mit Malnutrition wegen Pankreasinsuffizienz kann der Versuch einer zusätzlichen Ernährung mit CDD gemacht werden, um den Ernährungszustand zu verbessern.

Es konnte gezeigt werden, daß die Pankreassekretion durch CDD wesentlich weniger stimuliert wird als durch Nahrungsmittelhomogenate (10). Da CDD bei diesen Patienten als adjuvante und nicht als ausschließliche Ernährung verwendet werden, wäre eine Applikation ohne Sonde wünschenswert. Dies bereitet jedoch erfahrungsgemäß wegen des schlechten Geschmacks der CDD erhebliche Schwierigkeiten.

Beim Pankreaskarzinom kommt es ähnlich wie bei der chronischen Pankreatitis durch die Nahrungsaufnahme zur Schmerzauslösung. Dieser Schmerz kann durch Ernährung mit CDD wesentlich vermindert werden (8).

Tabelle 2. Differentialindikation der einzelnen Nährgemische

Digestion + Resorption	Applikationsform	Diät
normal ↓ eingeschränkt	oral gastral (Sonde)	NDD modifizierte NDD
normal	jejunal (Jejunalkatheter)	CDD
eingeschränkt	duodenal (Sonde) jejunal	CDD

3. Morbus Crohn, Colitis ulcerosa

Bei Morbus Crohn und Colitis ulcerosa kommt es häufig zum Auftreten von Malnutrition, die einerseits durch verminderte Nahrungsaufnahme wegen nahrungsabhängiger Beschwerden, andererseits durch vermehrte gastrointestinale Verluste bedingt sein kann. In der Remissionsphase kann bei Morbus Crohn eine Verbesserung erreicht werden (3). In der akuten Phase des Morbus Crohn wird die Verwendung von CDD empfohlen (9). Die Applikation erfolgt kontinuierlich über eine nasoduodenale Sonde (9). Bei Colitis ulcerosa ist der Wert der Sondennahrung beschränkt (2).

Außer der Erkrankung des Patienten können auch die Applikationsform und der Applikationsort der Diät als Entscheidungskriterium für die Differentialindikation herangezogen werden. Nährstoffdefinierte Diäten und modifizierte nährstoffdefinierte Diäten sind geschmacklich soweit korrigierbar, daß sie über längere Zeit oral eingenommen werden können. Chemisch definierte Diäten sind geschmacklich so schlecht, daß sie oral nur in ungenügender Menge eingenommen werden können. Bei Applikation von chemisch definierten Diäten in den Magen kommt es durch Reflux zu störenden Geschmacksempfindungen, so daß sie sich auch für diese Applikationsform nur schlecht eignen. Nährstoffdefinierte Diäten hingegen eignen sich nicht für die duodenale oder jejunale Applikation. Bei postoperativer Ernährung über einen Jejunalkatheter müssen also auch bei sonst funktionierendem Darm chemisch definierte Diäten verwendet werden. In Tabelle 2 sind die Entscheidungskriterien zur Differentialindikation der einzelnen Diätformen nochmals zusammengefaßt.

Literatur

1. CASSIM, M. M., ALLARDYCE, D. B.: Pancreatic secretion in response to jejunal feeding of elemental diet. Ann. Surg. 180, 228 (1974)

2. DICKINSON, R. J., ASHTON, M. G., AXON, A. T. R., et al.: Controlled trial of intravenous hyperalimentation and total bowel rest as an adjunct to the routine therapy of acute colitis. Gastroenterology 79, 1199 (1980)

3. HARRIES, A. D., DENIS, V., HEATLEY, R. V., et al.: Controlled trial of supplemented oral nutrition in Crohn's disease. Lancet 1983 I, 887

4. HEITKEMPER, M. E., MARTIN, D. L., HANSEN, B. C., HANSON, R., VANDERBURG, V.: Rate and volume of intermittent enteral feeding. J. parent. Nutr. 5, 125 (1981)

5. HIEBERT, J. M., BROWN, A., ANDERSON, R. G., HALFACRE, S., RODEHEAVER, G. T., EDLICH, R. F.: Comparison of continuous vs. intermittent tube feeding in adult burn patients. J. parent. Nutr. 5, 73 (1981)

6. JONES, B. J. M., PAYNE, S., SILK, D. B. A.: Indications for pump-assisted enteral feeding. Lancet 1980 II, 1057

7. KEITH, R. G.: Effect of a low fat elemental diet in pancreatic secretion during pancreatitis. Surg. Gynec. Obstet. 151, 337 (1980)

8. KEYMLING, M.: Die Bedeutung von Formuladiäten zur Analgesie schwerer Schmerzzustände bei chronischen gastrointestinalen Erkrankungen. Infusionstherapie 11, 69 (1984)

9. LOCHS, H., EGGER-SCHÖDL, M., PÖTZI, R., KAPPEL, Ch., SCHUH, R.: Enterale Ernährung - eine Alternative zur parenteralen Ernährung in der Behandlung des Morbus Crohn? Leber Magen Darm 14, 64 (1984)

10. NIDON, N., HERKETSWEILER, P., BUBEL, J., et al.: Effect of continuous jejunal perfusion of elemental and complex nutritional solutions on pancreatic enzyme secretion in human subjects. Gut 19, 194 (1978)

11. RAGINS, H., LEVENSON, M., SIGNET, R., et al.: Intrajejunal administration of an elemental diet at neutral pH avoids pancreatic stimulation. J. Surg. 126, 606 (1976)

12. SAILER, D., BERG, G.: Mittelkettige Triglyceride - Klinische Physiologie und Anwendung. Z. Ernährungsw. 13, 6 (1974)

13. SAILER, D., BERG, G.: Mittelkettige Triglyceride als Bestandteil einer Formuladiät. In: Grundlagen und Aspekte der parenteralen und Sondenernährung (eds. ECKART, HEUCKENKAMP, WEINHEIMER), p. 120. Stuttgart: Thieme 1978

14. TRAVERSO, L., ABOU-ZAMZAM, A. M., MAXWELL, D. S., et al.: The effect of total parenteral nutrition or elemental diet on pancreatic proteolytic activity and ultrastructure. J. parent. Nutr. 5, 436 (1981)

Übersichten

KLEINBERGER, G., DÖLP, R.: Basis der parenteralen und enteralen Ernährung. Klinische Ernährung, Bd. 10. München, Bern, Wien: Zuckschwerdt 1982

LOCHS, H., SAILER, D.: Enterale Ernährungstherapie. Klinische Ernährung, Bd. 12. München, Bern, Wien: Zuckschwerdt 1983

Die Rolle der Ballaststoffe in der Ernährung – diätetische Möglichkeiten mit Guar

Von K. Huth

Als ich um einen Beitrag für diesen Workshop gebeten wurde, lautete das Thema zunächst "Die Rolle der Ballaststoffe in der künstlichen Ernährung - Funktionen und Indikationen". Tatsächlich ist die damit aufgeworfene Frage, inwieweit Ballaststoffe für die künstliche Ernährung von Bedeutung sind, heute noch nicht zu beantworten.

Als ich 1954 bei LANG Physiologische Chemie hörte, vertrat dieser große Ernährungswissenschaftler die Auffassung, daß Faserstoffe einen überflüssigen Ballast der menschlichen Nahrung darstellen. Heute möchten wir die Frage nach der biologischen Bedeutung von Ballaststoffen anders beantworten. Nicht nur epidemiologische Befunde, sondern auch experimentelle Untersuchungen und erste klinische Langzeiterfahrungen sprechen dafür, daß die Ballaststoffe von Ernährungswissenschaft und Medizin lange Jahre zu Unrecht vernachlässigt wurden.

Definition

Unter Ballaststoffen versteht man diejenigen Bestandteile von Zellwänden pflanzlicher Lebensmittel, die als Gerüst- und Speichersubstanz dienen. Sie werden von den Verdauungsenzymen des Menschen nicht und von der Darmflora nur teilweise in resorbierbare Bruchstücke verwandelt. Synonyma für den Begriff Ballaststoffe sind Pflanzenfaserstoffe, Füll- und Quellstoffe, unverdauliche Polysaccharide, Schlackenstoffe und Regulationsstoffe. Diese Begriffe scheinen mir jedoch durchweg weniger zutreffend als die Bezeichnung "Ballaststoffe", obgleich dem Wort Ballast etwas Negatives anhängt. Der Begriff Pflanzenfasern ist deshalb nicht gerechtfertigt, weil die meisten Ballaststoffe, wie das besonders interessante Guar, keine Faserstruktur bilden. Der wichtigste Faserstoff unter den Polysacchariden ist die Zellulose. Die Bezeichnung "unverdauliche Polysaccharide" läßt unberücksichtigt, daß Lignin ein Polyphenylpropan ist. Die Mehrzahl der Ballaststoffe kann in großem Umfang bakteriell abgebaut werden, so Zellulose zu 30 - 50 %, Kleie zu 30 - 40 % und Guar zu 70 - 80 % (15).

Ballaststoffe in unserer Nahrung

Der Verzehr an ballaststoffliefernden Lebensmitteln ist bei uns in den letzten 100 Jahren erheblich zurückgegangen. Dabei muß man wissen, daß die quantitativ wichtigsten Ballaststoffe Zellulose, Hemizellulose und Lignin vor allem in Getreide und Gemüse vorkommen, Pektin in Obst. In den letzten 100 Jahren stieg der Verzehr an ballaststofffreien Nahrungsmitteln auf

durchschnittlich das Sechsfache, der von Zucker sogar auf das
16fache, derjenige von Fett und Eiern auf das Vierfache. Unsere Vorfahren ernährten sich ähnlich, wie das heute noch in den
sogenannten Entwicklungsländern üblich ist. Derzeit liegt der
tägliche Ballaststoffverzehr in der Bundesrepublik Deutschland
bei 24 g. Darin sind bereits die Zusatzstoffe berücksichtigt,
die zur Verbesserung der Lebensmitteltechnologie benutzt werden. Sie dienen als Emulgatoren, Stabilisatoren, Gelier-, Binde-
und Dickungsmittel. Guar spielt unter den technisch nützlichen
Ballaststoffen eine besondere Rolle, wie die Zusammenstellung
von FELDHEIM zeigt (2).

Eigenschaften der Ballaststoffe

Hinter dem Wort "Ballaststoffe" versteckt sich nicht nur die
Rohfaser alter Nomenklatur, sondern auch eine Vielzahl ganz unterschiedlicher chemischer Verbindungen. Wie man der Tabelle
von LEITZMANN entnehmen kann (Tabelle 1), sind die Grundbausteine der Ballaststoffe nicht nur einfache Zucker und Phenylpropan, sondern auch Uronsäuren und Schwefelsäure. Je nach
Wasserbindungskapazität kann man die nichtquellfähigen Füllstoffe von den quellfähigen Hydrokolloiden (Quellstoffe) unterscheiden.

Die Wasserbindung der Polysaccharide ist die für ihre biologische Wirkung besonders wichtige physikalische Eigenschaft der
Hydrokolloide. Es bilden sich viskose kolloidale Lösungen oder
Gele. Die Wasserbindungskapazität von Guar ist mit einer Quellungszahl von 36 ml/g deutlich größer als z. B. diejenige von
Pektin mit 12,3 ml/g. Die Quellungszahl von Weizenkleie liegt
bei 3,5 - 4 ml/g.

Biologische Ballaststoffwirkungen

Die Beachtung, die heute den Ballaststoffen geschenkt wird,
geht im wesentlichen auf die Engländer BURKITT und TROWELL zurück. Sie beobachteten, daß die Einwohner des ländlichen Afrikas nur selten an westlichen Zivilisationskrankheiten leiden.
Danach stellten sie die Hypothese auf, daß der bei uns übliche
geringe Ballaststoffgehalt der Kost im wesentlichen zu zwei
Ernährungsstörungen führt:

1. zu einem Überschuß an Nahrungsenergie mit den Folgen Adipositas, Diabetes mellitus, Hypercholesterinämie, Arteriosklerose und Gallensteinen;
2. zu Obstipation mit den Folgen Divertikulose, Hämorrhoiden,
   Varizen, Hernien und Kolonkarzinom.

Dagegen bewirkt die Wasserbindung der Ballaststoffe ein erhöhtes Stuhlvolumen, das leichter im Dickdarm transportiert und
nach kürzerer Transitzeit abgesetzt werden kann. Der intestinale Druck ist bei einem höheren Ballaststoffgehalt geringer,
so daß Obstipation und Divertikulose verhindert werden. Es kommt
seltener zur Ausbildung von Hämorrhoiden. Eine geringere Kolon-

Tabelle 1. Chemische Zusammensetzung der Ballaststoffe (Nach 8)

Bezeichnung (Herkunft)	Grundbausteine	primär funktionelle Gruppen
Zellulose (alle Pflanzen)	Glukose	-OH -OH$_3$ -OH$_2$ -COOH
Hemizellulosen (alle Pflanzen)	Glukose Mannose Galaktose Uronsäure Xylose Arabinose	-OH -COOH
Pektine (besonders Äpfel, Zitrusfrüchte)	Galakturonsäure Rhamnose Galaktose Arabinose	-OH -COOH -CONH$_2$ -CONH$_3$
Lignine (viele Pflanzen)	Phenylpropane	-OH -OCH$_3$
Algenpolysaccharide (Meeresalgen) Agar Carrageen Furcellaran Alginsäure Alginate	Galaktose Mannuronsäure Guluronsäure -SO$_3$H	-OH -COOH
Pflanzenschleime (Leguminosensamen) Carubin Guaran	Mannose Galaktose	-OH
Pflanzengummis (Baumexsudate) Gummi arabicum Traganth	Galaktose Glukuronsäure Rhamnose Arabinose	-OH -COOH

karzinomrate wird bei höherem Ballaststoffgehalt der Nahrung diskutiert. Aufgrund adsorptiver Eigenschaften der Ballaststoffe können toxische Nahrungsbestandteile und eventuell auch Kanzerogene adsorbiert werden.

Diese sogenannte Ballaststoffhypothese konnte inzwischen im Hinblick auf die Wirkung des Ballaststoffs Guar auf Diabetes mellitus und Hyperlipoproteinämie weiter gestützt werden.

1976 publizierten wir unsere Untersuchungen über die Verbesserung der Glukosetoleranz durch Gabe von 12 g Guarmehl. Bei 25 Patienten der Inneren Abteilung des Frankfurter Diakonissen-Krankenhauses fanden wir eine signifikante Änderung der Blutzuckerkurve mit einer Senkung der Werte nach 30 und 60 min und

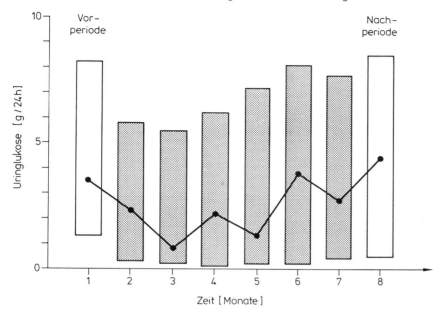

Abb. 1. Wirkung von Guar (Glucotard = BM 03.003) in einer Dosierung von 3mal 5 g täglich auf die Harnzuckerausscheidung bei 18 Patienten mit Typ-II-Diabetes. Ein signifikanter Abfall findet sich im Friedman- und paarweisen Wilcoxon-Test für verbundene Stichproben gegenüber der Vor- und Nachperiode innerhalb der ersten zwei Therapiemonate (14)

einer geringeren hypoglykämischen Nachschwankung nach 180 und 240 min (17). Noch eindrucksvoller war der Effekt des Guarmehls auf die Blutgalaktose bei Gabe von 12 g Guarmehl zusammen mit 100 g Galaktose. Der Vergleich von Guar mit anderen Quellstoffen, z. B. mit Carubin (Johannesbrotkernmehl, Nestargel), Carrageen und Zellulose, ergab, daß Guar entsprechend seiner Wasserbindungskapazität am wirksamsten ist. Die Viskosität einer 1%igen Lösung von Guar bei 25 °C liegt bei 4.200 cps, diejenige von Carubin bei 100 und diejenige z. B. von Natriumalginat bei 2.000 cps (18).

Die gleiche Beobachtung wie wir publizierten im gleichen Jahr JENKINS und Mitarbeiter (6) in England; darüber hinaus hatte diese Gruppe schon früher eine signifikante Senkung des Serumcholesterins durch Guar gefunden (5).

Klinische Erfahrungen mit der Guartherapie

Inzwischen konnte in zahlreichen klinischen Studien über sechs bis 12 Monate belegt werden, daß sich Guar als Adjuvans der Diabetestherapie eignet. Es kommt zu einer signifikanten Senkung des Nüchternblutzuckers und der postprandialen Blutzucker-

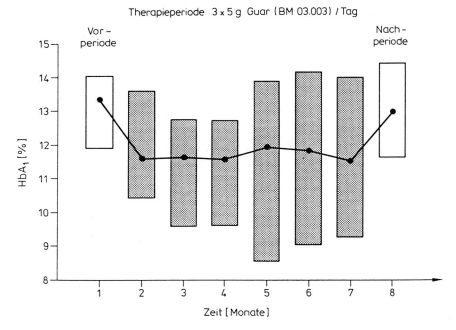

Abb. 2. Wirkung von Guar (Glucotard = BM 03.003) in einer Dosierung von 3mal 5 g täglich auf HbA_1-Glukose bei 18 Patienten mit Typ-II-Diabetes. Ein signifikanter Abfall findet sich im Friedman- und paarweisen Wilcoxon-Test für verbundene Stichproben während sämtlicher Therapiemonate sowohl gegenüber der Vorperiode als auch der Nachperiode. Die Säulen entsprechen jeweils dem Interquartilbereich (14)

werte, zu einer Abnahme der Harnzuckerausscheidung (Abb. 1) und zu einer Senkung des Gesamtcholesterins. Das Körpergewicht ändert sich bei Guargabe nicht, obgleich die Patienten regelmäßig berichten, daß sie eher satt sind. SCHÜLER-SCHNEIDER fand in einer Achtmonatsstudie, daß auch der Langzeitparameter HbA_1-Glukose durch Guar signifikant gesenkt werden kann (Abb. 2) (14).

Obgleich in manchen Studien subjektive Nebenwirkungen mit einer Häufigkeit von 30 % angegeben wurden, zwangen die auch von SCHÜLER-SCHNEIDER beobachteten unerwünschten Begleiterscheinungen keinen seiner Patienten, die Medikation einzustellen. Meteorismus, Übelkeit und Durchfall verschwanden im allgemeinen innerhalb weniger Tage.

Erst kürzlich wiesen RANFT und IMHOFF (11) darauf hin, daß Guar in Minitablettenform (Glucotard) zu einer Obstruktion des distalen Ösophagus führen kann, wenn eine Ösophagitis vorliegt und der Genuß von hochprozentigem Alkohol (38%ig) zur Ausbildung eines besonders festen Guarbolus führt.

Bei Insulinmangel-Diabetikern im Kindesalter konnte als günstige Wirkung eine Abnahme des Insulinbedarfs nachgewiesen werden.

Die Wirkung von Guar bei Diabetes mellitus kann über verschiedene Mechanismen erklärt werden:

1. ein verzögerter Übertritt des Mageninhaltes in das Duodenum;
2. eine Verlängerung der Diffusionsstrecke auf der unmittelbaren Oberfläche der Dünndarmschleimhaut;
3. adsorptive Interaktionen und
4. eine Inaktivierung der Amylase.

Der zuletzt genannte Effekt wurde in vitro an Schweinepankreasamylase nachgewiesen (3). Die Amylaseinaktivierung durch Ballaststoffe erinnert an die Disaccharidasehemmung durch Acarbose.

Erwähnt werden soll auch, daß Guar zu einer besonders ausgeprägten Minderung der Sekretion von GIP (Gastric inhibitory polypeptide) führt.

Im Hinblick auf die Verwendung von Ballaststoffen bei der Sondenernährung spielt die Faserstruktur mancher Ballaststoffe keine wesentliche Rolle, da das Kauen bei flüssiger Nahrung entfällt. Der geringe Sättigungseffekt der heute üblichen Kost wird teilweise darauf zurückgeführt, daß die Nahrung ohne nennenswerte Kauarbeit genossen wird. Darüber hinaus spielt bei der Sättigung die Verweildauer im Magen eine Rolle, die z. B. bei Zusatz von Guar verlängert ist. Guar führt zu einer Reduktion von Enteroglukagon, GIP und Insulin.

SCHREZENMEIR und KASPER (13) fanden eine signifikante Besserung der Symptomatik bei jeweils sechs Patienten mit Früh- und Spätdumpingsyndrom. MALHOTRA (9) und RYDNING (12) beschrieben eine wesentliche Senkung der Rezidivrate bei Patienten mit abgeheiltem Ulcus duodeni, wenn eine ballaststoffreiche Kost verzehrt wurde. Eine günstige Wirkung auf den Morbus Crohn wurde von HEATON (4) publiziert.

Durch salzartige Bindungen haben Polysaccharide Ionenaustauscheigenschaften, die z. B. zum Abpuffern überschüssiger Magensäure und zur Bindung von Cholesterin und Gallensäuren in Abhängigkeit vom Umgebungs-pH führen können. Durch eine Unterbrechung des enterohepatischen Kreislaufs der Gallensäuren kann eine Senkung der Serumcholesterinwerte resultieren, da die Leber für die Synthese von Gallensäuren Cholesterin abbaut. Ob Guar auch die Entwicklung einer Cholelithiasis verhindern kann, erscheint heute noch nicht hinreichend sicher.

Zusammenfassung

Die Ballaststoffe stellen einen Nahrungsbestandteil dar, der möglicherweise auch bei der Herstellung von Sondennahrung beachtet werden muß. Unter Ballaststoff versteht man eine Vielzahl chemisch unterschiedlich aufgebauter und physikalisch wirkender Verbindungen. Ihr in der Regel hohes Molekulargewicht geht bei der Mehrzahl der Ballaststoffe mit einer erheblichen Wasserbindungsfähigkeit, mit Ionenaustauschereigenschaften, Gelfiltrationseffekten, Adsorption von Schadstoffen und einer Stimulierung des Bakterienwachstums im Dickdarm einher.

In den letzten Jahren hat sich Guar, das gemahlene Endosperm der Guarbohne, das zu 80 % aus dem Kohlenhydrat Galaktomannan besteht, bei der klinischen Therapie von Diabetes mellitus und Hypercholesterinämie bewährt. Da im oberen Verdauungstrakt des Menschen Enzyme fehlen, die Guar aufspalten können, bewirkt dieser Quellstoff eine verzögerte Magenentleerung und eine verzögerte Resorption von Glukose und Galaktose im Dünndarm. Ob Guar über eine vermehrte Gallensäurenausscheidung mit dem Kot zu einem Rückgang des Serumcholesterins führt, ist bis heute unklar.

Interessant sind die Beobachtungen, daß sich Guar auch zur Therapie des Früh- und Spätdumpingsyndroms und zur Rezidivprophylaxe des Ulcus duodeni eignet. Nebenwirkungen im Sinne einer Ösophagusobstruktion wurden nach Alkoholgenuß und gestörter Ösophaguspassage beobachtet. Übelkeit, Meteorismus und Durchfall sind zwar nicht selten, verschwinden aber im allgemeinen innerhalb weniger Tage. Störungen des Energie-, Vitamin- und Mineralstoffwechsels sind bisher nicht beobachtet worden. Die Bioverfügbarkeit von Digoxin wird nur im Sinne einer kurzfristigen Verzögerung beeinflußt (10).

Literatur

1. BURKITT, D. P., WALKER, A., PAINTER, N. S.: Dietary fiber and disease. JAMA 229, 1068 (1974)

2. FELDHEIM, W.: Stuhlgewicht und Transitzeit bei ballaststoffreicher und ballaststoffarmer Kost. Untersuchungen am Menschen. In: Pflanzenfasern - Ballaststoffe in der menschlichen Ernährung (ed. H. ROTTKA), p. 82. Stuttgart: Thieme 1980

3. HANSEN, W. E., SCHULZ, G.: The effect of dietary fiber on pancreatic amylase activity in vitro. Hepato-Gastroenterology 2 157 (1982)

4. HEATON, K. W., THORNTON, J. R., EMMETT, P. M.: Treatment of Crohn's disease with an unrefined-carbohydrate, fibre-rich diet. Brit. med. J. 1979 II, 764

5. HUTH, K.: Guar-Therapie bei Diabetes mellitus. In: Pflanzenfasern - Neue Wege in der Stoffwechsel-Therapie (eds. K. HUTH, Ch. BRÄUNING), p. 152. Basel: Karger 1983

6. JENKINS, D. J. A., GOFF, V. D., LEEDS, A. R., ALBERTI, K. G., WOLEVER, T. M. S., GASSUL, M. A., HOCKADAY, T. D. R.: Unabsorbable carbohydrates and diabetes: Decreased postprandial hyperglycemia. Lancet 1976 II, 172

7. JENKINS, D. J. A., NEWTON, C., LEEDS, A. R., CUMMINGS, H. J.: Effects of pectin, guar and wheat fibre on serum cholesterol. Lancet 1975 I, 1116

8. LEITZMANN, C.: Die Bedeutung der Pflanzenstoffe in der modernen Ernährung. In: Pflanzenfasern - Neue Wege in der Stoffwechsel-Therapie (eds. K. HUTH, Ch. BRÄUNING), p. 5. Basel: Karger 1983

9. MALHOTRA, S. L.: A comparison of unrefined wheat and rice diets in the management of duodenal ulcer. Postgrad. med. J. 54, 6 (1978)

10. MOOR, D.: Der Einfluß von Pflanzenfasern auf die Resorption von verdaulichen Kohlenhydraten und Digoxin. Inaugural-Dissertation, Gießen 1982

11. RANFT, K., IMHOF, W.: Bolusobstruktion des distalen Ösophagus durch pflanzliche Quellstoffe (Guarmehl). Dtsch. med. Wschr. 108, 1968 (1983)

12. RYDNING, A., AADLAND, E., BERSTAD, A., ODEGAARD, B.: Prophylactic effect of dietary fibre in duodenal ulcer disease. Lancet 1982 II, 736

13. SCHREZENMEIR, J., KASPER, H.: Die Bedeutung von Guar für die Behandlung gastroenterologischer Erkrankungen. In: Pflanzenfasern - Neue Wege in der Stoffwechsel-Therapie (eds. K. HUTH, Ch. BRÄUNING), p. 111. Basel: Karger 1983

14. SCHÜLER-SCHNEIDER, A.: Zur Langzeitwirkung von Guar bei Typ-II-Diabetikern. Inaugural-Dissertation, Frankfurt 1984

15. THOMAS, B.: Definition, Zusammensetzung und Eigenschaften von Ballaststoffen. In: Pflanzenfasern - Ballaststoffe in der menschlichen Ernährung (ed. H. ROTTKA), p. 10. Stuttgart: Thieme 1980

16. TROWELL, H.: Dietary fibre, ischaemic heart disease and diabetes mellitus. Proc. Nutr. Soc. 32, 151 (1973)

17. TUNALI, G., CREMER, H.-D., HUTH, K.: Vergleichende Untersuchungen der Glucose- und Galaktoseassimilation bei Verabfolgung von Füll- und Quellstoffen. Akt. Ernährung 2, 76 (1976)

18. WHISTLER, R. L., BEMILLER, J. N.: Industrial gums, polysaccharides and their derivatives, 2nd edition. New York: Academic Press 1973

Qualitätssicherung der Nährgemische bei ihrer Anwendung

Von H. Bickel, G. Hünnebeck und K. H. Meyer

In Amerika gibt es eine sehr treffende Beschreibung für Qualität, nämlich "Quality = Fitness for use".

Es ist eine Selbstverständlichkeit, daß Gemische für die künstliche enterale Ernährung dieses "Fitness for use" aufweisen müssen, zumal sie heute zunehmend über nasogastrale und nasotranspylorische Sonden verabreicht werden. Hierfür werden die Gemische in zwei Formen, nämlich als sterile Flüssignahrung und als unsteriles Pulver zum Anrühren von der Industrie angeboten.

Bei Anwendung der fertigen Flüssignahrung sind in der Klinik nur sehr wenige Manipulationen erforderlich, so daß vornehmlich der industrielle Hersteller für die Qualität verantwortlich ist. Bei den unsterilen Ernährungspulvern dagegen sind der industrielle Lieferant und der Anwender in der Klinik an der Qualität des gebrauchsfertigen Endproduktes beteiligt. Der Anteil, den hier der Anwender in der Klinik an der Qualitätssicherung zu übernehmen hat, soll hier dargestellt werden.

Nach § 7 Abs. 1 des Lebensmittelgesetzes (LMBG) ist der Anwender in der Klinik als Hersteller des gebrauchsfertigen Endproduktes zu verstehen. In dieser Funktion ist er zu einer über das übliche Maß hinausgehenden Sorgfalt verpflichtet, weil sich die von ihm versorgten Personen in einem außergewöhnlichen Abhängigkeitsverhältnis befinden. Dies begründet sich darin, daß Patienten bei der künstlichen enteralen Ernährung wenig Auswahlmöglichkeit und auch wenig Zugang zu eigener Information haben.

In Anbetracht dieser Sorgfaltspflicht ist für den Nahrungsmittelhersteller in der Klinik ein wichtiges Gebot, sich von der Qualität seines Ausgangsstoffes, d. h. des Ernährungspulvers, zu überzeugen. Ausgangsbasis hierfür ist eine Spezifikation, mit der der Lieferant sein Produkt beschreibt (Tabelle 1). Dabei muß er sicherstellen, daß die in Form einer Typanalyse deklarierten Inhaltsstoffe auch tatsächlich in der angegebenen Art und Menge in jeder Packungseinheit enthalten sind.

Da es in solchen Nährstoffpulvern aber immer auch Verunreinigungen gibt, kann der klinische Hersteller eine Bestätigung verlangen, daß die diesbezüglichen Vorschriften des Lebensmittelgesetzes und der Diätverordnung § 14 (2) erfüllt werden. Wichtige Kontaminanten sind z. B. Mikroorganismen, deren Anzahl und Art die Qualität des Nährstoffpulvers mitbestimmen, sowie Pestizide, Bakterienhemmstoffe und Aflatoxine.

Tabelle 1. Anforderungen an den Nährstofflieferanten

Spezifikation für Ernährungspulver

- Bestätigung, daß die deklarierten Inhaltsstoffe in Art und Menge enthalten sind

- Bestätigung, daß die Vorschriften des Lebensmittelgesetzes (LMBG) und der Diätverordnung, § 14, erfüllt werden

- Bestätigung, daß das Produkt bis zum Verfalldatum für den vorgesehenen Verwendungszweck geeignet ist

---

Da Nährstoffpulver meistens sauerstoff- und feuchtigkeitsempfindlich sind, ist auch die Dichtigkeit ihrer Verpackung an der Qualität beteiligt. Weiterhin muß das Pulver problemlos anzurühren sein und die hergestellte Emulsion muß im vorgesehenen Verabreichungszeitraum in einer ausreichend stabilen Form vorliegen. Insgesamt hat somit der industrielle Nährstofflieferant zu garantieren, daß sein Produkt bis zum Verfalldatum hinsichtlich all dieser Qualitätsmerkmale für den vorgesehenen Anwendungszweck geeignet ist.

Nun wäre es aber absurd und aus Kostengründen unrealistisch, wenn der Nährstofflieferant für all diese Prüfmerkmale chargengebundene Untersuchungen durchführen würde. Um seinem Anteil an der Sorgfaltspflicht für den Empfänger nachzukommen, muß er aber die genannten Qualitätsmerkmale ihrer Bedeutung gemäß in Form einer unterschiedlichen Prüfintensität überwachen.

Eine maximale Prüfintensität ist bei einer nicht zerstörenden 100-%-Kontrolle gegeben. Diese ist beispielsweise bei der Dichtigkeit der Beutel angezeigt. Industriell gefertigte komplette Nährstoffpulver müssen im Verpackungsbeutel unter Schutzgasatmosphäre, z. B. Stickstoff, vorliegen.

Bei mangelhafter Verpackung kommt es während der Lagerung zum Eintritt von Luftsauerstoff und demzufolge zu einem oxydativen Abbau einzelner Nährstoffe, der bis zum Verderb des Pulvers führen kann.

Eine chargengebundene Kontrolle wird üblicherweise nicht bei allen deklarierten Inhaltsstoffen durchgeführt. Wenn Vormischungen von bestimmten Stoffgruppen, wie z. B. Vitaminen oder Spurenelementen, eingesetzt werden, so genügt beim Endprodukt die Feststellung, daß eine sogenannte Leitsubstanz in der richtigen Konzentration in der Charge enthalten ist. Der Gehalt an Mikroorganismen sollte jedoch chargengebunden geprüft werden, zumal hier vom Gesetzgeber Grenzwerte vorgeschrieben sind und der vorkommende Keimgehalt stark schwanken kann.

Periodische Prüfungen werden üblicherweise bei den Vitaminen durchgeführt, deren Analytik sehr aufwendig ist.

Für die Emulgierbarkeit und Stabilität der fertigen Emulsion genügt es, bei der Entwicklung des Nährstoffpulvers eine <u>Typprüfung</u> durchzuführen. Bei gleichbleibenden Rohstoffen und einer GMP-gerechten Herstellung kann sich erwartungsgemäß daran nichts ändern.

Für analytisch schwierig nachweisbare Kontaminanten, wie z. B. Pestizide und Aflatoxine, muß man sich im allgemeinen mit <u>Zertifikaten</u> zufriedengeben.

Hier wird sich ein verantwortungsbewußter Nährstofflieferant von seinen jeweiligen Sublieferanten versichern lassen, daß die gelieferten Rohstoffe die lebensmittelrechtlichen Vorschriften hinsichtlich der Höchstmengenverordnungen erfüllen. Dies sollte er jedoch in Zeitabständen auch selbst überprüfen, insbesondere bei den Komponenten, die pflanzlichen oder tierischen Ursprungs sind und deshalb mit solchen Stoffen behaftet sein können. Für die Limitierung dieser Verunreinigungen gilt das Lebensmittelgesetz und der § 14 der Diätverordnung, der die Anforderungen an diätetische Lebensmittel für Säuglinge und Kleinkinder beschreibt (2). Dies alles ist Aufgabe und Anteil des Nährstofflieferanten an der Qualität des fertigen Endproduktes.

Kommen wir nunmehr zu den Aufgaben des klinischen Herstellers an der Qualitätssicherung des fertigen Nährgemisches. Gehen wir davon aus, daß er ein Nährstoffpulver in Händen hat, dessen Qualitätsstatus von einem renommierten Lieferanten hinreichend abgesichert ist. Damit er dieses Produkt ungeschmälert an den Empfänger weitergibt, muß er bei der Zubereitung und Verabreichung einige Grundregeln beachten. Diese Regeln sind in den Informationsbroschüren der Nährstofflieferanten leider nur sehr dürftig beschrieben. Im einzelnen sind dies:

<u>Grundregel 1:</u> Beim Anrühren des Pulvers ist die angegebene Wassermenge, die Wassertemperatur sowie eine geeignete Anrührtechnik zu beachten.

Bei den meisten Pulvergemischen ist vorgeschrieben, zunächst mit wenig Wasser anzuteigen und erst dann mit dem Rest der Wassermenge aufzufüllen. Wird dies nicht befolgt und gleich alles Wasser vorgelegt, so kommt es zur Klumpenbildung und damit zum Verstopfen der Sonde. Nur mit einem Mixgerät kann dann wieder Abhilfe geschaffen werden. Die Wassertemperatur soll bei Sondenapplikation lauwarm bis warm sein, d. h. zwischen 25 und 50 °C liegen. Wenn kaltes Wasser unter 10 °C verwendet wird, so kann dies beim Patienten Diarrhöen verursachen. Wenn kochend heißes Wasser verwendet wird, so kommt es bei den nährstoffdefinierten Diäten zu einer unerwünschten Koagulation der Eiweißkomponente.

Die Wassertemperatur und die Anrührtechnik sind an der Emulsionsstabilität während der Verabreichung beteiligt. Bekanntlich neigen alle fetthaltigen Nährstoffgemische zur Aufrahmung der Fettkomponente. Bei gut entwickelten Diäten ist dies während der Anwendungszeit nicht feststellbar. Experimentelle Untersuchungen, bei denen die Fettkomponente mit Sudanrot angefärbt wurde, haben jedoch gezeigt, daß warmes Anrührwasser und intensives Mischen beim Anrühren am günstigsten sind. Anstelle von Gabel oder Schneebesen ist es deshalb besser, ein elektrisches Handrührgerät oder einen Elektromixer zu verwenden.

Grundregel 2: Für die Verabreichung ist ein geeignetes Verabreichungssystem zu verwenden.

Dieses besteht aus einem Verabreichungsgefäß, einer Sonde und einer Dosierpumpe. Nähere Details hierüber würden eine separate Darstellung erfordern. Lediglich auf die Qualität des Verabreichungsgefäßes soll kurz eingegangen werden. Derzeit werden hierzu vornehmlich PVC-Beutel verwendet, die erhebliche Mengen an Weichmachern enthalten. Diese lipophilen Substanzen können nach und nach in die fetthaltige Sondendiät einwandern. Bei einmaliger Anwendung eines PVC-Beutels spielt diese Diffusion jedoch keine Rolle, sofern das verwendete Beutelmaterial den Anforderungen des Lebensmittelgesetzes entspricht. Das BGA hat in einer Empfehlung (4) eine Reihe von Weichmachern mit minimaler Toxizität aufgeführt, die für Lebensmittelverpackungen geeignet sind. Eine Wiederverwendung von PVC-Beuteln ist wegen der Weichmacherimmigration und auch aus hygienischen Gründen abzulehnen.

Grundregel 3: Die vorgeschriebene Form und Geschwindigkeit der Applikation ist zu beachten.

Nähere Details hierüber sind im Beitrag WIEDECK dargestellt.

Grundregel 4: Bei der Zubereitung sind hygienische Bedingungen einzuhalten.

Diese Forderung ist in den Gebrauchsinformationen der Nährstofflieferanten meistens nicht enthalten, weil angenommen wird, daß dies im Rahmen des "Good hospital practice" eine Selbstverständlichkeit darstellt. Sorgfältigst gereinigte Anrührutensilien sowie die Verwendung von sterilem oder abgekochtem Wasser sind die wichtigsten Voraussetzungen, um den Gehalt an Mikroorganismen speziell in den Sondendiäten niedrig zu halten.

Grundregel 5: Das Anrühren soll unmittelbar vor der Verwendung erfolgen.

Wenn dies aus organisatorischen Gründen nicht möglich ist, so kann die angerührte Nahrung 24 h gelagert werden, sofern sie unmittelbar nach dem Anrühren in den Kühlschrank gestellt wird. Vor der Anwendung sollte sie jedoch wieder Raumtemperatur ausgesetzt werden, da eine kalte Sondennahrung für den Patienten

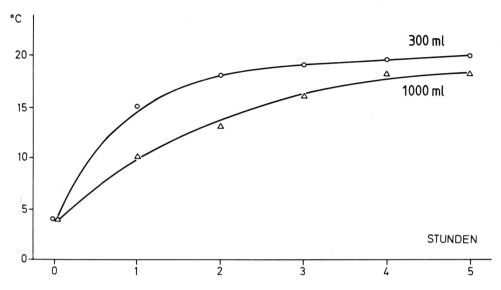

Abb. 1. Zeitbedarf für das Aufwärmen von Sondendiäten nach Kühlung

ungünstig ist. Wir haben den Temperaturverlauf in gekühlten Nährgemischen gemessen und festgestellt, daß 300 ml Nährgemisch nach etwa 3 h wieder Raumtemperatur erreicht hat (Abb. 1). Bei größeren Volumina ist die Raumtemperatur nach 3 h noch nicht ganz erreicht, doch kann man dies vernachlässigen, weil auch im Schlauchsystem eine weitere Temperaturzunahme erfolgt. Durch Anwärmen im Wasserbad kann man die Aufwärmzeit erheblich verkürzen.

<u>Grundregel 6:</u> Die Verabreichungszeit soll nicht mehr als 8 h betragen.

Dies und die beiden vorher genannten Grundregeln haben einen vornehmlich mikrobiologischen Hintergrund und sollen im folgenden etwas ausführlicher erläutert werden.

Bekanntlich sind alle Ernährungspulver unsteril. Für eine orale Anwendung ist eine sterile Verabreichung auch gar nicht notwendig, jedoch sollte die Nahrung wenig Miroorganismen enthalten und frei von pathogenen Keimen sein. Diese Forderung ist deshalb notwendig, weil bei der Mehrzahl der Patienten mit einem verminderten Bakterienabwehrsystem zu rechnen ist und die bakterienabtötende Wirkung des Magensaftes meistens nicht zur Wirkung kommt. Bei transpylorischer Sondenplazierung wird die Magenbarriere völlig umgangen, aber auch bei Applikation in den Magen ist nicht sichergestellt, daß der vorliegende pH-Wert niedrig genug ist, um eine Bakterienabtötung zu bewirken. Dies hat sich bei Patienten unter Cimetidinbehandlung gezeigt (<u>1</u>). Weiterhin wurde in einer Untersuchung von MOSSEL nachgewiesen, daß Flüssigkeitsmengen bis zu 50 ml nicht zum Verschluß des Pylorus führen, sondern ohne bedeutsame Keimverminderung in das Duodenum gelangen (8). Aus all dem folgt, daß man bei Flüssignährgemischen mit keiner bakteriziden Magenbarriere rechnen kann.

Spezielle Vorschriften über den Keimgehalt in Sondennahrungen gibt es nicht. Die Diätverordnung, der diese Produkte unterliegen, schreibt lediglich für Säuglings- und Kleinkindernahrung Grenzwerte vor (2). In Anbetracht der Besonderheit einer Sondenapplikation empfiehlt es sich jedoch, hier etwas strengere Grenzwerte einzuhalten, zumal dies durch Prüfung und Auswahl der einzelnen Rohstoffe durchaus möglich ist. Die Tabelle 2 zeigt eine firmeninterne Richtlinie für trockene Sondennahrung, die sich an die Unicef-Empfehlung für Kleinstkindernahrung von MOSSEL (6) anlehnt sowie die oben genannten Vorschriften der Diätverordnung und, als Vergleichsgröße hierzu, welche mikrobiologischen Anforderungen der Gesetzgeber an ein bayerisches Speiseeis stellt (9).

Die mikrobielle Reinheit der Nährstoffpulver kann demnach hinsichtlich Gesamtkeimzahl und Proteolyten, d. h. eiweißabbauenden Bakterien, etwas strenger gehalten werden als dies die Diätverordnung vorschreibt. Die Schimmelpilze sollten begrenzt werden, wie dies bei oralen Arzneimitteln üblich ist und auch in der Unicef-Empfehlung MOSSELs verlangt wird. Sehr wesentlich erscheint jedoch, daß der wichtigste Indikatorkeim für fäkale Verunreinigungen, nämlich E. coli und die dazugehörende Begleitflora der koliformen Keime, strenger limitiert werden. Beide Vorschriften verlangen, daß diese Bakterien in der spezifizierten Untersuchungsmenge nicht gefunden werden dürfen. Die Wahrscheinlichkeit, daß sie in einem Nährstoffpulver enthalten sind, ist bei der Vorschrift der Diätverordnung jedoch 100mal größer als bei der firmeninternen Richtlinie, weil bei dieser die 100fach höhere Untersuchungsmenge eingesetzt wird. Grundsätzlich erscheint es notwendig, Salmonellen und sulfitreduzierende Clostridien entsprechend ihrer jeweiligen pathogenen Potenz zu limitieren. Dabei empfiehlt es sich, diese Bakterienarten bereits im Vorfeld, d. h. bei den dafür prädestinierten Rohstoffen, durch spezifische Prüfungen auszuschließen.

Wenn die Fertigung von Nährstoffpulvern in GMP-gerechter Form erfolgt und die Grenzwerte der firmeninternen Richtlinie unterschritten werden, so ist unseres Erachtens ein ausreichender mikrobiologischer Sicherheitsstatus erreicht.

Zahlreiche eigene mikrobiologische Untersuchungen haben gezeigt, daß industriell gefertigte Nährstoffpulver die hier aufgezeigten Grenzwerte meistens weit unterschreiten. Wenn man ein Nährstoffpulver in einem sauberen Gefäß mit abgekochtem Leitungswasser anrührt, so wird bei einer bakteriologischen Prüfung üblicherweise nur eine Gesamtkeimzahl von knapp 100 koloniebildenden Einheiten (KBE) pro ml gezählt (Abb. 2). Obwohl fast alle Nährgemische einen hervorragenden Nährboden für die meisten Mikroorganismen darstellen, vermehren sich diese nicht unmittelbar nach dem Anrühren. Sie befinden sich zunächst in einer

Tabelle 2. Mikrobiologische Anforderungen an Sondennahrung, Säuglings- und Kleinkindernahrung und an bayerisches Speiseeis

	Firmeninterne Richtlinie für trockene Sondennahrung	§ 14 der Diätverordnung für trockene Säuglings- und Kleinkindernahrung	Speiseeis-verordnung in Bayern
Gesamtkeimzahl (KBE/g bzw. ml)	≤ 10.000	≤ 50.000	≤ 300.000
Schimmelpilze (KBE/g)	≤ 100	-	-
Proteolyten (KBE/g)	≤ 150	≤ 1.500	-
E. coli und Koliforme	< 1/1 g	< 1/0,01 g	≤ 100/ml
Salmonella spec.	< 1/25 g	-	-
Sulfitreduzierende Clostridien	< 1/0,1 g	-	-

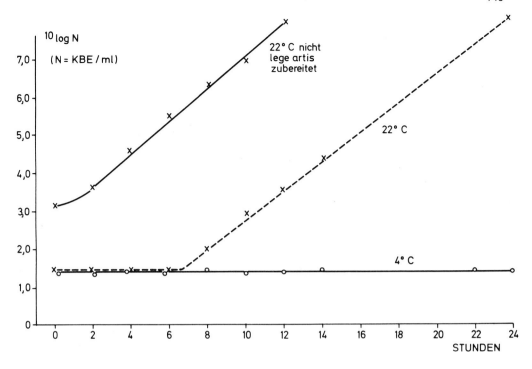

Abb. 2. Wachstum von Bakterien in Sondendiäten

sogenannten lag-Phase, in der sie sich an das flüssige Milieu anpassen, Wasser aufnehmen und die zur Vermehrung erforderlichen Enzyme aktivieren. Die Dauer dieser lag-Phase beträgt bei Raumtemperatur und einem zwischen 6 und 7 liegenden pH-Wert des Nährgemisches 6 - 8 h. Erst dann beginnt die Vermehrungsphase, die in geometrischer Progression verläuft. 24 h nach dem Anrühren sind etwa 100 Millionen Bakterien in 1 ml Nährgemisch enthalten, d. h. das Gemisch ist als verdorben zu bezeichnen (5).

Nährstoffgemische, die sofort nach dem Anrühren in den Kühlschrank gestellt werden, zeigen während 24stündiger Aufbewahrung keine Keimvermehrung. Wenn sie anschließend nach 3 h Standzeit wieder Raumtemperatur erreicht haben, zeigen sie den gleichen Keimzahlverlauf wie die ausschließlich bei Raumtemperatur behandelten Gemische. Wenn man die Grundregel 4, nämlich hygienische Bedingungen bei der Zubereitung zu beachten, nicht einhält, so resultiert eine völlig andere Wachstumskurve. In einem Simulationsversuch wurde das Anrührgefäß schlecht gespült, über Nacht feucht stehengelassen und zum Anrühren nicht abgekochtes Leitungswasser verwendet. Erwartungsgemäß findet sich bereits ein höherer initialer Keimgehalt. Eine lag-Phase ist praktisch nicht meßbar und die Verderbnisgrenze von 10^6 KBE/ml ist bereits nach 7 h Anwendungszeit erreicht. Der Grund für die rasche Keimvermehrung ist, daß die Bakterien bereits an das flüssige Milieu angepaßt waren und demzufolge sofort mit der Zellteilung begonnen haben.

Die Frage ist nun, ob eine Keimzahl von $10^3 - 10^4$/ml, wie sie trotz hygienischer Zubereitung nach 12 h Anwendungszeit resultiert, für den Patienten pathogene Bedeutung hat. Solange es sich um nicht pathogene Keime handelt, ist dies aufgrund von zwei kürzlich erschienenen Publikationen höchstwahrscheinlich nicht der Fall (3, 10). Gemäß dem amerikanischen Schlagwort "Better safe than sorry" ist aber zu bedenken, daß man nie ausschließen kann, daß initial in dem angerührten Nährgemisch Bakterienarten vorkommen können, die in einer Zellzahl von 10^4/ml bei Patienten pathogen wirken. Dies betrifft vornehmlich die üblichen Hospitalismuskeime aus der Gruppe der Enterobacteriaceen, Enterokokken, Pseudomonaden und Staphylokokken.

Auch im Lebensmittelbereich wird die minimale infektiöse Dosis (MID) für potentiell pathogene Keime bei gefährdeten Personen mit 10^4 beziffert (5, 7). Dies alles rechtfertigt die Empfehlung, Sondennahrungen nach Beginn der lag-Phase nicht mehr anzuwenden, d. h. die Anwendungszeit auf 8 h zu begrenzen.

Literatur

1. Bacteria in the stomach. Lancet 1981 II, 906

2. Diätverordnung vom 21. Januar 1982

3. EGGER, T. P., et al.: Klinische Bedeutung bakterieller Kontamination von Sondennahrung. Infusionstherapie 10, 94 (1983)

4. Kunststoffe im Lebensmittelvertrieb. Loseblattsammlung. Köln: Karl Heymann-Verlag

5. LEGLER, F.: Beurteilung, Nachweis und Bedeutung mikrobieller Verunreinigungen von Lebensmitteln aus humanmedizinischer Sicht. Öff. Gesundh.-Wes. 38, 628 (1976)

6. MOSSEL, D. A. A., ELZEBROEK, B. J. M.: Recommended routine monitoring procedures for the microbiological examination of (infant) foods and drinking water. Geneva: Unicef 1973

7. MOSSEL, D. A. A.: Neuere Aspekte des Schutzes des Konsumenten gegen von Lebensmittel übertragene Krankheiten mikrobieller Ätiologie. Öff. Gesundh.-Wes. 38, 609 (1976)

8. MOSSEL, D. A. A.: Person-to-person transmission of enteric bacterial infection. Lancet 1975 I, 751

9. RUSCHKE, R.: Probleme der produktionshygienischen Qualitätssicherung von Lebensmitteln - insbesondere pflanzlicher Herkunft - II. Mitteilung: Hygienisch-mikrobiologische Forderungen, Grenzen und Grenzwerte in der Praxis. Zbl. Bakt., I. Abt. Orig. B. 170, 143 (1980)

10. SCHROEDER, P., et al.: Microbial contamination of enteral feeding solutions in a community hospital. J. Parent. Ent. Nutr. $\underline{7}$, 364 (1983)

Charakterisierung und Indikationen moderner Peptiddiäten
Von H. J. Steinhardt

Einleitung

Enterale Ernährungsformen bieten gegenüber der totalen parenteralen Ernährung mehrere Vorteile. Sie sind physiologischer, einfacher durchzuführen, komplikationsärmer und billiger. Probleme bereitet eine enterale Ernährung jedoch gerade bei den vor allem in der inneren Medizin am häufigsten mit einer drohenden oder manifesten Mangelernährung einhergehenden Malabsorptionszuständen. Eine adäquate enterale Ernährung bei Erkrankungen mit stark beeinträchtigter Digestions- und Resorptionskapazität kann, wenn überhaupt, nur mit in ihrem molekularen Aufbau und in ihrer Zusammensetzung der intestinalen Funktionsstörung angepaßten Nährsubstraten durchgeführt werden. In den letzten zwei Jahrzehnten wurden mit der Entwicklung niedermolekularer Diäten große Fortschritte in Richtung des Zieles gemacht, auch bei akutem und chronischem Versagen des Gastrointestinaltrakts eine enterale Zufuhr von Energie, Stickstoff und Mikronährstoffen (Elektrolyte, Spurenelemente und Vitamine) zu ermöglichen. Viele interessante und wichtige Fragen der Komposition der Diäten sind noch unbeantwortet, so z. B. nach der optimalen Zusammensetzung der Kohlenhydratkomponente, dem Anteil mittelkettiger Triglyzeride oder der Art und chemischen Form von Mikronährstoffen. Zentrales und immer noch nicht gelöstes Problem dieser auch - mehr oder weniger zu Recht - als chemisch definiert bezeichneten Diäten ist die Zusammensetzung ihrer Stickstoffkomponente.

Im folgenden Beitrag soll ein Überblick über die für die Entwicklung enteraler Ernährungsprinzipien relevanten Aspekte der Physiologie und Pathophysiologie der Eiweißresorption gegeben werden. Aus diesen Grundlagen sollen Forderungen an die Zusammensetzung von zukünftigen Diäten für die enterale Ernährung und deren Indikationen abgeleitet werden.

Historischer Überblick

Neue Konzepte der Physiologie der Eiweißresorption wurden immer dicht gefolgt von Entwicklungen auf dem Gebiet der Ernährung Schwerkranker.

Zu Beginn des 20. Jahrhunderts propagierte ABDERHALDEN ([1]) aufgrund der Peptontheorie tief abgebautes Eiweiß für die Krankenernährung. Auf dem Boden der jahrzehntelang akzeptierten Vorstellung, daß freie Aminosäuren das alleinige Substrat der Eiweißresorption seien, wurden in den späten 50er Jahren im Rahmen des amerikanischen Weltraumfahrtprogrammes sogenannte Astronautendiäten (synonym: Elementardiäten) entwickelt, deren Stick-

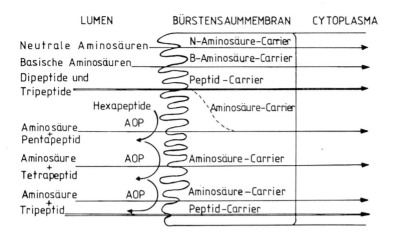

Abb. 1. Schematische Darstellung der Bürstensaumphase der Eiweißassimilation. Die gestrichelte Linie symbolisiert die hydrolytische Komponente der Di- und Tripeptidresorption (siehe Text).
AOP = Aminooligopeptidasen

stoffanteil aus L-Aminosäuren besteht (14). Die Entdeckung und Charakterisierung eines intestinalen Peptidtransports (8) gab Anlaß zur Entwicklung von Eiweißhydrolysat-Diäten. Bei dieser geschichtlichen Betrachtung fällt auf, daß sich die Vorstellungen von 1906 und 1976 sehr weit annähern.

Modernes Konzept der intestinalen Eiweißassimilation

Dieses ist in den letzten Jahren in zahlreichen Übersichtsarbeiten (4, 8, 11, 13) ausführlich dargestellt worden. An dieser Stelle soll vor allem auf die für die Auswahl von Substraten in enteralen Nährlösungen wichtige Bürstensaumphase (Abb. 1) eingegangen werden.

Als Endergebnis der luminalen Phase der Eiweißverdauung, in der Pankreasenzyme die Hauptrolle spielen, ist der Bürstensaum der Dünndarmepithelien in freie Aminosäuren und Oligopeptide (Di- bis Hexapeptide) gebadet. Freie Aminosäuren verschiedener Gruppen werden mit Hilfe aktiver Transportsysteme (sogenannte Carriers) in die Zellen aufgenommen, wobei beim Menschen bisher zwei verschiedene Aminosäurencarriers (für neutrale und basische Aminosäuren) identifiziert sind. Die intestinale Aufnahme von Di- und Tripeptiden erfolgt über einen dualen Mechanismus, an dem Bürstensaumhydrolyse mit anschließendem Transport der freien Aminosäuren und Transport der Peptide in intakter Form beteiligt sind. Das quantitative Verhältnis von Bürstensaumhydrolyse zu Transport in intakter Form wird in erster Linie von der Aminosäure in der N-terminalen Position der Peptide, möglicherweise auch von deren Aminosäurensequenz bestimmt. Mit wenigen Ausnahmen wurde bei den bisher untersuchten Di- und Tripeptiden ein Transport in intakter Form als Hauptresorptionsmechanismus nachgewiesen.

Offensichtlich bietet dieser Transportmechanismus einen kinetischen Resorptionsvorteil, auf den weiter unten näher eingegangen wird, während die Bürstensaumhydrolyse einen zeitlimitierenden Vorgang darstellt.

Es gilt als gesichert, daß Penta- und Hexapeptide keine Substrate mehr für einen Transport in intakter Form darstellen, während dies für Tetrapeptide noch nicht definitiv entschieden ist. Höherkettige Peptide werden durch die Peptidhydrolasen der Bürstensaummembran im Sinne einer Sequenzhydrolyse vom N-terminalen Ende aus gespalten. Die dabei entstehenden freien Aminosäuren, Di- und Tripeptide, werden über die dargestellten Transportmechanismen in das Zytoplasma der Dünndarmzelle aufgenommen. Der Weitertransport in das Pfortaderblut erfolgt überwiegend in Form freier Aminosäuren nach vorheriger intrazytoplasmatischer Hydrolyse der Peptide. Über die dabei beteiligten Transportvorgänge an der basolateralen Membran der Enterozyten ist noch wenig bekannt.

Kinetischer Vorteil der Aminosäurenresorption aus Peptiden

Ein für Entwicklungen auf dem Gebiet der enteralen Ernährung wichtiges Ergebnis der Untersuchungen zum Peptidtransport ist, daß die Aminosäurenresorption aus Lösungen einzelner Peptide schneller erfolgt und damit pro Zeiteinheit mehr Aminosäuren resorbiert werden als aus äquimolaren Lösungen der entsprechenden freien Aminosäuren (4, 5, 8, 11, 13). Dieses als kinetischer Vorteil der Peptidresorption bezeichnete Phänomen (5) wurde in Untersuchungen mit verschiedenartigsten Oligopeptiden nachgewiesen. Es soll an folgendem Experiment von ADIBI und MORSE (3) verdeutlicht werden (Abb. 2). Ein Jejunumsegment gesunder Testpersonen wurde an verschiedenen Tagen nacheinander mit isotonen Testlösungen perfundiert, die Glyzin entweder in freier, Di-, Tri- oder Tetrapeptidform in 100-mmol- oder 200-mmol-Konzentration enthielten. Die Glyzinresorptionsraten waren bei Perfusion der 100 mmol Testlösungen, die Di- oder Tripeptide enthielten, nahezu doppelt so hoch wie aus den äquimolaren Lösungen des freien Glyzins. Kein Unterschied bestand jedoch zwischen den Glyzinresorptionsraten aus der 100 mmol Glyzin- und der Tetraglyzinlösung. Nach Erhöhung der Glyzinkonzentration der Testlösungen wurde
1. der Unterschied der Glyzinresorptionsraten noch ausgeprägter (vgl. Abb. 2) und
2. war die Glyzinresorptionsrate auch bei Perfusion der Tetrapeptidlösung signifikant höher als bei Perfusion der Monoglyzinlösung.

Versuche dieser Art sprechen für eine außerordentliche Effizienz des Peptidtransportsystems.

Stabilität des Peptidtransports

Ein weiterer Vorteil des Peptidtransports gegenüber dem Trans-

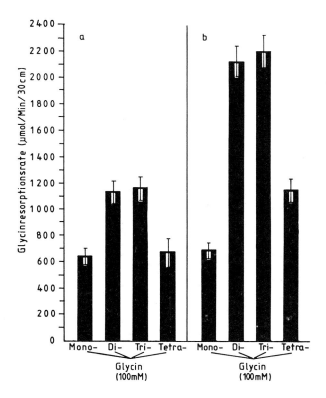

Abb. 2. Intestinale Glyzinaufnahmeraten aus äquivalenten Lösungen von Glyzin in freier oder Peptidform.
a) Aufnahmeraten aus Lösungen, die 100 mmol Glyzin in freier, Di-, Tri- oder Tetrapeptidform enthielten,
b) Aufnahmeraten aus Lösungen, die 200 mmol Glyzin in den genannten Formen enthielten.
Nach ADIBI und MORSE (3) mit Genehmigung des Verlegers

port freier Aminosäuren ist in der größeren Stabilität des ersteren bei Veränderungen des intestinalen Milieus und bei Schädigungen der Dünndarmschleimhaut zu sehen. Die Resorption einzelner Peptide zeigte sich bei Erniedrigung des luminalen pH (4), bei Zustand nach jejunoilealem Bypass (4) als Modell einer Proteinmangelernährung sowie bei der tropischen (7) und einheimischen Sprue (2, 9) weniger beeinträchtigt als die Resorption der entsprechenden freien Aminosäuren.

Aminosäurenresorption aus Proteinhydrolysaten

Basierend auf den mit Modellpeptiden gewonnenen Erkenntnissen untersuchten SILK et al. (10) bei Gesunden die Aminosäurenresorption aus einem tryptischen Kaseinhydrolysat im Vergleich zu einer dessen Zusammensetzung simulierenden Mischung freier Aminosäuren. Die Molekulargewichtsanalyse des Hydrolysats ließ ein Verhältnis von kleinen Peptiden mit überwiegend zwei bis drei Aminosäuren zu freien Aminosäuren von zwei Dritteln zu einem Drittel annehmen. Eine Analyse der prozentualen Aminosäurenresorption aus den isonitrogenen und isotonen Testlösungen ergab, daß mit Ausnahme von Methionin die übrigen Aminosäuren aus dem Hydrolysat gleich gut oder besser resorbiert wurden als aus der Mischung freier Aminosäuren. Bei Glyzin, Histidin und Aspartat war der Unterschied besonders deutlich. Der Unterschied bei der Gesamtaminosäurenresorption zwischen Hydrolysat und Mischung freier Aminosäuren betrug 17 %. Dieser Unterschied zugunsten des Hydrolysats war nicht so dramatisch, wie aufgrund von Untersuchungen mit individuellen Peptiden zu erwarten war. Mehrere Gründe tragen zu dem wider Erwarten relativ geringen Resorptionsvorteil von Eiweißhydrolysaten gegenüber annähernd äquivalenten Mischungen freier Aminosäuren bei. Proteinhydrolysate stellen heterogene Gemische freier Aminosäuren und Peptide verschiedener Kettenlänge und unbekannter molekularer Komposition dar. Vom Standpunkt der Resorption können damit mehrere Nachteile (5) verbunden sein:

1. Eiweißhydrolysate können Peptide mit mehr als drei Aminosäuren enthalten, die nicht mehr in intakter Form resorbiert werden.

2. Sie können Di- und Tripeptide enthalten, deren Affinität für das Peptidtransportsystem aufgrund der Aminosäure in der N-terminalen Position gering ist. Je "sperriger" diese ist, wie z. B. Leuzin mit seiner großen Seitenkette, desto geringer ist die Affinität des Peptids für das Transportsystem.

3. In Proteinhydrolysaten enthaltene freie Aminosäuren können durch Hemmung der Bürstensaumpeptidhydrolasen die Assimilation gleichzeitig vorhandener Peptide beeinträchtigen. Leuzin z. B. hat in höheren Konzentrationen eine solche inhibitorische Funktion.

4. Sie können hydrolyseresistente Dipeptide, wie z. B. Glycylprolin, enthalten, die unter bestimmten Bedingungen kompetitiv einen Transport anderer Oligopeptide in intakter Form hemmen können.

Aminosäurenresorption aus Mischungen definierter Oligopeptide

Einen ersten Hinweis, daß die mit Eiweißhydrolysaten verbundenen Probleme durch Mischungen kristalliner Oligopeptide möglicherweise umgangen werden können, ergab eine eigene, bisher nur in Abstraktform publizierte Untersuchung.

Bei einem mit der Marker-Perfusions-Technik an gesunden Freiwilligen durchgeführten Experiment wurden die jejunalen Resorptionsraten der einzelnen konstituierenden Aminosäuren aus Mischungen 12 verschiedener synthetisierter Dipeptide mit denen aus den Mischungen der korrespondierenden freien Aminosäuren verglichen. Eine absolute Vergleichbarkeit der Aminosäurenresorptionsraten war durch eine äquimolare Zusammensetzung der

Tabelle 1. Indikationen für den Einsatz von Peptiddiäten

Malabsorptionssyndrome
(Sprue, M. Whipple, Cronkhite-Canada-Syndrom, Zustand nach Magenresektion)

Kurzdarmsyndrom
(Stadium I und II)

Chronisch entzündliche Darmerkrankungen
(Morbus Crohn: akuter Schub, Subileus, Fisteln, Wachstumsverzögerung)

Maldigestion
(Chronisch exokrine Pankreasinsuffizienz, Zustand nach Pankreatektomie)

Kontinuierliche duodenale oder jejunale Ernährung
(Nasoduodenale/jejunale Sonde, Katheterjejunostomie)

Diverse
(Angeborene Störungen der Aminosäurenabsorption, intestinale Allergie, protrahierte akute Durchfallerkrankungen, Strahlen- und Zytostatikaschäden des Darms)

Umstrittene
(Akute Pankreatitis)

Testlösungen gewährleistet. Die Konzentration jedes Dipeptids in den an verschiedenen Tagen untersuchten Testlösungen betrug 2 mmol/l bzw. 6 mmol/l. Die resultierenden Gesamtpeptidkonzentrationen von 24 bzw. 72 mmol/l entsprachen denen nach eiweißhaltigen Mahlzeiten im Darmlumen gemessenen (13). Das unter dem Aspekt der enteralen Ernährung wichtigste Ergebnis dieser Untersuchung war, daß die Aminosäurengesamtresorption abhängig von der Konzentration der Testlösungen um ca. 50 % bzw. um über 100 % gesteigert werden konnte, wenn Dipeptide anstelle ihrer korrespondierenden freien Aminosäuren perfundiert wurden.

Indikationen zur Ernährung mit Peptiddiäten

Es muß betont werden, daß die erwähnten Befunde auf Untersuchungen an Dünndarmsegmenten beruhen. Eine Übertragung auf die Verhältnisse am gesamten Darm ist nicht möglich. Wahrscheinlich spielen die gezeigten Unterschiede keine Rolle, wenn der gesamte gesunde Darm zur Resorption zur Verfügung steht. Es kann davon ausgegangen werden, daß die Eiweißresorption beim Gesunden unabhängig von der Form des ingestierten Proteins bei Vollendung der Dünndarmpassage nahezu vollständig erfolgt ist. Dies trifft jedoch nicht für Erkrankungen zu, bei denen die Resorptionsoberfläche entweder funktionell oder anatomisch stark eingeschränkt ist, eine Verkürzung der Kontaktzeit des Chymus mit der resorbierenden Darmoberfläche besteht oder eine erheblich reduzierte luminale Verdauung durch Mangel an Pankreasenzym vorliegt. Bei solchen Zuständen (Tabelle 1) können Nährgemische, die eine Nutzung des resorptionskinetischen Vorteiles des Peptidtransports ermöglichen, von entscheidender Bedeutung für die Durchführung einer adäquaten Eiweißernährung auf enteralem Wege sein.

Aufgrund dieser Gesichtspunkte gelten die in der Tabelle 1 aufgelisteten Erkrankungen und Applikationsweisen als Indikationen für eine enterale Ernährung mit Peptiddiäten. Kontrollierte Untersuchungen zur Frage der Effektivität dieser Diäten in diesen Situationen fehlen bislang. Sie durchzuführen, wird eine Aufgabe der nächsten Jahre sein.

Charakterisierung von modernen Peptiddiäten

Die Probleme mit Eiweißhydrolysaten können in Zukunft möglicherweise gelöst werden, wenn an ihrer Stelle Mischungen kristalliner Di- oder gar Tripeptide verwendet werden, die keine freien Aminosäuren enthalten. Beim Design solcher zukünftiger Mischungen muß auf die molekulare Struktur der enthaltenen Oligopeptide geachtet werden. Besondere Bedeutung kommt dabei der Aminosäure in der N-terminalen Position zu, wobei möglicherweise Alternativen zum Glyzin gefunden werden können. Solange solche Gemische kommerziell nicht zur Verfügung stehen, sind für den klinischen Gebrauch in den genannten Extremsituationen der enteralen Ernährung (Tabelle 1) Peptiddiäten mit einem möglichst kleinen Anteil freier Aminosäuren und einem großen Anteil kleiner Peptide (Di- bis maximal Hexapeptide) als Präparationen der Wahl anzusehen.

Bezüglich der Proportion von freien Aminosäuren zu Oligopeptiden sollten die von CASPARY (6) gesteckten Grenzen von 30 % freier Aminosäuren deutlich unter- und von 60 % Oligopeptiden deutlich überschritten werden. Längerkettige Peptide, die eine luminale Verdauung erfordern, sollten nicht enthalten sein. Von den Herstellern der Peptiddiäten ist eine genaue Deklaration der enthaltenen freien Aminosäuren und der Molekulargewichtsverteilung der enthaltenen Oligopeptide zu fordern. Das Prädikat Oligopeptiddiät allein genügt nicht.

Literatur

1. ABDERHALDEN, E., FRANK, F., SCHITTENHELM, A.: Über die Verwertung von tief abgebautem Eiweiß im menschlichen Organismus. Hopple-Seylers Z. physiol. Chem. 63, 215 (1909)

2. ADIBI, S. A., FOGEL, M. R., RADHESHYAM, M., AGRAWAL, M. D.: Comparison of free amino acid and dipeptide absorption in the jejunum of Sprue patients. Gastroenterology 67, 586 (1974)

3. ADIBI, S. A., MORSE, E. L.: The number of glycine residues which limits intact absorption of glycine oligopeptides in human jejunum. J. clin. Invest. 60, 1008 (1977)

4. ADIBI, S. A., KIM, Y. S.: Peptide absorption and hydrolysis. In: Physiology of the gastrointestinal tract (ed. L. R. JOHNSON), p. 1073. New York: Raven Press 1981

5. ADIBI, S. A.: Amino acid and peptide absorption in human intestine: Implications for enteral nutrition. In: Amino acids. Metabolism and medical applications (eds. G. L. BLACKBURN, J. P. GRANT, V. R. YOUNG), p. 255. Boston, Bristol, London: Wright 1983

6. CASPARY, W. F.: Peptide oder freie Aminosäuren - ein Problem der Elementardiät. Dtsch. Ärztebl. 75, 243 (1978)

7. HELLIER, M. D., GANAPATHY, V., GAMMON, A., MATHAN, V. I., RADHAKRISHNAN, A. N.: Impaired intestinal absorption of dipeptide in tropical Sprue patients in India. Clin. Sci. 58, 431 (1980)

8. MATTHEWS, D. M., ADIBI, S. A.: Peptide absorption. Gastroenterology 71, 151 (1976)

9. NÜTZENADEL, W., FAHR, K., LUTZ, P.: Absorption of free and peptide-linked glycine and phenylalanine in children with active celiac disease. Pediat. Res. 15, 309 (1981)

10. SILK, D. B. A., MARRS, T. C., ADDISON, J. M., BURSTON, D., CLARK, M. L., MATTHEWS, D. M.: Absorption of amino acids from an amino acid mixture simulating casein and a tryptic hydrolysate of casein in man. Clin. Sci. Mol. Med. 45, 715 (1973)

11. SLEISENGER, M. H., KIM, Y. S.: Protein digestion and absorption. New Engl. J. Med. 300, 659 (1979)

12. STEINHARDT, H. J., ADIBI, S. A.: Kinetics and characteristics of absorption of essential and nonessential amino acids from a mixture of twelve dipeptides in human intestine. Gastroenterology 84, 1323 (Abstract) (1983)

13. STEINHARDT, H. J.: Vergleich der enteralen Resorptionsraten freier Aminosäuren und Oligopeptide. Leber Magen Darm 14, 51 (1984)

14. WINITZ, M., GRAFF, J., GALLAGHER, N., NARKIN, A., SEEDMAN, D. H.: Evaluation of chemical diets as nutrition for man-in-space. Nature (Lond.) 205, 741 (1965)

Voraussetzungen und Auswahlkriterien für die duodenale Ernährungsbehandlung

Von J. F. Erckenbrecht und G. Strohmeyer

Mangelernährung ist ein häufiges Problem in Klinik und Praxis. Bis zu 50 % aller chirurgischen und bis zu 44 % aller internistischen Krankenhauspatienten leiden neben ihrer chirurgischen bzw. internistischen Grundkrankheit an Mangelernährung (1, 2, 9). Die Folgen sind Wundheilungsstörungen, längere Krankenhausverweildauer und erhöhte (operative und postoperative) Letalität. Bis zu 40 % der Patienten, bei denen ein operativer Herzklappenersatz notwendig ist, sind unterernährt. Bei ihnen ist die postoperative Letalität höher und der Krankenhausaufenthalt länger als bei ausreichend ernährten Kontrollpatienten mit gleicher Grundkrankheit (11). Erkrankungen, bei denen Mangelernährung besonders häufig vorkommt oder bei denen bei Fortbestehen einer gestörten oralen Nahrungsaufnahme über fünf bis zehn Tagen hinaus eine Mangelernährung droht, sind in Tabelle 1 zusammengefaßt. Bei ihnen stellt sich die Indikation zur Ernährungstherapie. Auf welche Weise ernährt werden soll, ergibt sich aus dem Entscheidungsdiagramm in Abb. 1.

Tabelle 1. Indikationen zur Ernährungstherapie (Modifiziert nach 4)

Patient kann nicht essen:	- Bewußtlosigkeit (Apoplex, Schädel-Hirn-Trauma, Intoxikation, kontrollierte Beatmung) - Verletzungen/Operationen im Mund-, Rachen-, Halsbereich - Ösophagustumoren, -stenosen - neurogene Schluckstörungen
Patient darf nicht essen:	- (ösophagobronchiale) Fistel
Patient will nicht essen:	- psychogene Nahrungsverweigerung - Malignom
Patient resorbiert nicht ausreichend:	- Kurzdarmsyndrom - chronisch-entzündliche Darmerkrankungen, insbesondere Morbus Crohn (Fisteln, partielle Stenosen, Subileus) - Strahlen- und Zytostatikaschädigung des Darms

1. Enterale oder parenterale Ernährung?

Enterale und parenterale Ernährung haben sich in zahlreichen

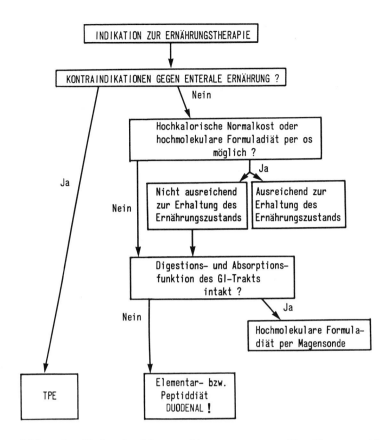

Abb. 1. Entscheidungsdiagramm zur Ernährungstherapie

Studien als effektiv in der Behandlung der unter den Indikationen angegebenen Erkrankungen erwiesen. Nur in wenigen Untersuchungen wurden allerdings beide Ernährungsbehandlungen miteinander verglichen (5). Diese Untersuchungen lassen bisher keine Entscheidung darüber zu, welche der beiden Ernährungstherapien wirksamer ist. Ob parenteral oder enteral ernährt werden soll, muß daher nach anderen Kriterien als der Wirksamkeit, z. B. nach der Häufigkeit und Schwere der Nebenwirkungen und den Kosten der jeweiligen Ernährungstherapie, entschieden werden. Tabelle 2 zeigt, daß bei der enteralen Ernährungsbehandlung schwerwiegende Komplikationen seltener als bei der parenteralen Ernährung auftreten. Darüber hinaus ist eine parenterale Ernährung mit Kosten von ca. 150,-- bis 200,-- DM pro Tag wesentlich teurer als eine enterale Ernährung, für die einschließlich einer notwendigen Magen- bzw. Duodenalsonde und einer Pumpe zur kontinuierlichen Zufuhr der Sondenkost nur ca. 20,-- bis 40,-- DM pro Tag aufgewendet werden müssen. Da bis heute nicht gezeigt werden konnte, daß die parenterale Ernährung wirksamer ist als die enterale Ernährung, sollten mangelernährte Patienten nur dann parenteral ernährt werden, wenn eine enterale Ernährungstherapie wegen unstillbarem Erbrechen, Ileus oder gastrointestinaler Blutung kontraindiziert ist.

Tabelle 2. Nebenwirkungen und Komplikationen bei parenteraler und enteraler Ernährungstherapie

	Parenterale Ernährung	Enterale Ernährung mit Sonde
Zugang	Thrombose Sepsis Pneumothorax Tod	(Bakterielle Kontamination) Erbrechen Durchfall "Dumping"
Metabolische Komplikationen	Hyperglykämie Hypophosphatämie Spurenelementmangel Cholestase Osteomalazie	Hyperglykämie "Tube-feeding-syndrome" (Harnstoff ↑, Elektrolyte ↑)
Schwerwiegende Komplikationen	∿ 5 - 30 %	∿ 5 %

2. Orale oder gastrale bzw. duodenale Ernährung?

Ist eine Ernährungstherapie wegen manifester oder drohender Mangelernährung erforderlich und liegen keine Kontraindikationen gegen eine enterale Ernährung vor, ist zunächst zu prüfen, ob nicht eine hochkalorische Normalkost oder ein oral zugeführter Zusatz von hochmolekularer Formuladiät zur Normalkost zur Behebung der Mangelernährung ausreichend ist. Durch einen derartigen Zusatz zur Normalkost konnten in einer englischen Untersuchung bei 28 unterernährten Patienten mit Morbus Crohn unter anderem ein signifikanter Anstieg des Körpergewichts, des Armumfangs und der Serumspiegel für Albumin und Präalbumin gegenüber einer Kontrollperiode, in der die Patienten ausschließlich eine hochkalorische Normalkost erhielten, erzielt werden (8) (Abb. 2).

3. Elementar- bzw. Peptiddiät oral, gastral oder duodenal?

Erweist sich eine supplementierte hochkalorische Normalkost als nicht ausreichend zur Behebung einer Mangelernährung, muß die Nahrungszufuhr über eine Sonde direkt in den oberen Gastrointestinaltrakt erfolgen. Diese kann bei intakter Digestions- und Absorptionsfunktion des Gastrointestinaltrakts als hochmolekulare Formuladiät über eine Sonde in den Magen erfolgen. Bei gestörter Digestions- und Absorptionsfunktion des Gastrointestinaltrakts ist die Zufuhr einer niedermolekularen Elementar- bzw. Peptiddiät erforderlich. Eine orale Applikation dieser Diäten wird von vielen Patienten wegen des schlechten Geschmacks abgelehnt. Die europäische Crohn-Studie III, durch die die Wirksamkeit einer oral zugeführten Elementardiät mit der einer medikamentösen Therapie bei Patienten mit akutem Schub eines Morbus Crohn überprüft werden sollte, mußte vorzeitig abgebrochen werden, da von den 51 Patienten, die die

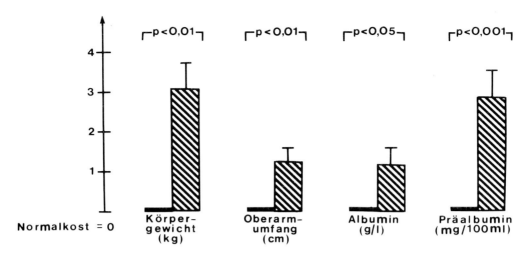

Abb. 2. Wirkung einer zweimonatigen, zusätzlich zur Normalkost oral zugeführten Formuladiät auf Körpergewicht, Armumfang, Serumalbumin und Serumpräalbumin, bezogen auf eine Kontrollperiode mit ausschließlicher Normalkost. Dargestellt sind die zusätzlichen Wirkungen der Formuladiät (schraffierte Säulen) (Nach 8)

Elementardiät erhielten, 20 Patienten bereits nach kurzer Zeit wegen des schlechten Geschmacks der Elementardiät eine weitere Behandlung ablehnten (10). Bei Zufuhr dieser Elementar- bzw. Peptiddiäten über eine Sonde in den Magen treten häufiger Nebenwirkungen auf als bei kontinuierlicher Applikation in den Dünndarm. Erbrechen und bronchopulmonale Aspiration durch verzögerte Magenentleerung infolge der hohen Osmolarität dieser Diäten sind nicht selten (3). Zudem entwickelt sich ähnlich wie bei oraler Zufuhr häufig eine geschmackliche Aversion gegen die Elementardiät durch Aufstoßen und Regurgitation. Als Therapie der Wahl bei gestörter Digestions- und Absorptionsfunktion des Gastrointestinaltrakts muß daher die duodenale Applikation von Elementar- bzw. Peptiddiät angesehen werden. Sie erfordert jedoch die Beachtung einiger technischer Anforderungen, die in Tabelle 3 zusammengefaßt sind. Anfangs sollten nur 50 - 60 ml/h einer verdünnten Elementar- bzw. Peptiddiät über die Duodenalsonde appliziert werden, um den Dünndarm an die ungewöhnliche kontinuierliche Nahrungszufuhr und die hohe Osmolarität der Elementardiäten zu gewöhnen. Abb. 3 zeigt, daß bei Zufuhr von mehr als 120 ml/h in das Duodenum mit einem erheblichen duodenogastralen Reflux der zugeführten Elementar- bzw. Peptiddiät mit folgender Regurgitation, Erbrechen und bronchopulmonaler Aspiration zu rechnen ist (7).

4. Wie wird die duodenale Ernährungstherapie toleriert?

Vielen Patienten und Ärzten erscheint die Tolerierung einer transnasalen Sonde über Wochen als größtes Hindernis für eine

Tabelle 3. Technische Anforderungen bei intraduodenaler Ernährungstherapie

---

1. Sondenkost:
   - Elementardiät bzw. Peptiddiät,
     keine hochmolekulare Formuladiät

2. Sondentechnik:
   - Dünnlumige Sonde (Außendurchmesser 2 - 4 mm) aus Polyurethan oder Silikonkautschuk
   - Röntgenologische Lagekontrolle erforderlich
   - Bei liegender Sonde Hochstellen des Bettkopfendes um 20 - 30°

3. Applikation der Sondenkost:
   - Kontinuierliche Zufuhr, wenn möglich mit Hilfe einer Pumpe
   - Zufuhr von 50 ml/h schrittweise bis auf 120 ml/h steigern
     (1 ml = 1 kcal, Osmolarität < 450 mosmol/l)

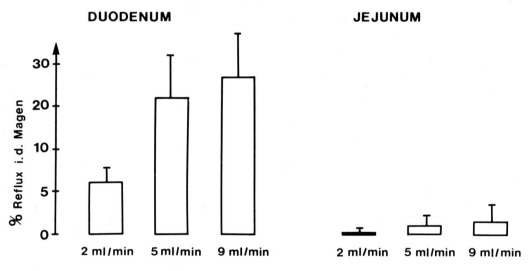

Abb. 3. Enterogastraler Reflux bei Perfusion des Duodenums und Jejunums mit 2 ml/min, 5 ml/min und 9 ml/min Flüssigkeit (Nach 7)

langfristige duodenale Ernährungstherapie. Die Einführung dünnlumiger Ernährungssonden aus extrem weichem Material (Polyurethan, Silikonkautschuk) und tragbarer Infusionspumpen haben die kontinuierliche duodenale Ernährungstherapie jedoch erheblich erleichtert. Kürzlich wurde in einer nicht kontrollierten Studie bei zehn Probanden die Akzeptanz einer zehntägigen kontinuierlichen duodenalen Peptidernährung über eine transnasale dünnlumige Sonde geprüft (6). Die Ernährungstherapie wurde ambulant durchgeführt. Alle Probanden gingen während der Untersuchung ihren gewohnten beruflichen Verpflichtungen nach. Während der Untersuchung klagten nur wenige Probanden über mäßigen Hunger oder gering gestörten Schlaf. Die Beeinträchtigung des Allgemeinbefindens durch die dünnlumige Polyurethansonde wurde ebenfalls als nur mäßig beschrieben. Eine duodenale Ernährungsbehandlung scheint daher ambulant und ohne Einschränkung der Berufsfähigkeit und nur mit geringen bis mäßigen Beeinträchtigungen des Allgemeinbefindens möglich zu sein.

Literatur

1. BISTRIAN, B. R., BLACKBURN, G. L., HALLOWELL, E., HEDDLE, R.: Protein status of general surgical patients. JAMA 230, 858 (1974)

2. BISTRIAN, B. R., BLACKBURN, G. L., VITALE, J., COCHRAN, D., NAYLOR, J.: Prevalence of malnutrition in general medical patients. J. Amer. med. Ass. 235, 1567 (1976)

3. BURY, K. D., JAMBUNATHAN, G.: Effects of elemental diets on gastric emptying and gastric secretion in man. Amer. J. Surg. 127, 59 (1974)

4. COBURG, A. J.: Enterale Ernährung als Langzeittherapie. Chirurg 54, 1 (1983)

5. ERCKENBRECHT, J., WEDERSHOVEN, H. J., SONNENBERG, A., WIENBECK, M., EHMS, H., EGBERTS, E. H., MILLER, B., STROHMEYER, G.: Totale parenterale Ernährung ist der Elementardiät bei kompliziertem M. Crohn überlegen. Z. Gastroent. 19, 525 (1981)

6. EMDE, C., LIEHR, R.-M., ZEITZ, M., MENGE, H.: Die Verträglichkeit der intraduodenalen Sondenernährung. Z. Gastroent. 22, 66 (1984)

7. GUSTKE, R. F., VARMA, R. R., SOERGEL, K. H.: Gastric reflux during perfusion of the proximal small bowel. Gastroenterology 6, 890 (1970)

8. HARRIES, A. D., DANIS, V., HEATLEY, R. V., JONES, L. A., FIFIELD, R., NEWCOMBE, R. G., RHODES, J.: Controlled trial of supplemented oral nutrition in Crohn's disease. Lancet 1983 I, 887

9. HILL, G. L., BLACKETT, R. L., PICKFORD, I., BURKINSHAW, L., YOUNG, G. A., WARREN, J. V., SCHORAH, C. J., MORGAN, D. B.: Malnutrition in surgical patients. An unrecognized problem. Lancet 1977 I, 689

10. STROHM, W. D., STEINHARDT, H.-J., BRANDES, J. W., JARNUM, S., LEONHARDT, H., EHMS, H., EWE, H. J., LORENZ-MEYER, H., JESDINSKY, H. J., MALCHOW, H.: Niedermolekulare vollbilanzierte Diäten zur Behandlung des M. Crohn. Eine randomisierte kontrollierte Studie. Z. Gastroent. 14, 525 (1981)

11. WALESBY, R. K., GOODE, A. W., BENTAL, H. H.: Nutritional status of patients undergoing valve replacement by open heart surgery. Lancet 1978 I, 76

Klinische Applikation – Technik der enteralen Ernährung
Von H. Wiedeck

Die Aufgaben einer Ernährungstherapie bestehen zum einen in der Aufrechterhaltung der strukturellen Integrität des Organismus durch Synthese von Enzymen, Hormonen und anderen lebenswichtigen Substanzen, zum anderen in der Bereitstellung von Energieträgern als Voraussetzung für einen funktionsfähigen Stoffwechsel.

Das Ziel einer Ernährungstherapie bei Patienten, die entweder nicht essen wollen, können oder dürfen, sollte daher ein dem jeweiligen Bedarf angepaßtes Kalorienangebot und dessen adäquate Metabolisierung sein.

Grundsätzlich gibt es zwei Möglichkeiten, eine Ernährungstherapie durchzuführen:

1. Parenteral: a) periphervenös,
   b) zentralvenös.
2. Enteral: a) oral,
   b) gastral,
   c) duodenal/jejunal.

Die parenterale Ernährung hat einen festen Platz in der postoperativen bzw. posttraumatischen Phase, aber auch präoperativ bei fehl- oder mangelernährten Patienten. In den letzten Jahren lassen sich aber zunehmend - nach Entwicklung filiformer Sonden und verbesserter Nährgemische - Indikationen für eine enterale Ernährungstherapie stellen (4, 7, 8). Die Vorteile einer Ernährungstherapie über den Magen-Darm-Trakt liegen zum einen in der Erhaltung physiologischer Stoffwechselvorgänge, zum anderen bleibt die regulative Funktion des Darms im Hinblick auf die Zufuhrmenge und Zusammensetzung der angebotenen Nährgemische erhalten.

Voraussetzungen für eine enterale Ernährungstherapie sind:

1. Gesicherte Indikationsstellung (Abb. 1),
2. in Abhängigkeit von der zugeführten Diät eine voll bzw. teilweise erhaltene Digestion und Absorption,
3. in Abhängigkeit von der Lage der Sondenspitze die erhaltene Motilität des Magens bzw. des Dünndarms,
4. definierte bilanzierte Diäten.
5. Technische Voraussetzungen:
   a) Plazierbarkeit der Sonde,
   b) Lagekonstanz der Sondenspitze
   c) kleindimensionierte Pumpen,
   d) Applikationssysteme.

Indikationen zur enteralen Ernährungstherapie

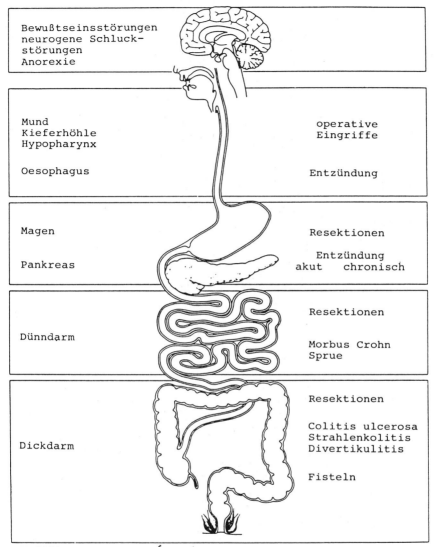

Modifiziert nach BARÉNYI

Abb. 1

Für die Applikation von Nährstoffgemischen über Sonden ergeben sich folgende Techniken:

1. Nasogastrale Verweilsonde

Sie stellen die bis heute am häufigsten benutzte Methode dar,

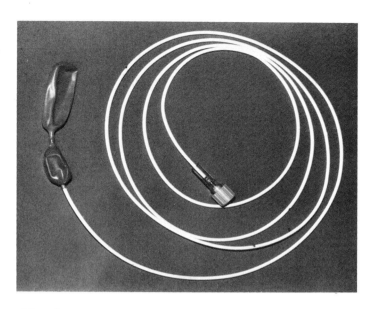

Abb. 2

mit 75 cm langen Sonden mit einem Innendurchmesser von 2 - 4 mm, entsprechend 10 - 18 Charr, und am distalen Ende beginnenden Längenmarkierungen. Das gebräuchlichste Material für diese Sonden ist PVC. Dieses Material muß, um elastisch zu sein, im Durchschnitt 30 % niedermolekulare Substanzen als Weichmacher enthalten, die bei Lagedauer von mehr als 24 h auszuwandern beginnen. Dadurch verhärtet sich das Material und kann zu Drucknekrosen und -ulzera führen. Es muß daher eine Verweilsonde aus weichmacherfreien, dauerelastischen Materialien wie Silikonkautschuk oder Polyurethan gefordert werden. Die Plazierung dieser Sonde ist im allgemeinen problemlos, es sollte jedoch immer eine Lagekontrolle entweder durch Aspiration von Magensekret oder auskultatorisch erfolgen.

2. Dünndarmsonden

Hierbei handelt es sich um filiforme Sonden mit einem Innendurchmesser zwischen 1,2 und 1,4 mm und einer Länge von 125 cm. Die überwiegende Anzahl der im Handel angebotenen Sonden ist aus Silikonkautschuk hergestellt. Unterschiedliche Konstruktionen an der Spitze unterscheiden die Sonden. Dünndarmsonden mit Quecksilber in der Sondenspitze werfen das Problem der Entsorgung auf, bei solchen mit Beutelkonstruktionen, bei denen der Beutel nach endgültiger Lage der Sonde belassen wird, kann es zur Kontamination von Nahrungsresten im Beutel kommen. Nach zweijährigen Untersuchungen mit filiformen Sonden haben wir uns für die Verwendung einer 150 cm langen Dünndarmsonde aus Wirutan entschieden, die einen Innendurchmesser von 1,4 mm hat und sich sicher im Dünndarm plazieren läßt (Abb. 2).

Diese Sonde trägt vom distalen Ende beginnend Markierungen bei
45, 60 und 100 cm. Die Spitze ist mit zwei Ballons aus Silkolatex versehen. Der mit 1 ml Luft gefüllte kleinere Ballon sichert die Lagekonstanz im Dünndarm. Der zweite, ca. 5 ml fassende Ballon wird nach Einlegen der Sonde in den Magen mit Flüssigkeit gefüllt und dient als Bolus zum Transport in den Dünndarm. Dieser Ballon ist mit einem Spezialkleber an der Sonde
befestigt, der sich im alkalischen Milieu des Dünndarms auflöst und damit die drei in der Sondenspitze vorhandenen Öffnungen für den Durchtritt der Nährlösungen freigibt. Das Legen
dieser Dünndarmsonde erfolgt nasal und bietet bei kooperativen Patienten keine Schwierigkeiten. In der Regel liegt die
Sonde nach etwa 12 - 24 h im Dünndarm. Bei nicht kooperativen
Patienten stellt sich das Problem, diese weichen und sehr flexiblen dünnen Sonden zu plazieren. Hierfür werden zu den einzelnen Sonden Mandrins angeboten, die nach Einführen der Sonde
in den Magen wieder entfernt werden. Die Sondenspitze sollte
ca. 10 cm hinter dem Treitzschen Band plaziert werden. Die Lage der Sonde sollte entweder röntgenologisch (einige der angebotenen Sonden sind röntgenkontrastdicht) oder durch Aspiration von Sekret und pH-Bestimmung täglich überprüft werden.

Die Vorteile transpylorisch plazierter Sonden sind:

a) eine deutlich herabgesetzte Aspirationsgefahr bei bewußtlosen Patienten;
b) die Möglichkeit einer unmittelbar postoperativ bzw. posttraumatisch beginnenden enteralen Nahrungszufuhr. Untersuchungen von WELLS und Mitarbeitern (6, 9) haben gezeigt,
daß die Motilität des Dünndarms bereits 1 - 3 h postoperativ wieder nachweisbar ist, die Motilität des Magens dagegen erst nach 24 - 48 h;
c) bei intraoperativ plazierten Sonden eine direkt postoperative enterale Ernährung auch nach Resektion im Bereich des
Ösophagus, Magens und Duodenums (Abb. 3).

Voraussetzung für den Transport der Dünndarmsonde ins Duodenum
bzw. Jejunum ist die Motilität des Magens. Liegt postoperativ
oder posttraumatisch eine Magenatonie vor, kann die Sonde entweder endoskopisch oder unter Bildwandlerkontrolle transpylorisch plaziert werden. Dieses Vorgehen ist natürlich mit einem
gewissen Aufwand verbunden. Man sollte deshalb versuchen, sofern eine Laparotomie durchgeführt wird, die Sonde intraoperativ zu plazieren.

3. Die transkutane Katheterjejunostomie ist Inhalt eines anderen Beitrags.

Wie bereits erwähnt, kann eine enterale Ernährungstherapie entweder oral, gastral oder duodenal/jejunal erfolgen. Wird die
Sondenkost getrunken, liegen annähernd physiologische Verhältnisse vor. Speichelsekretion und Fermentproduktion kommen in
Gang, der Speisetransport verläuft regelrecht. Lediglich die
Ballaststoffarmut dieser Diäten hat Auswirkungen auf die Pas-

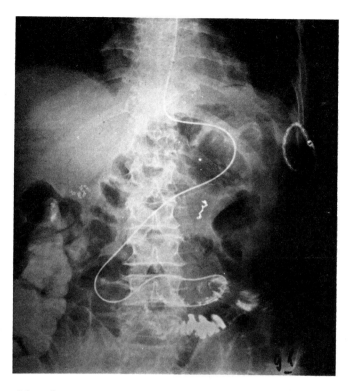

Abb. 3

sagezeit. Bei gastraler Zufuhr ist die Funktion des Ösophagus und der beiden Sphinkteren ausgeschaltet. Untersuchungen haben gezeigt, daß normale peristaltische Wellen und eine regelrechte Magenentleerung nachweisbar sind, wenn Einzelportionen von etwa 50 ml in kurzen Abständen bis zu einer Gesamtmenge von etwa 200 ml rasch in den Magen eingespritzt werden. Erfolgt die Zufuhr in den Dünndarm, sollte kontinuierlich infundiert werden. Die pro Stunde zugeführte Infusionsmenge sollte 100 - 120 ml nicht übersteigen. Die Vorteile einer kontinuierlichen Zufuhr liegen in einer gleichmäßigen osmotischen Belastung des Dünndarms und einer durch die gleichmäßige Zufuhr der Nährsubstrate Optimierung der Absorption.

Für die kontinuierliche Zufuhr in den Dünndarm wurden kleindimensionierte Pumpen entwickelt - die meisten arbeiten nach dem Prinzip der Rollenpumpe -, die auch netzunabhängig betrieben werden können. Die Förderrate, die mit einer Wählscheibe eingestellt wird, kann in einem Bereich zwischen 20 und 250 ml/h gewählt werden. Bei einigen Pumpen kann zwischen Bolusgabe und kontinuierlicher Zufuhr gewählt werden. Zu diesen Pumpen werden Kunststoffbeutel mit einem Fassungsvermögen von 1 l angeboten, die durch eine große Verschlußkappe mit den Nährgemischen gefüllt werden können. Das aufgedruckte Patientendatenfeld kann mit den erforderlichen Informationen versehen werden. Direkt

an die Beutel angeschweißt sind die Überleitungsgeräte mit
Tropfkammer, Pumpenzwischenstück und einem speziellen Adapter
für Dünndarmsonden, so daß ein irrtümlicher Anschluß an zentralvenöse Katheter praktisch unmöglich ist.

Mitentscheidend für die erweiterte Indikationsstellung zur enteralen Ernährungstherapie war die Entwicklung industriell vor-
gefertigter standardisierter und bilanzierter Diäten (2, 3).
Man unterscheidet heute zwei Grundformen:

1. Formuladiäten: nährstoffdefiniert, hochmolekular.
    a) Einfache Zusammensetzung.
       Voraussetzung: uneingeschränkte Digestion und Absorption.
    b) Spezifische Zusammensetzung: Korrektur der einzelnen Nähr-
       stoffanteile.
       Voraussetzung: eingeschränkte, aber noch vorhandene Di-
       gestion und Absorption.

2. Chemisch-definierte Diäten: Bausteine der Nährstoffe.
    a) Monomolekular: Eiweißanteil in Form von Aminosäuren, Koh-
       lenhydraten in monomolekularer Form, praktisch fettfrei.
    b) Oligoformen: Eiweiß in Form von Oligopeptiden und Amino-
       säuren (1), Kohlenhydrate in Oligoform, Fett in Form von
       MCT.
    Voraussetzung für a) und b): Uneingeschränkte, aber auch
    eingeschränkte Absorption.

Da chemisch definierte Diäten bis heute nur in pulverisierter
Form angeboten werden, bietet die Zubereitung - Anrühren mit
Wasser und Umfüllen in Flaschen oder Beutel - vor allen Dingen
im Hinblick auf die bakterielle Kontamination immer noch Probleme. In Untersuchungen ist nachgewiesen, daß die Keimzahl in
zubereiteten Diäten nach 8 h (bei Zimmertemperatur) hochsigni-
fikant ansteigt. Inwieweit eine Senkung des pH, das, dem physiologischen pH des Dünndarms angeglichen, bei den heute angebotenen chemisch definierten Diäten zwischen 6 und 7 liegt, zu
einer Reduktion der Keimzahlen führt, ohne die Verträglichkeit
der Diäten zu beeinflussen, muß noch untersucht werden.

Ein ebenfalls noch nicht gelöstes Problem ist die Entmischung
zubereiteter Peptiddiäten, die ein mehrmaliges Durchmischen während der Applikation notwendig macht.

Komplikationen einer enteralen Ernährungstherapie

Klinisch

1. Diarrhöen
Man spricht von einer Diarrhö, wenn das Stuhlgewicht 200 g/Tag
überschreitet.

Ursachen:
a) Hyperosmolalität der zugeführten Diät:

Physiologischerweise erfolgt ein Teil der Osmolalitätsregulation über Osmorezeptoren, die im Duodenum liegen (5). Der Osmolalitätsausgleich erfolgt in kürzester Zeit. Eigene Untersuchungen an gesunden Probanden haben gezeigt, daß bei Zufuhr in den Dünndarm Osmolalitäten bis 600 mosmol/kg H_2O ohne Nebenwirkungen vertragen werden. Trotzdem sollte die Osmolalität einer duodenal bzw. jejunal applizierten Diät nicht über 400 mosmol/kg H_2O liegen.

b) Zu großes Volumenangebot in zu kurzer Zeit:
In Untersuchungen zur Physiologie der Magenentleerung ist gezeigt worden, daß hypertone Lösungen wesentlich langsamer entleert werden als nahezu isotone. Bei hoher Zufuhr von wenn auch nur gering hypertonen Diäten ist es vorstellbar, daß die Zeit für einen Osmolalitätsausgleich nicht ausreicht. Als weitere Ursache für Diarrhöen muß der Dehnungsreiz durch große Volumina auf die Darmwand und die dadurch ausgelöste Zunahme der Passagegeschwindigkeit diskutiert werden.

c) Bakterielle Kontamination der Sondennahrung:
Wie bereits erwähnt, ist die Zubereitung chemisch definierter Diäten noch nicht zufriedenstellend gelöst, eine bakterielle Kontamination praktisch nicht zu verhindern. Außerdem begünstigt das intraluminale pH von 6 - 7 ein Keimwachstum zusätzlich.

d) Malabsorption:
Ursache einer Malabsorption kann zum einen das Fehlen einzelner Transportsysteme in der Mukosa, zum anderen die Reduktion der resorbierenden Dünndarmoberfläche entweder durch ausgedehnte Resektionen oder durch Zottenatrophie sein. Die Oberflächenvergrößerung durch Zotten und Mikrozotten nimmt im Dünndarm von proximal nach distal deutlich ab. Deshalb ist die Resorption von Nährstoffen im proximalen Dünndarm praktisch abgeschlossen (Ausnahme Vitamin B_{12}). Eigene Untersuchungen haben gezeigt, daß dies für chemisch definierte Diäten ebenfalls zutrifft. Klinische Erfahrungen nach Dünndarmresektionen zeigen, daß Oligopeptiddiäten bis zu einem Restdünndarm von 40 cm vollständig resorbiert werden.

Untersuchungen der Dünndarmmukosa nach dreiwöchiger parenteraler Ernährung zeigten eine deutliche Zottenatrophie. Deshalb ist ein stufenweiser Aufbau der enteralen Zufuhr für die Adaptation des Dünndarms unbedingt erforderlich.

2. Meteorismus
Bei eigenen klinischen Studien - vor allen Dingen nach großen Magen- oder Darmresektionen - trat bei einigen Patienten am zweiten bzw. dritten postoperativen Tag unter enteraler Ernährung ein deutlicher Meteorismus auf. Inwieweit dies der enteralen Zufuhr anzulasten ist, ist noch nicht geklärt.

Technisch

1. Dislokation der Sondenspitze
In Abhängigkeit von der verwendeten Dünndarmsonde tritt diese Komplikation häufiger oder seltener auf. Dünndarmsonden mit Halteballons an der Sondenspitze dislozieren nach unseren Untersuchungen seltener als solche ohne Ballon.

2. Schleifen- oder Knotenbildung der Sonden
Diese Komplikation tritt vor allem auf, wenn die filiformen Sonden zu weit in den Magen vorgeschoben werden. Seit wir die Dünndarmsonden bis zur Markierung "60 cm" vorschieben und dann - ohne Fixierung - frei nachrutschen lassen, haben wir diese Komplikation nicht mehr gesehen.

Um diese Komplikationen möglichst zu vermeiden, hat sich bei uns für die Durchführung einer enteralen Ernährungstherapie folgendes Vorgehen bewährt:
1. Sorgfältige Indikationsstellung,
2. Auswahl der Diäten unter Berücksichtigung des Funktionszustands des Magen-Darm-Trakts,
3. Zubereitung der Diät unter möglichst sterilen Bedingungen,
4. stufenweiser Aufbau der Diätzufuhr sowohl im Hinblick auf die Zufuhrrate als auch auf die Osmolalität der Diät.

Literatur

1. ADIBI, S. A., KIM, Y. S.: Peptide absorption and hydrolysis. In: Physiology of the gastrointestinal tract (ed. L. R. JOHNSON), p. 1073. New York: Raven Press 1981

2. BERG, G.: Bilanzierte synthetische Diäten in der Gastroenterologie. Fortschr. Med. 89, 1287 (1971)

3. CANZLER, H.: Grundlagen der Sondenernährung. Internist 19, 828 (1978)

4. DOBBIE, R. P., HOFFMEISTER, J. A.: Continuous pump-tube enteric hyperalimentation. Surg. Gynec. Obstet. 143, 273 (1976)

5. JOHNSON, L. R.: Gastrointestinal physiology, 2nd ed. St. Louis, Toronto, London: Mosby Company 1981

6. MOSS, G.: Postoperative ileus is an avoidable complication. Surg. Gynec. Obstet. 148, 81 (1979)

7. PETERS, H.: Die künstliche Ernährung vor und nach Operationen. Wien. med. Wschr. 20, 645 (1978)

8. SAGAR, S., HARLAND, P., SHIELDS, R.: Early postoperative feeding with elemental diet. Brit. med. J. 1979 I, 293

9. WELLS, Ch., RAWLINSON, K., TINCKLER, L., JONES, H., SAUNDERS, J.: Ileus and postoperative intestinal motility. Lancet 1961 II, 136

Klinische Erfahrungen mit der gastralen Sondenernährung
Von R. D. Keferstein und H. Bünte

Technische Fortschritte auf dem Gebiet der Sondenernährung, die kritische Risikoabschätzung der parenteralen Ernährung und nicht zuletzt das zunehmende Kostenbewußtsein in der Medizin haben dazu beigetragen, daß der Weg der enteralen Ernährungstherapie in der prä- und postoperativen Phase zunehmend häufiger begangen wird.

Diätformen

Die breite Palette industriell gefertigter Nährstoffprodukte, die in den letzten zehn bis 15 Jahren zur Anwendung gekommen sind, haben die Einführung einer einheitlichen Nomenklatur erforderlich gemacht, auch um zu einer gezielten Indikationsstellung in der Ernährungstherapie zu gelangen. Zuletzt haben 1982 die Deutsche Arbeitsgemeinschaft für künstliche Ernährung und die Österreichische Arbeitsgemeinschaft für künstliche Ernährung in einer Broschüre zur enteralen Ernährung die Nomenklatur der heutigen Diätformen zusammengefaßt. Auf dieser Diskussionsgrundlage faßt Tabelle 1 die Arten der heute üblichen Sondenkostformen und ihre Applikationsweise zusammen.

Tabelle 1. Nomenklatur der Sondenernährung

1. Selbst hergestellte Sondenkost	gastrale Applikation
2. Nährstoffdefinierte Diät (NDD): vollbilanziert modifiziert (MCT, laktosefrei)	gastrale Applikation
3. Chemisch definierte Diät (CDD): Elementardiät Oligopeptiddiät	jejunale Applikation
4. Supplemente	

Bei der gastralen Sondenernährung verwendet man auch heute noch vielfach die selbst in der Stations- und Krankenhausküche hergestellte Sondenkost, vorzugsweise jedoch die nährstoffdefinierte Diät in ihrer vollbilanzierten und modifizierten Form.

Die Herstellung von Sondenkost in der Krankenhausküche - durch Homogenisierung von normalen, faserarmen Lebensmitteln unter Flüssigkeitszusatz - ist im Prinzip möglich. Der erforderliche Arbeitsaufwand - die Kost muß immer frisch zubereitet und darf nicht aufbewahrt werden - und das hohe Risiko der bakteriellen Kontamination (15, 20) lassen die Anwendung der selbst hergestellten Sondenkost nicht mehr vertretbar erscheinen, obwohl über die klinische Bedeutung nachgewiesener bakterieller Kontamination von Sondenkost noch keine Einigkeit besteht (7). Für die gastrale Anwendung sind die industriell hergestellten Nährstoffgemische zu bevorzugen, welche standardisiert sind und eine Bilanzierung der Ernährungstherapie erlauben.

Da das Nährstoffgemisch in hochmolekularer Form vorliegt, setzt die Applikation dieser Art von Sondenkost in den Magen die Integrität des Darms hinsichtlich Transport und Verdauungsleistung voraus. Darüber hinaus muß der Zugangsweg zum Magen gewährleistet sein.

Orale Anwendung der nährstoffdefinierten Diät

Bei erhaltenem Schluckakt und freier Passage des Speiseweges vom Mund zum Magen ist die Anwendung einer nasogastralen Ernährungssonde nicht obligat für die Durchführung der "künstlichen Ernährung". In einem breiten Indikationsbereich verschiedener medizinischer Fachgebiete (Tabelle 2) stellt die orale Aufnahme einer bilanzierten, nährstoffdefinierten Diät ein voll wirksames Therapiekonzept dar, in dem die Anwendung der nasogastralen Ernährungssonde eine schädliche und belästigende Übertherapie bedeuten würde. Vielfach bietet sich die Zufuhr einer Zusatzernährung zu und zwischen den normalen Mahlzeiten an, insbesondere wenn der Nährstoffbedarf nicht komplett durch die übliche Kost gedeckt werden kann. So wird über die verbesserte Verträglichkeit einer Bestrahlungsserie oder einer zytostatischen Behandlung in der Onkologie berichtet (4, 13, 17).

Bei oral aufnehmbaren Präparaten hat der Geschmack entscheidende Bedeutung für längerfristige Einsatzmöglichkeiten. Auch bei Anwendung über die nasogastrale Ernährungssonde spielt der Geschmack des Präparats noch eine Rolle, da Reflux, Aufstoßen und Erbrechen erhebliches sensorisches Mißempfinden auslösen.

Inzwischen sind trinkbare Zubereitungen in verschiedenen Geschmacksvariationen verfügbar, die vom Patienten langfristig toleriert werden. Gerade in der Ernährungsbehandlung, die vom Patienten Verzicht auf gewohnte Kostformen und auf oralen Genuß verlangt, kommt der Mitarbeit des Patienten große Bedeutung zu. Information und Aufklärung über den Sinn der Behandlung, aber auch Erleichterung der durch Krankheit und Therapie eingeschränkten Lebensführung, z. B. durch Geschmacksverbesserungen und -variationen, bedeuten eine wichtige psychologische Hilfe.

Auch in der Zubereitung chemisch definierter, niedermolekularer Diät konnte durch Einführung geschmacklich neutraler Oligopeptide anstelle einzelner Aminosäuren eine Verbesserung erreicht werden, so daß auch hier über langfristige orale Ernährung mit guter Akzeptanz über Monate berichtet wird (9, 23). Demgegenüber berichten andere Autoren (4, 20) über recht hohe Ausfall-

Tabelle 2. Indikationen zur oralen Aufnahme einer nährstoffdefinierten Formuladiät (NDD)

1. Vorbereitung zur Kolondiagnostik
2. Behandlung entzündlicher Erkrankungen des terminalen Ileums und des Kolons
3. Nach kieferchirurgischen Eingriffen (Saugrohr)
4. Unterstützend während Zytostatikatherapie
5. Unterstützend während Bestrahlung

und Verweigerungsraten bei längerer oraler Ernährung, die dann die Sondenapplikation erforderlich machen.

Die erforderliche lange Zeitdauer der Anwendung einer nährstoffdefinierten oder chemisch definierten Diät im Rahmen der Behandlung oder OP-Vorbereitung chronisch-entzündlicher Darmerkrankungen (19) stellt einen limitierenden Faktor der oralen Applikation dar. Die zweite wichtige Einschränkung bei oraler Applikation erfolgt durch ein hohes Trinkvolumen. Bei einer durchschnittlichen Kaloriendichte von einer Kilokalorie pro ml Nahrung müßte ein Patient je nach Grundkrankheit und Operationsstreß 2.000 bis 3.000 ml einer Formuladiät trinken. Diese Menge ist auch bei geschmacklicher Akzeptanz nur zu bewältigen, wenn der Wille zur Mitarbeit, ein guter Allgemeinzustand und eine ungehinderte Ösophaguspassage vorhanden sind. Ein erhöhter Bedarf von 4.000 - 6.000 kcal, insbesondere beim Patienten mit ausgedehnten Verbrennungen, kann häufig nur über den Weg der nasogastralen Sonde gedeckt werden (1, 4), eventuell unter gleichzeitiger parenteraler Ernährung.

Spezielle chirurgische Indikationen für die nährstoffdefinierte Diät (oral, gastral)

Im Rahmen der Operationsvorbereitung von Tumorpatienten mit Obstruktion der Ösophagus-Kardia-Passage hat die totale parenterale Ernährung eine deutliche Verbesserung der Operationsergebnisse erbracht (16). Bei partiell erhaltener Ösophaguspassage sollte diese aus psychologischen wie aus funktionellen Gründen genutzt werden (17). Eine längerfristige Vorbereitung über Wochen, ähnlich der Vorbereitung vor Eingriffen wegen entzündlicher Dickdarmerkrankungen (19), ist beim Tumorpatienten nicht sinnvoll, da zwar eine Verbesserung des Ernährungszustands erreicht werden kann, das Tumorwachstum jedoch weitergeht.

Eine Vorbereitung des Tumorpatienten über acht bis zehn Tage, wie sie derzeit von uns z. B. vor Ösophagusresektionen durchgeführt wird, erscheint einerseits als ausreichend und andererseits als zumutbar. Für die Optimierung der präoperativen enteralen Ernährung bedarf es aber weiterer Untersuchungen hinsichtlich der Zeitdauer, Applikationsform und der Feststellung geeigneter Kontrollparameter.

Tabelle 3. Indikationen zur oralen Aufnahme einer NDD in der Chirurgie

---

1. Präoperativ bei Ösophagus-Kardia-Karzinom mit erhaltener Passage für Flüssignahrung
2. Postoperative Darmfisteln
3. Vorbereitung in der Kolonchirurgie
4. Nach proktologischen Operationen, z. B. wegen größerer Analfisteln, nach Sphinkterrekonstruktion

---

Im Bereich der Abdominalchirurgie gibt es weitere spezielle Indikationen zur Anwendung synthetischer, vollresorbierbarer Diäten. Ziel der Behandlung ist eine "Ruhigstellung" des Darmtrakts mit Verminderung der Sekretmengen der Verdauungsdrüsen sowie eine Verminderung der Stuhlmenge. Der Ernährungszustand des Patienten selbst bleibt weitgehend unberücksichtigt, die orale Aufnahme der Flüssignahrung ist nicht beeinträchtigt, so daß eine Magensonde nicht erforderlich ist.

Bei Fisteln im unteren Dünndarmabschnitt sowie vor und nach Eingriffen im kolorektalen Bereich erscheint die Verwendung einer nährstoffdefinierten Diät ausreichend zu sein. Die Applikation einer chemisch definierten Diät sollte den Patienten mit Fisteln im proximalen Dünndarm und der Behandlung des Morbus Crohn vorbehalten sein.

Das Vorgehen bei postoperativen Fisteln am Dünn- und Dickdarm hat sich durch Einführung der gezielten Ernährungsbehandlung gewandelt (1, 8, 14). Die Indikation zur Frühoperation besteht nur bei unzureichender Drainierung und diffuser Peritonitis. In den meisten Fällen ermöglicht die Ernährungsbehandlung die Wiederherstellung eines ausgeglichenen Stoffwechsels, so daß unter gleichzeitiger Reduktion der Fistelsekretion ein Spontanverschluß abgewartet werden kann. Die Prognose ist um so günstiger, je weiter distal die Fistel im Darmtrakt gelegen ist. Dünndarmfisteln persistieren eher aufgrund der Sekretionsmenge und der Sekretzusammensetzung, der gleichzeitige Einsatz der enteralen Formula- oder Elementardiät und die Gabe von Somatostatin zur Reduktion der Drüsensekretion (11) beschleunigen die Selbstheilung, mit der in ca. 70 % gerechnet werden kann. Voraussetzung zur Heilung ist in jedem Fall die ungehinderte Darmpassage distal der Insuffizienz.

In der kolorektalen Chirurgie hat die präoperative mechanische Darmreinigung zu einer Reduktion der Zahl postoperativer Nahtdehiszenzen und infektiöser Komplikationen geführt (21). Die enterale Ernährung mit ballaststofffreier Diät zur Reduktion der Stuhlmenge bei Sicherung des Ernährungszustands und die perorale Darmspülung mit einer Salzlösung einen Tag vor der Dickdarmoperation gelten als Behandlungskonzept der Wahl.

Nach proktologischen Eingriffen, insbesondere nach operativen Rekonstruktionen des Schließmuskelapparates, ermöglicht die

Tabelle 4. Indikationen zur gastralen Sondenernährung (Nach BÜNTE, 1972; COBURG, 1983)

Patient kann nicht (ausreichend) essen	Bewußtlosigkeit mit erhaltenem Schluckreflex Verletzungen/Operationen im Mund-Rachen-Hals-Bereich Ösophagusstenosen Neurogene Schluckstörungen Respiratorische Insuffizienz Extremer Kalorienbedarf
Patient darf nicht essen	Frische Anastomosen/Anastomoseninsuffizienz an Ösophagus und Kardia Ösophagotracheale Fistel <u>Postpylorische Ernährung ist vorzuziehen</u>
Patient will nicht essen	Geschmacksintoleranz Nahrungsverweigerung, Psychose

ballaststofffreie Diät eine Ruhigstellung des Enddarms unter Vermeidung der Stuhlentleerung für fünf bis acht Tage, so daß die Sphinkternaht ohne mechanische Belastung heilen kann (5, 24). Nach eigenen Erfahrungen ist eine blockierende Kolostomie dann nur noch bei ausgedehnten Verletzungen erforderlich.

Indikationen zur gastralen Sondenernährung

Die Notwendigkeit zur Applikation einer gastralen Ernährungssonde ist getrennt von der Indikationsstellung zur künstlichen enteralen Ernährung zu überprüfen. Erst wenn der bevorzugte Weg der oralen Nahrungsaufnahme nicht begehbar ist oder eine ausreichende Versorgung nicht gewährleistet, sollte die Nahrung über eine nasogastrale Sonde zugeführt werden.

Für eine kurzzeitige gastrale Ernährungstherapie, insbesondere in der direkten postoperativen Phase, gibt es im chirurgischen Bereich keine Indikationen. Insbesondere nach abdominellen Eingriffen ist die physiologische Magenatonie von zwei bis drei Tagen zu berücksichtigen (25), die der gastralen Applikation von Sondenkost entgegensteht.

Patienten nach kieferchirurgischen oder HNO-ärztlichen Eingriffen können dagegen unmittelbar postoperativ nasogastral ernährt werden (22). Benigne oder maligne Ösophagusstenosen erschweren die einfache Plazierung der Ernährungssonde in den Magen. In diesen Fällen kann die Sonde unter endoskopischer Sicht gelegt werden. Die Möglichkeiten der therapeutischen Endoskopie - Bougierung einer Stenose und schonende endoskopische Tubusimplantation zur Überbrückung der Stenose - machen jedoch eine längerfristige Ernährung über die nasogastrale Sonde in vielen Fällen überflüssig. Lediglich pharynxnahe Ösophagusstenosen eignen sich nicht zur palliativen Tubusimplantation.

Im Falle des Patienten, der nicht essen darf, ist auch die Indikation zur gastralen Sondenernährung kritisch zu überprüfen. Zwar kann eine frische Anastomose oder eine Anastomoseninsuffizienz im ösophagokardialen Bereich per Magensonde überbrückt werden, bei Applikation von Sondennahrung in den Magen besteht insbesondere bei verzögerter Magenentleerung jedoch die Gefahr des Refluxes mit Belastung der Anastomose, die eigentlich geschont werden sollte. In diesen Fällen ist eine Duodenal- oder Jejunalsonde zu bevorzugen. Bei bewußtlosen Patienten mit nicht sicher erhaltenem Schluckreflex, im Rahmen einer Dauerbeatmung und beim relaxierten Patienten vermindert die postpylorische Sondenplazierung ebenfalls die Gefahr des Refluxes (3).

Hauptkontraindikation der enteralen Ernährung mit und ohne Sonde ist der Ileus (2, 3, 6, 26), der bei Beginn der Ernährungsbehandlung klinisch ausgeschlossen werden sollte. Die regelmäßige Überwachung des Patienten sollte sich auch auf die Kontrolle der Darmtätigkeit erstrecken, die auch bei extraintestinalen Erkrankungen, z. B. nach Becken- und Wirbelfrakturen, behindert sein kann.

Als spezielle Kontraindikation gegen die Verwendung einer Ernährungssonde gilt die Blutungsgefahr bei Ösophagusvarizen. Die mechanische Belastung der Ösophagusschleimhaut durch die Sonde sowie der saure Reflux aus dem Magen bei relativer Kardiainsuffizienz infolge der Magensonde führen zur Arrodierung der Varizen. Weiche, dünnlumige Ernährungssonden vermindern das Blutungsrisiko im Vergleich zu den bisher üblicherweise zur Magensondierung verwandten dicklumigen PVC-Sonden.

Zur Applikation gastraler Sondenkost

Sekretableitende Magensonden - während der Narkoseeinleitung und in der Phase der postoperativen Magenatonie - sollten dicklumig sein (Außendurchmesser 5 - 6 mm). Als Material ist in der Regel das kostengünstigere PVC zu akzeptieren, da die dem Sondenmaterial zugesetzten Weichmacher in dem begrenzten Zeitraum der Sekretableitung die Flexibilität der nasogastralen Sonde garantieren. Bei einer Liegedauer von mehr als sechs bis acht Tagen sollte die PVC-Sonde gewechselt werden (3, 26), falls diese als Ernährungssonde benutzt wird. Ernährungssonden, auch in nasogastraler Position, sollten jedoch feinkalibriger sein, um eine Schleimhautirritation im nasopharyngealen Raum und im Ösophagus möglichst gering zu halten (10). Als Materialien stehen heute mit Silikonkautschuk und Polyurethan weiche Grundstoffe zur Verfügung, die die Belästigungen des Patienten auch bei langer Liegedauer möglichst gering halten.

In der deutschsprachigen Literatur (2, 3, 4, 18, 26) wird die intragastrale Zufuhr der Sondennahrung als Bolus von etwa 200 ml oder in 50-ml-Fraktionen in einem kurzen Zeitraum bevorzugt. Diese Anwendungsweise ergibt sich aus der physiologischen Erkenntnis, daß durch Volumenbelastung des Magenantrums die Magenentleerung gefördert wird (2). Amerikanische Autoren (1, 8, 12, 15, 18) bevorzugen nicht nur bei der jejunalen, sondern auch

Tabelle 5. Applikation eines 200-ml-Bolus hyperosmolarer Sondennahrung intragastral

---

1. Volumenbelastung des Antrums
   ↓
   Förderung der Peristaltik

2. Osmotische Belastung der Mukosa
   ↓
   Verzögerung der Magenentleerung

---

bei der gastralen Nahrungszufuhr die kontinuierliche, pumpenunterstützte Applikationsform.

Bei der Bolusgabe einer hyperosmolaren Sondennahrung wird die Magenentleerung verzögert (4, 18), um durch Flüssigkeitseinstrom eine Verdünnung und Isotonie der aufgenommenen Nahrung zu erreichen. Dieser Wirkmechanismus scheint stärker als die beschleunigte Magenentleerung durch Antrumdehnung zu sein (15). Eine eindeutige Stellungnahme zugunsten der einen oder anderen Applikationsart gastraler Sondennahrung gibt es nicht. Wir selbst praktizieren die fraktionierte Bolusgabe von 200 ml alle 2 - 3 h. Auf die Bedeutung einer einschleichenden Dosierung während einer Adaptationsphase ist mehrfach hingewiesen worden (10, 15). Unter Berücksichtigung der oben genannten physiologischen Mechanismen empfiehlt es sich, bei gastraler Sondenernährung zunächst die Konzentration zu steigern, nach Adaptation daraufhin auch die Volumenbelastung. Konzentration und Volumen sollten nie gleichzeitig gesteigert werden, bei Unverträglichkeitserscheinungen oder Retention von Sondenkost im Magen genügt zunächst die Reduktion eines Parameters (8, 15).

Überwachung und Komplikationen

Die gastrale Sondenernährung stellt ein wenig eingreifendes Therapieverfahren dar, bedrohliche Komplikationen sind im Vergleich zur parenteralen Ernährung sehr selten. Technische Verbesserungen, insbesondere aber die Einhaltung weniger Vorsichtsmaßnahmen und eine regelmäßige Überwachung des Patienten reduzieren das Risiko auf ein Minimum.

In Tabelle 6 sind die wesentlichen anatomischen, sondenbedingten Komplikationen und die metabolischen, nahrungsbedingten Risiken dargestellt.

Die Lage einer Ernährungssonde sollte immer radiologisch überprüft werden, Insufflation von Luft und Auskultation des Oberbauches sowie Absaugen von Magensaft gelten nicht als ausreichende Kriterien für die Überprüfung der korrekten Sondenlage (6, 18). Fehllage und Sondendislokation mit intrabronchialer Nahrungsapplikation sind als seltene, tödliche Komplikationen beschrieben worden (15). Bei korrekter Sondenlage kann Reflux von Sondennahrung zur Aspirationspneumonie führen. Die Indika-

Tabelle 6. Komplikationen der gastralen Sondenernährung

Anatomisch	Funktionell-metabolisch
Ösophagitis	Diarrhö, Dumping, Erbrechen
Reflux, Aspiration	Hypertone Dehydratation -
Sondendislokation	"Tube-feeding-syndrome"
Ösophagotracheale Fistel	Hyponatriämie
	Hyperkalziämie

tion ist deshalb in Abhängigkeit von der Grundkrankheit, vom Wachheitsgrad und vom Schluckvermögen des Patienten kritisch zu stellen, nächtliche Ernährung sollte eventuell vermieden werden.

Die Hochlagerung des Oberkörpers, die Anwendung dünnlumiger Ernährungssonden mit Verminderung der sondenbedingten, relativen Kardiainsuffizienz, die Überprüfung des Füllungszustands des Magens vor jeder erneuten Nahrungsapplikation tragen zur Verminderung des Aspirationsrisikos bei.

Die Anwendung weicher Sondenmaterialien reduziert darüber hinaus das geringe, aber folgenschwere Risiko der Sondenperforation (15).

Bei den funktionell-metabolischen Komplikationen sollten die Unverträglichkeitserscheinungen nach Nahrungszufuhr von den echten metabolischen Risiken unterschieden werden. Diarrhö, Erbrechen, Dumpingsymptomatik mit abdominellen Krämpfen und Kreislaufreaktion sind häufig auf unsachgemäße Zufuhr der Sondennahrung zurückzuführen. Die enterale Ernährung ist grundsätzlich mit kleinen Portionen in reduzierter Konzentration zu beginnen und in drei bis vier Tagen auf die angestrebte Kalorienmenge zu steigern. Unverträglichkeit erfordert zunächst die Dosisreduktion hinsichtlich Menge und Konzentration.

Laktoseintoleranz, bakterielle Kontamination der Sondennahrung, zu rasche Applikation einer zu kalten Nährlösung, aber auch die enterale oder parenterale Antibiotikagabe aus anderen medizinischen Gründen ist als Ursache der Intoleranzerscheinungen in Erwägung zu ziehen.

Niedrige Spiegel des Serumalbumins reduzieren aufgrund der Erniedrigung des kolloidosmotischen Drucks im Serum und in den Kapillaren der Dünndarmzotten die Resorptionskapazität der Dünndarmmukosa, die als semipermeable Membran wirkt und bei Applikation hyperosmolarer Nahrung vermehrt Wasser in das Lumen abgibt. Die parenterale Gabe von Albuminen kann die Resorptionskapazität der Mikrovilli verbessern, vorausgesetzt, daß die korrekte enterale Ernährung den Verbrauch des Albumins als Energiequelle verhindert (12, 15).

Als schwerwiegende metabolische Komplikation gilt die hypertone Dehydratation, die infolge eines erhöhten Flüssigkeitsverlustes bei Glukosurie insbesondere bei Diabetikern auftreten kann (6).

Weiterhin sind vor allem die Patienten gefährdet, die bei Bewußtlosigkeit ein Durstgefühl nicht äußern können sowie Patienten mit vermehrten Flüssigkeitsverlusten durch Diarrhö, Fieber und große Wundflächen. Die bereits vor etwa 30 Jahren unter dem Namen "Tube-feeding-syndrome" (15) beschriebene Hypernatriämie ist wahrscheinlich eher durch erhöhte Flüssigkeitsverluste als durch überhöhte Natriumzufuhr bedingt.

Die üblichen Sondennahrungen enthalten eher zu wenig Natrium, so daß gelegentlich Natrium enteral oder parenteral zugesetzt werden muß, um eine Hyponatriämie zu vermeiden.

Neben der klinischen Überwachung des Ernährungszustands, der Darmtätigkeit und der renalen Ausscheidung erfordert die enterale Ernährungstherapie die regelmäßige Durchführung von Laborkontrollen, die in der Adaptationsphase tägliche Blutzucker- und Elektrolytbestimmungen umfaßt. In der Phase einer ungestörten gastralen Sondenernährung genügt die Bestimmung der Elektrolyte, der harnpflichtigen Substanzen, des Kalziums und des Phosphors etwa dreimal wöchentlich. Leberfunktion, Gerinnung und Albumin sollten einmal wöchentlich bestimmt werden, wenn nicht die Grunderkrankung oder eine Therapieänderung eine engmaschigere Überwachung erfordern.

Literatur

1. BORDER, J. R., LA DUCA, J., SEIBEL, R.: Nutritional support of the surgical patient. In: The aged and high risk surgical patient (eds. J. H. SIEGEL, P. CHODOFF), p. 239. New York, San Francisco, London: Grune and Stratton 1976

2. BÜNTE, H.: Möglichkeiten der künstlichen Ernährung. Chirurg 43, 397 (1972)

3. CANZLER, H.: Grundlagen der Sondenernährung. Internist 19, 28 (1978)

4. COBURG, A. J.: Enterale Ernährung als Langzeittherapie. Chirurg 54, 1 (1983)

5. CORMAN, M. L.: Anal sphincter reconstruction. Surg. Clin. N. Amer. 60, 457 (1980)

6. DIETZE, G.: Fehler und Gefahren der enteralen und parenteralen Ernährung. Chirurg 54, 18 (1983)

7. EGGER, T. P., LOCHS, H., PANZER, S., MINER, E., SCHUH, R.: Klinische Bedeutung bakterieller Kontamination von Sondennahrung. Infusionstherapie 10, 94 (1983)

8. FREEMAN, J. B.: The elemental diet. Surg. Gynec. Obstet. 142, 952 (1976)

9. GÖSCHKE, H., LEUTENEGGER, A., MANNHARDT, H., OTT-TRURNIT, S., STUTZ, K.: Behandlung von postoperativen Darmfisteln mit schlackenfreier synthetischer Diät. Langenbecks Arch. Chir. 344, 255 (1977/78)

10. HEBERER, M., BRANDL, M.: Sondenernährung chirurgischer Patienten. In: Basis der parenteralen und enteralen Ernährung (eds. G. KLEINBERGER, R. DÖLP). Klinische Ernährung (eds. F. W. AHNEFELD, W. HARTIG, E. HOLM, G. KLEINBERGER), Bd. 10, p. 110. München, Bern, Wien: Zuckschwerdt 1982

11. JOST, J. O., CLEMENS, M., RÜHLAND, D., BÜNTE, H.: Die Wirkung von Somatostatin auf Pankreas- und Dünndarmfisteln. Langenbecks Arch. Chir. 361, 743 (1983)

12. KAMINSKI, M. V.: Enteral hyperalimentation. Surg. Gynec. Obstet. 143, 12 (1976)

13. KNÜFERMANN, H., WANNENMACHER, M.: Begleitende Ernährungsführung unter Strahlentherapie. Therapiewoche 31, 2075 (1981)

14. LEUTENEGGER, A., GÖSCHKE, H.: Elementare Diät und parenterale Ernährung. In: Chirurgische Gastroenterologie (eds. M. ALLGÖWER, F. HARDER, L. F. HOLLENDER, H.-J. PEIPER, J. R. SIEWERT), p. 198. Berlin, Heidelberg, New York: Springer 1981

15. MATARESE, L. E.: Enteral alimentation. In: Surgical nutrition (ed. J. E. FISHER), p. 719. Boston: Little, Brown and Co. 1983

16. MÜLLER, J. M., DIENST, T., ROSE, R., ARNDT, M., PICHLMAIER, H.: Untersuchungen zur präoperativen Ernährung von Tumorkranken. In: Parenterale Ernährung (ed. F. W. AHNEFELD). Klinische Ernährung (eds. F. W. AHNEFELD, E. HOLM, G. KLEINBERGER), Bd. 1, p. 162. München: Zuckschwerdt 1980

17. OLLENSCHLÄGER, G.: Zur Pathogenese und Therapie der Malnutrition in der Onkologie. Z. Ernährungsw. 21, 124 (1982)

18. PAGE, C. P., CLIBON, U.: A method of enterally feeding: Defined formula diet. Amer. J. Intrav. Therapy Clin. Nutr. 12, 9 (1982)

19. PFEIFFER, M., WINKLER, R.: Sondenernährung während der OP-Vorbereitung bei Dickdarmerkrankungen. Infusionstherapie 9, 146 (1982)

20. RABAST, U.: Enterale Ernährung mit hoch- und niedermolekularer Formuladiät. Dtsch. Ärztebl. 80, 25 (1983)

21. REIFFERSCHEID, M., PETERS, H.: Präoperative Maßnahmen in der Rektumchirurgie. Chirurg 49, 257 (1978)

22. SCHWEDER, E., PODLESCH, I.: Postoperative Ernährung kieferchirurgischer Patienten mit gebrauchsfertiger Sondennahrung. Infusionstherapie 9, 196 (1982)

23. STEINHARDT, H. J., HARTMANN, E., MALCHOW, H.: Therapie chronisch-entzündlicher Darmerkrankungen mit vollresorbierbaren Diäten. Internist 19, 44 (1978)

24. STELZNER, F.: Die anorektale Inkontinenz. Chirurg 48, 451 (1977)

25. TINCKLER, L. F.: Surgery and intestinal motility. Brit. J. Surg. 2, 140 (1965)

26. WIEDECK, H.: Enterale Perfusionstechniken. In: Basis der parenteralen und enteralen Ernährung (eds. G. KLEINBERGER, R. DÖLP). Klinische Ernährung (eds. F. W. AHNEFELD, W. HARTIG, E. HOLM, G. KLEINBERGER), Bd. 10, p. 96. München, Bern, Wien: Zuckschwerdt 1982

Klinische Erfahrungen mit der jejunalen Sondenernährung
Von H. Wiedeck

Einleitung

Die nicht unwesentliche Komplikationsrate eines zentralvenösen Zugangsweges führte dazu, alternative Möglichkeiten zu suchen, die eine effektive Substrat- und Energiezufuhr sicherstellen, aber mit weniger Komplikationen behaftet sind. Unter diesem Aspekt wurde die enterale Form der Ernährungstherapie erneut diskutiert. Voraussetzung war die Entwicklung filiformer, flexibler Sonden und von Nährgemischen (2, 4), die ohne Rückstände bereits im proximalen Anteil des Dünndarms resorbiert werden.

Trotz verbesserter Nährgemische und gut plazierbarer Dünndarmsonden setzte sich die enterale Ernährungstherapie jedoch sowohl in der unmittelbar postoperativen Phase als auch im posttraumatischen Bereich nur zögernd durch (7, 8). Gründe hierfür liegen in der immer noch weit verbreiteten Meinung, daß der postoperativ auftretende Ileus den gesamten Gastrointestinaltrakt betrifft, obgleich bereits in den 60er Jahren Untersuchungen zur intestinalen Motilität nach abdominalen Operationen mittels Ballonkymographie, Röntgenuntersuchungen und Geräuschmessungen gezeigt haben (11), daß der postoperative Ileus auf eine 24- bis 48stündige Entleerungsstörung des Magens und eine zwei bis vier Tage andauernde Dickdarmatonie zurückgeführt werden kann. Eine Motilitätsstörung des Dünndarms fand man dagegen für maximal 3 h postoperativ. Ebenso konnte nachgewiesen werden, daß die Absorptionsleistung des Dünndarms nach Laparotomie praktisch nicht eingeschränkt ist (5).

In tierexperimentellen Studien konnten wir diese Befunde bestätigen. Das von uns in der frühen postoperativen Phase verwendete Nährgemisch wurde in den ersten Abschnitten des Dünndarms vollständig resorbiert.

Als nächsten Schritt überprüften wir nun die Effektivität einer unmittelbar postoperativen enteralen Ernährung im Vergleich zu dem von uns angewandten parenteralen Ernährungsregime. Positive Erfahrungen bei cholezystektomierten Patienten führten dazu, die Indikation für eine frühe postoperative intraluminale Zufuhr auf Patienten mit Resektionen und End-zu-End-Anastomosen im Bereich des Dickdarms auszudehnen. Darüber hinaus wollten wir in einer Akzeptanzstudie bei Intensivpatienten überprüfen, ob die Funktionseinschränkungen des Magen-Darm-Trakts im posttraumatischen Bereich ähnlich den postoperativen Veränderungen des Gastrointestinaltrakts sind, d. h. eine enterale Ernährungstherapie auch in der unmittelbar posttraumatischen Phase, sofern eine Sonde im Dünndarm plaziert werden kann, möglich und sinnvoll ist.

Beide Studien, die ich hier vorstellen möchte, zeigen, daß der Einsatz einer enteralen Ernährungstherapie sowohl im unmittelbar postoperativen Bereich wie auch in der posttraumatischen Phase bei Intensivpatienten ihren Stellenwert hat und aufgrund ihrer Vorteile, z. B. eine früh nachweisbare Peristaltik, als Alternative zur parenteralen Ernährung gesehen werden kann.

Untersuchungen bei Patienten nach Kolonoperationen

Die erste Studie wurde an 40 Patienten, die sich einem kolonresezierenden Eingriff mit Kontinuitätswiederherstellung durch End-zu-End-Anastomosierung unterziehen mußten, durchgeführt. Patienten mit entzündlichen Erkrankungen des Dickdarms wurden aus der Studie ausgeschlossen. Das Durchschnittsalter lag bei 61 Jahren ($\pm$ 10 Jahre), das durchschnittliche Körpergewicht bei 64 kg ($\pm$ 10,2 kg).

Zur Vorbereitung des Darmtrakts wurde bei allen Patienten am Vortag der Operation eine orthograde Darmspülung vorgenommen sowie zu Beginn der Narkose und 12 h später eine Kurzzeitantibiotikaprophylaxe mit zweimal 2 g Cefotaxim (Claforan) durchgeführt. Nach Randomisierung wurden die Patienten zwei Gruppen, einer enteralen und einer parenteralen, zugeordnet. Den Patienten der Prüfgruppe wurde am Tag vor der Operation eine filiforme, flexible Dünndarmsonde aus Silikonkautschuk transnasal gelegt. Die Position der Sondenspitze im Duodenum wurde sowohl präoperativ durch Röntgenkontrolle als auch intraoperativ durch Palpation überprüft.

Am Morgen des ersten postoperativen Tages wurde in beiden Gruppen mit der Ernährungstherapie begonnen. Die Prüfgruppe erhielt über die Dünndarmsonde 2.000 ml einer Peptiddiät, deren Zusammensetzung in Tabelle 1 aufgelistet ist.

Die Diät wurde mittels einer Pumpe kontinuierlich über 24 h zugeführt. Der Untersuchungszeitraum erstreckte sich über fünf Tage.

Um den Wasser- und Elektrolytbedarf postoperativ zu decken, wurden in der enteral ernährten Gruppe zusätzlich 1.000 ml einer Wasser- und Elektrolytlösung infundiert. Die parenteral ernährten Patienten erhielten über einen zentralvenösen Katheter 3.000 ml einer Infusionslösung mit 75 g Aminosäuren, 375 g Kohlenhydrate/Tag, entsprechend einem Kaloriengehalt von 1.000 kcal. Im Hinblick auf die intestinale Adaptation wurde am ersten postoperativen Tag in der Prüfgruppe nur die Hälfte der erforderlichen Gesamtmenge der Peptiddiät gegeben, vom zweiten bis fünften Tag die volle Dosierung verabreicht. Die Kontrollgruppe erhielt am ersten postoperativen Tag ebenfalls nur die halbe Kohlenhydrat- und Aminosäurendosierung. Neben der Dokumentation von Verträglichkeit, Körpergewicht, Stuhlfrequenz und -konsistenz erfolgten tägliche Messungen des Glukose-, Elektrolyt-, Harnstoff-, Protein- und Albumingehaltes im Serum sowie die Bestimmung der Stickstoffbilanz.

Tabelle 1. Zusammensetzung der Peptiddiät

2.000 ml = 2.000 kcal/die enthalten:

Eiweiß	60 g ≙	12 Energieprozent
davon ~ 80 % als Oligopeptide (1)		
~ 20 % als freie Aminosäuren		
Kohlenhydrate	380 g ≙	76 Energieprozent
überwiegend als Oligosaccharide		
Fett	27 g ≙	12 Energieprozent
40 % Sonnenblumenöl		
60 % MCT (mittelkettige Triglyzeride)		
Elektrolyte		
Spurenelemente		
Vitamine		
Osmolalität ~ 400 mosmol/kg H_2O		

Ergebnisse

a) Klinik:
Die verwendete filiforme Dünndarmsonde wurde von allen Patienten der Prüfgruppe über den gesamten Zeitraum der Untersuchung gut toleriert und verursachte weder objektivierbare noch subjektive Beschwerden. Auch die Sondennahrung wurde von allen Patienten gut vertragen. Komplikationen traten in zwei Fällen auf, bei denen die Sondenspitze unbemerkt in den Magen zurückgerutscht war und eine ungewollte gastrale Ernährung erfolgte. Die kontinuierliche Zufuhr der Peptiddiät in den Magen wurde von den Patienten nicht vertragen, es kam zu Völlegefühl, Übelkeit und Erbrechen. Bei korrekter Sondenlage traten die häufig unter enteraler Ernährung beschriebenen Komplikationen, wie abdominelle Beschwerden, Dumpingsymptomatik oder Diarrhö, nicht auf. Die Magensaftverluste waren in beiden Gruppen annähernd gleich, die Magenverweilsonde konnte in der Regel am zweiten postoperativen Tag entfernt werden.

Deutliche Unterschiede beider Gruppen konnten im Hinblick auf die Darmperistaltik verzeichnet werden. Hier zeigte sich, daß in der Prüfgruppe die Peristaltik bereits am ersten postoperativen Tag mit Beginn der enteralen Nahrungszufuhr einsetzte, in der parenteral ernährten Gruppe erst am dritten bis vierten postoperativen Tag. Stuhlfrequenz und Stuhlmenge zeigten keine relevanten Unterschiede in beiden Gruppen. Postoperative Komplikationen - lokale, wie z. B. Wundheilungsstörungen, und allgemeine, wie z. B. Übelkeit und Meteorismus - waren in der Prüfgruppe mit 20 % und in der Kontrollgruppe mit 25 % annähernd gleich.

b) Biochemische Kenngrößen:
Die Serumkonzentrationen von Natrium und Kalium lagen über den gesamten Versuchszeitraum im Referenzbereich.

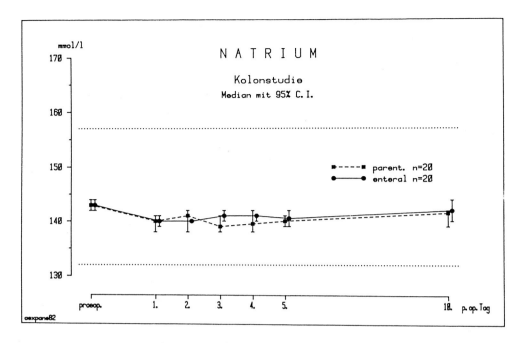

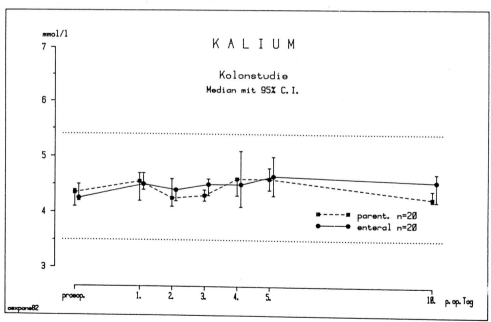

Abb. 1. Elektrolytgehalt im Serum

Als Ausdruck eines physiologischen Aminosäurenstoffwechsels lagen die Serumharnstoffkonzentrationen während der fünf Untersuchungstage bei beiden Gruppen im Referenzbereich.

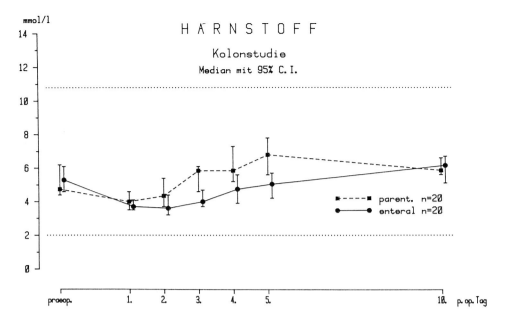

Abb. 2. Harnstoff im Serum

Gesamteiweißkonzentration und Serumalbumingehalt zeigten unmittelbar postoperativ in beiden Gruppen einen signifikanten Abfall auf Werte unter den Referenzbereich. Über den Versuchszeitraum blieben beide Gruppen in diesem Bereich, die Werte zeigten allerdings ansteigende Tendenz.

Trotz unterschiedlicher Stickstoffzufuhr - in der Prüfgruppe 8,7 g/die, entsprechend 57 g Eiweiß, und in der Kontrollgruppe 11,4 g/die, entsprechend 75 g Eiweiß - zeigten die Stickstoffbilanzen der beiden Gruppen keine signifikanten Unterschiede. Das in beiden Gruppen am ersten postoperativen Tag verminderte Angebot (es wurde nur die Hälfte der angestrebten Menge infundiert) schlug sich in einer leicht negativen Stickstoffbilanz nieder. Am zweiten und dritten postoperativen Tag wurde die Bilanz in beiden Gruppen wieder positiv.

Diskussion

Bis heute gibt es in der Literatur nur wenige Berichte über eine unmittelbar postoperativ einsetzende enterale Ernährung nach kolonresezierenden Eingriffen. Ursachen hierfür sind einmal darin zu sehen, daß die Nährlösung oberhalb eines Locus minoris resistentiae, der Anastomose, infundiert werden muß, zum anderen in der postoperativ auftretenden Motilitätsstörung des Magen-Darm-Trakts (11), die eine direkte postoperative intraluminale Zufuhr zumindest fragwürdig erscheinen läßt. Ursachen dieser postoperativen Motilitätsstörung liegen teilweise in einer Distension des Magen-Darm-Trakts durch Luft (9). Neue-

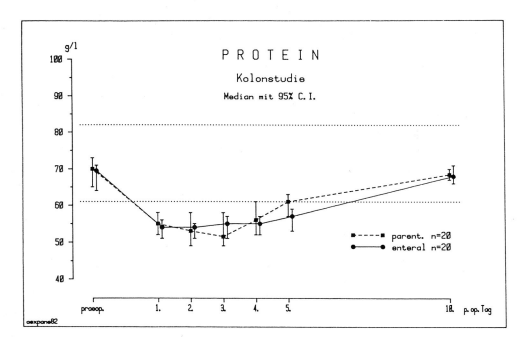

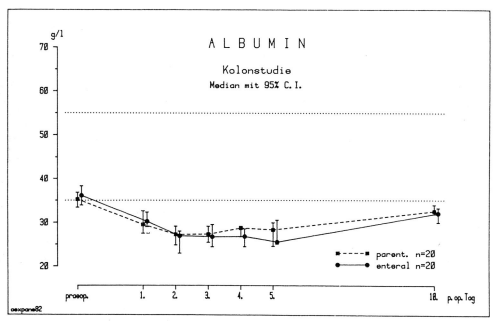

Abb. 3. Protein- und Albumingehalt im Serum

re Untersuchungen haben aber gezeigt (11), daß diese Motilitätsstörungen in erster Linie den Magen und den Dickdarm betreffen,

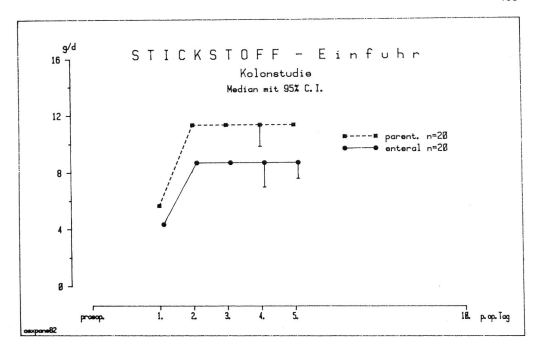
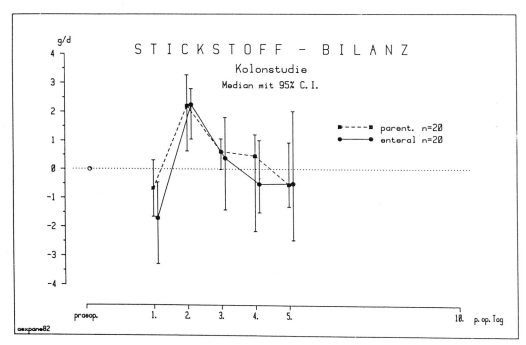

Abb. 4. Stickstoffzufuhr und Stickstoffbilanz

die Motilität wie auch die Absorptionsleistung des Dünndarms dagegen bereits wenige Stunden postoperativ wieder in normalen Bereichen liegen. Darüber hinaus konnte in Untersuchungen an Probanden gezeigt werden (3), daß die Absorption von Wasser, Natrium und Chlorid in Anwesenheit von Glukose signifikant stimuliert wurde. Es wäre vorstellbar, daß die Wasserrückresorption auch in der postoperativen Phase durch die intraluminale Zufuhr von Nährsubstraten verbessert wird und damit eine Distension des Darms durch Flüssigkeit zumindest teilweise verhindert wird. Bis heute noch wenig untersucht ist der Zusammenhang zwischen Motilität und Absorption. Es läßt sich jedoch vermuten, daß die Dünndarmmotilität eine Voraussetzung für eine normale Absorption ist. Bei der von uns durchgeführten Studie traten weder Diarrhöen noch eine Dumpingsymptomatik auf, was auf eine normale Absorptionsfunktion des Dünndarms schließen läßt.

Frühere Untersuchungen an cholezystektomierten Patienten haben gezeigt, daß mit Beginn einer intraluminalen Ernährung auch eine Peristaltik nachweisbar war. Es ist also zu vermuten, daß der intraluminale Reiz mitentscheidend für das Ingangkommen der Peristaltik ist.

Dies ließ sich auch in der jetzigen Untersuchung nachweisen. Die enteral ernährte Gruppe zeigte bereits am ersten postoperativen Tag Peristaltik, wohingegen in der parenteralen Gruppe erst am zweiten bzw. dritten postoperativen Tag Darmgeräusche auskultierbar waren.

Auch das enteral zugeführte Volumen von 2.000 ml/die wurde von den Patienten ohne Probleme vertragen. Eine Anastomoseninsuffizienz trat in keinem Falle auf. Trotz der nach Dickdarmresektionen hoch anzusetzenden Stickstoffverluste waren die Stickstoffbilanzen in beiden Gruppen bereits am zweiten postoperativen Tag im positiven Bereich. Wenn man berücksichtigt, daß in der Prüfgruppe insgesamt weniger Stickstoff zugeführt wurde als in der Kontrollgruppe (Prüfgruppe 8,7 g/die, Kontrollgruppe 11,4 g/die), können wir Befunde anderer Autoren bestätigen (6), die nachweisen konnten, daß der stickstoffsparende Effekt einer Ernährung größer ist, wenn sie über den Intestinaltrakt erfolgt.

Untersuchungen bei polytraumatisierten oder frischoperierten Intensivtherapiepatienten

Nach den positiven Ergebnissen in der unmittelbar postoperativen Phase nach Dickdarmeingriffen stellte sich die Frage, ob auch bei Intensivpatienten in der unmittelbar posttraumatischen Phase und nach ausgedehnten Oberbaucheingriffen eine enterale Ernährungstherapie möglich und sinnvoll ist. Zur Abklärung dieser Frage führten wir eine Studie an insgesamt 16 Patienten unserer Intensivstation durch. Von diesen Patienten waren vier schwerst polytraumatisiert, sechs Patienten gastrektomiert, drei Patienten waren wegen einer hämorrhagisch-nekrotisierenden Pankreatitis laparotomiert worden, ein Patient mit Morbus Crohn, der sich einer Hemikolektomie unterziehen mußte, und ein Patient nach abdominoperinealer Rektumamputation. Das Durchschnittsalter lag bei 50 Jahren. Fünf Patienten waren über den gesamten Untersuchungszeitraum intubiert und kontrolliert beatmet, die restlichen 11 Patienten konnten am ersten bzw. zweiten postoperativen Tag extubiert werden. Allen Patienten wurde entweder intraoperativ oder direkt postoperativ bzw. posttraumatisch eine filiforme Dünndarmsonde aus Silikonkautschuk transnasal gelegt. Bei den Patienten, die sich einer Gastrektomie unterziehen mußten, wurde die Dünndarmsonde intraoperativ distal der Anastomose plaziert. Bei den übrigen Patienten wurde die Position der Sondenspitze durch Röntgenkontrolle überprüft. Die Lage der Sondenspitze im Duodenum bzw. distal der Anastomose wurde täglich durch Aspiration von Sekret und pH-Bestimmung kontrolliert.

Am Morgen des ersten postoperativen bzw. posttraumatischen Tages wurde mit der Ernährungstherapie begonnen. Alle Patienten erhielten über eine Dünndarmsonde 2.000 ml der auch in der ersten Studie verwendeten Peptiddiät, deren Zusammensetzung in Tabelle 1 wiedergegeben ist. Der Eiweißanteil war allerdings bei der jetzt applizierten Diät auf 90 g/2.000 ml erhöht worden. Die Ernährung wurde kontinuierlich über 24 h durchgeführt. Der Aufbau der Ernährungstherapie erfolgte stufenweise über zwei Tage, so daß ab dem dritten postoperativen bzw. posttraumatischen Tag die volle Dosierung verabreicht wurde. Der Untersuchungszeitraum erstreckte sich über fünf Tage. Allen Patienten war zudem aus intensivmedizinischen Gründen ein zentralvenöser Zugang gelegt worden. Neben der Dokumentation von Verträglichkeit, Stuhlfrequenz und -konsistenz erfolgten tägliche Messungen des Glukose-, Elektrolyt-, Harnstoff-, Kreatinin- und Proteingehaltes im Serum sowie Messung der Elektrolyte, des Gesamtharnstoffs, Harnstoff-N, des Kreatinins und der Aminosäuren im Urin.

Ergebnisse

a) Klinik:
Die verwendete Dünndarmsonde unterschied sich von der in der ersten Studie verwendeten Sonde dadurch, daß an der Sondenspitze ein Halteballon angebracht war, der die Lagekonstanz im Dünndarm sicherte. Die Position der Sondenspitze war bei allen Patienten über den gesamten Zeitraum der Untersuchung unverändert. Zwei Patienten zogen sich im Rahmen eines Durchgangssyndroms die Sonde am vierten postoperativen Tag selbst. Bei zwei Patienten mußte die enterale Zufuhr am dritten bzw. vierten postoperativen Tag wegen einer Blutzuckerentgleisung und massiver Diarrhö abgebrochen werden. Die Ursache dieser Blutzuckerentgleisungen war bei einem Patienten ein schwerstes Schädel-Hirn-Trauma mit am dritten posttraumatischen Tag auftretender massiver Stoffwechseldysregulation, im zweiten Fall ein bekannter Diabetes mellitus, der am vierten postoperativen Tag bei Verschlechterung des Allgemeinzustands und hohen Magensaft-

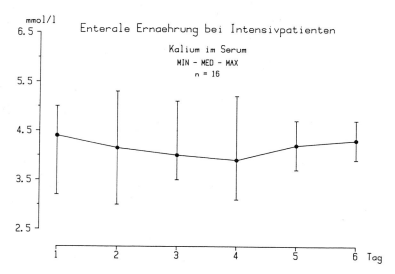

Abb. 5 a. Kaliumgehalt im Serum

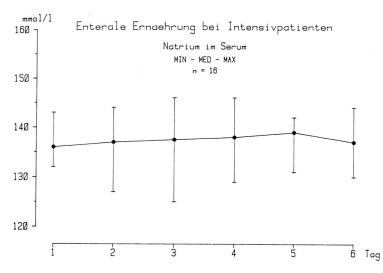

Abb. 5 b. Natriumgehalt im Serum

verlusten entgleiste. Bei den übrigen Patienten traten keine Diarrhöen auf. Auffallend war bei drei der sechs gastrektomierten Patienten ein am dritten postoperativen Tag auftretender Meteorismus, der sich nach dem ersten Stuhlgang besserte. Bei allen Patienten konnte am ersten postoperativen bzw. posttraumatischen Tag mit Beginn der enteralen Nahrungszufuhr Peristaltik nachgewiesen werden.

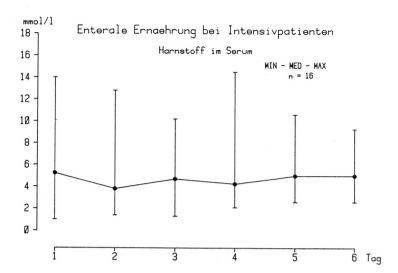

Abb. 6. Harnstoff im Serum

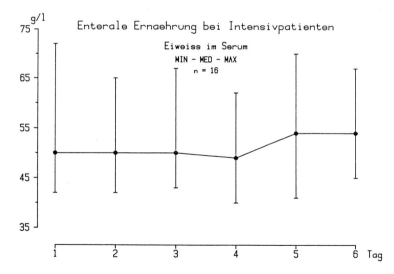

Abb. 7. Eiweiß im Serum

b) Biochemische Kenngrößen:
Die Serumkonzentration von Natrium und Kalium lag über den gesamten Versuchszeitraum im Referenzbereich.

Als Ausdruck eines physiologischen Aminosäurenstoffwechsels änderte sich am Verhalten der Serumharnstoffkonzentration wenig. Die Werte lagen während der fünf Untersuchungstage im Referenzbereich.

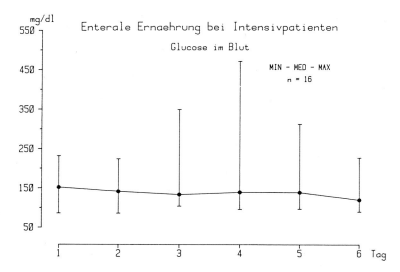

Abb. 8. Glukose im Blut

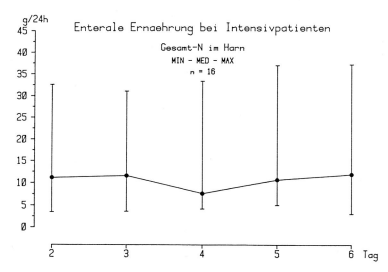

Abb. 9. Gesamtstickstoff im Harn

Die Gesamteiweißkonzentration lag bei allen Patienten zu Beginn der Untersuchung unterhalb des Referenzbereiches und blieb auch während des gesamten Versuchszeitraumes in diesem Bereich. Gegen Ende des Untersuchungszeitraumes scheinen die Werte allerdings anzusteigen.

Die Maximalwerte lassen sich dadurch erklären, daß beide Patienten, bei denen eine Blutzuckerentgleisung auftrat, in die Auswertung mit einbezogen wurden. Bei den übrigen Patienten lagen die Blutzuckerwerte im Referenzbereich.

Bei einer Stickstoffzufuhr von 13,6 g/die lagen die Stickstoffverluste im Mittel bei 10 g/die.

Diskussion

Bis heute gibt es nur wenige Untersuchungen über eine enterale Ernährung in der unmittelbar postoperativen bzw. posttraumatischen Phase bei Intensivpatienten (10). Die hier vorgestellte Studie bei Intensivpatienten wurde als Akzeptanzstudie durchgeführt und kann keine detaillierten Aussagen über einzelne postoperative bzw. posttraumatische Funktionszustände machen. Festzustellen ist, daß 14 der 16 untersuchten Patienten eine unmittelbar postoperativ bzw. posttraumatisch einsetzende enterale Ernährungstherapie ohne größere Komplikationen vertragen haben. Auffallend war der bei drei gastrektomierten Patienten deutliche Meteorismus am dritten postoperativen Tag, der die Patienten in ihrem Wohlbefinden erheblich beeinträchtigte. Hier spielt möglicherweise eine vorübergehende Kohlenhydratresorptionsstörung, wie sie von HENNING et al. in 64 % bei magenresezierten Patienten beschrieben wird, eine Rolle. Die Tatsache, daß bei Intensivpatienten in der Regel für die Verabreichung z. B. positiv inotroper Substanzen oder zur Messung des zentralvenösen Drucks sowieso ein zentralvenöser Zugang benötigt wird, könnte zu der Meinung führen, daß damit ein wesentlicher Vorteil einer enteralen Ernährungstherapie entfällt. Trotzdem sehen wir auch bei Intensivpatienten in einer möglichst früh beginnenden enteralen Ernährung Vorteile. Zum einen wird der Darm als wichtigstes Stoffwechselorgan nicht ausgeschaltet, und seine Toleranzbreite im Hinblick auf die Absorption der angebotenen Nährsubstrate bleibt erhalten. Darüber hinaus wird durch die intraluminale Zufuhr die Freisetzung gastrointestinaler Hormone, die für die Motilität des Magen-Darm-Trakts verantwortlich sind und zudem einen trophischen Effekt auf die intestinale Mukosa ausüben, stimuliert. Diese Stimulation findet bei parenteraler Zufuhr der gleichen Substrate nicht statt. Auffallend war eine erstaunlich günstige Stickstoffbilanz. Weitere Untersuchungen an einem größeren Patientengut müssen abklären, ob der stickstoffsparende Effekt einer enteralen Ernährung auch im posttraumatischen Bereich bei Intensivpatienten größer ist als bei dem bisher angewandten parenteralen Ernährungsregime.

Zusammenfassend kann man sagen, daß in beiden Studien nachgewiesen werden konnte, daß sowohl im unmittelbar postoperativen Bereich nach Resektionen im oberen und unteren Gastrointestinaltrakt sowie auch in der unmittelbar posttraumatischen Phase eine enterale Ernährungstherapie möglich ist. Bei gesicherter Indikation und stufenweisem Aufbau der Ernährungstherapie sollten deshalb die angeführten Vorteile einer intraluminalen Zufuhr genutzt werden.

Literatur

1. ADIBI, S. A., KIM, Y. S.: Peptide absorption and hydrolysis. In: Physiology of the gastrointestinal tract (ed. L. R. JOHNSON), p. 1073. New York: Raven Press 1981

2. BERG, G.: Bilanzierte synthetische Diäten in der Gastroenterologie. Fortschr. Med. 89, 1287 (1971)

3. DOLLINGER, H. C., ROMMEL, K., GOEBELL, H.: Das Absorptionsverhalten des menschlichen Dünndarms. Fortschr. Med. 96, 2096 (1978)

4. FREEMAN, H. J., KIM, Y. S.: Digestion and absorption of protein. Ann. Rev. Med. 29, 99 (1978)

5. GLUCKSMAN, D. L., KALSER, M. H., WARREN, W. D.: Small intestinal absorption in the immediate postoperative period. Surgery 60, 1020 (1966)

6. HINDMARSH, J. T., CLARK, R. C.: The effects of intravenous and intraduodenal feeding on nitrogen balance after surgery. Brit. J. Surg. 60, 589 (1973)

7. HOFFMANN, K., LAUTERJUNG, K. L.: Die enterale bilanzierte Ernährung mit chemisch definierter Diät in der Chirurgie. In: Grundlagen der postoperativen Ernährung. Klinische Anästhesiologie und Intensivtherapie (eds. F. W. AHNEFELD, C. BURRI, W. DICK, M. HALMAGYI), Bd. 6, p. 39. Berlin, Heidelberg, New York: Springer 1975

8. HOOVER, H. C., RYAN, J. A., ANDERSON, E. J., FISCHER, J. E.: Nutritional benefits of immediate postoperative jejunal feeding of an elemental diet. Amer. J. Surg. 139, 153 (1980)

9. MOSS, G.: Postoperative ileus is an avoidable complication. Surg. Gynec. Obstet. 148, 81 (1979)

10. SCHÖNLEBEN, K., BÜNTE, H.: Bilanzierte Sondenernährung während Intensivbehandlung. Anästh. Intensivmed. 22, 269 (1981)

11. WELLS, Ch., RAWLINSON, K., TINCKLER, L., JONES, H., SAUNDERS, J.: Ileus and postoperative intestinal motility. Lancet 1961 II, 136

12. WIENBECK, M., BERGES, W.: Motilitätsstörungen des Verdauungstraktes. Dtsch. Ärztebl. 80, Heft 3, 17 (1983)

Klinische Erfahrungen mit der transkutanen Katheterjejunostomie
Von M. Heberer, A. Bodoky, M. Dürig und F. Harder

Kasuistische Erfahrungen mit der Jejunostomie als Ernährungsfistel bestehen seit über 100 Jahren (3). 1894 wurde die operativ angelegte transkutane Katheterjejunostomie von ALBERT und von VON EISELSBERG beschrieben (1, 8). Eine Serie von 60 Katheterjejunostomien wurden 1929 auf der 53. Tagung der Deutschen Gesellschaft für Chirurgie von M. KIRSCHNER vorgetragen, und dieser Bericht bezeichnet in seiner Überschrift die bis heute klassische Indikation der Katheterjejunostomie: "Die prophylaktische Jejunostomie bei Magenoperationen" (12). Technisch entspricht die Jejunostomie mit der Anlage eines Witzel-Kanals als Antirefluxplastik und Fixation der sondierten Jejunalschlinge gegen das parietale Peritoneum heutigen Grundsätzen. Spätere Verbesserungen bestanden in einer Verfeinerung dieser Prinzipien: McDONALD beschrieb 1954 das Einbringen dünnlumiger Jejunalkatheter durch eine Stahlnadel (13), und DELANY gab 1973 mit der submukösen Katheterführung eine Alternative zum Witzel-Kanal an (5).

Tabelle 1. Resultate und Komplikationen aus einer Zusammenstellung von 1852 Katheterjejunostomien der Weltliteratur

Diätbedingt:	13,2 %	(102/ 772)
Katheterbedingt:	3,7 %	(64/1.712)
davon		
subkutaner Abszeß	15	0,9 %
Katheterobstruktion	10	0,6 %
enterokutane Fistel	9	0,5 %
akzidentelle Entfernung	9	0,5 %
intraabdominelle Dislokation	8	0,5 %
mechanischer Ileus	4	0,2 %
Katheterbruch	4	0,2 %
sonstige	5	

Aus der Weltliteratur von 1895 bis 1982 konnten insgesamt 1.852 Katheterjejunostomien zusammengestellt und einer Analyse unterzogen werden (Tabelle 1): Katheterkomplikationen fanden sich bei 64 von 1.712 Patienten (3,7 %), für 140 weitere Patienten wurde keine Angabe zur Komplikationsquote gemacht. Diätbedingte Komplikationen wurden bei 102 von 772 Patienten (13,2 %) beschrieben; für die Mehrzahl von 1.080 Beobachtungen waren entsprechende Angaben aus den Publikationen nicht zu entnehmen.

An unserer Klinik wurde zur technischen Vereinfachung der Katheterjejunostomie ein spezielles System entwickelt (10): Alle für die operative Anlage der Katheterjejunostomie (Jejunokath)

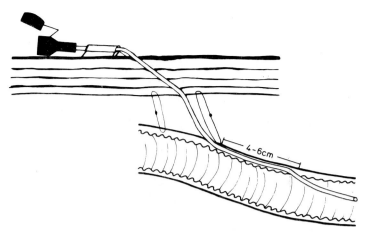

Abb. 1. Prinzipien der Katheterjejunostomie: kutanes Fixationssystem, Pexie der kanülierten Jejunalschlinge an die Bauchwand und intramuraler Antirefluxtunnel

und die anschließende intrajejunale Ernährung erforderlichen Materialien (Ernährungspumpe: Nutromat, Beutel zur Aufnahme der Diät mit Überleitungssystem: Periset (Hersteller: Firma Pfrimmer-Viggo, Erlangen)) sind darin enthalten und aufeinander abgestimmt. Am Ende einer Laparotomie wird der Jejunalkatheter mit einer speziellen Splitkanüle über einen 4 - 6 cm langen submukösen Tunnel ins Jejunum eingebracht. Die Schlinge wird mit zwei resorbierbaren Fäden an das parietale Peritoneum genäht und der Katheter in einer vormontierten Halteplatte auf der Haut fixiert (Abb. 1). Unmittelbar postoperativ wird mit der intrajejunalen Ernährung begonnen und über eine mindestens viertägige, individuell bemessene Adaptationsphase aufgebaut (Abb. 2).

Während der vergangenen zwei Jahre haben wir bei 36 Patienten eine Katheterjejunostomie zur unmittelbar postoperativen enteralen Ernährung durchgeführt (Tabelle 2). Positive Erfahrungen seien durch folgenden Bericht illustriert: Bei einer 65jährigen Patientin wurde wegen eines distalen Choledochuskarzinoms eine partielle Duodenopankreatektomie nach Whipple durchgeführt. Unmittelbar postoperativ wurde mit der enteralen Ernährung über die Jejunostomie begonnen. Acht Tage postoperativ zeigte die radiologische Passagekontrolle eine von der gastrojejunalen Anastomose ausgehende Fistel, so daß die perorale Nahrungsaufnahme zurückgestellt und weiter ausschließlich über die Jejunostomie ernährt wurde. Die erneute Passagekontrolle 14 Tage später zeigte die Ausheilung der Fistel (Abb. 3).

Insgesamt wurden in dieser Serie folgende Komplikationen der Katheterjejunostomie beobachtet: Bei einem Patienten kam es zu einer intraabdominalen Infusion; die kanülierte Darmschlinge war nicht an der Bauchwand pexiert und der Katheter dislozierte sekundär. Bei einem weiteren Patienten trat ein osmotisch induziertes Dumpingsyndrom auf. Ein subkutaner Abszeß an der

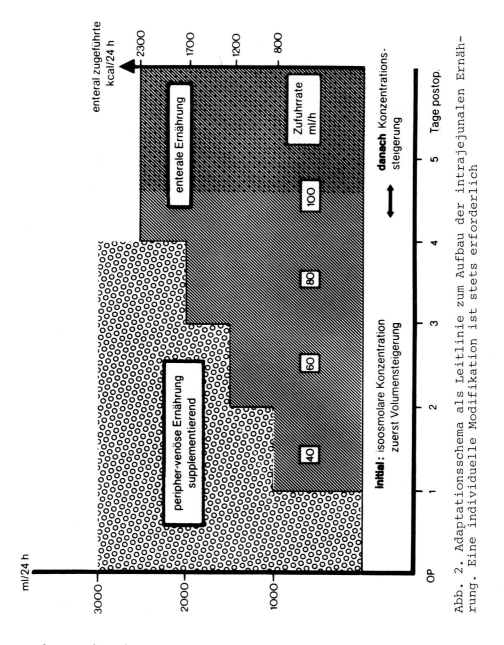

Abb. 2. Adaptationsschema als Leitlinie zum Aufbau der intrajejunalen Ernährung. Eine individuelle Modifikation ist stets erforderlich

Kathetereintrittsstelle wurde ohne Unterbrechung der enteralen Ernährungstherapie eröffnet, zwei Jejunalkatheter wurden akzidentell entfernt, und bei zwei Patienten wurde die enterale Ernährung wegen therapierefraktärer Diarrhö abgebrochen.

Die Zusammenstellung von Literaturresultaten und eigenen Erfahrungen hat somit Komplikationsmöglichkeiten der Katheterjejuno-

Tabelle 2. Indikationen zur Katheterjejunostomie im Basler Krankengut 1982/83

Ösophagus
    Ösophagektomie (4)
    Drainage bei Verletzung (2)
	6

Magen
    Gastrektomie (12)
    Ulkusexzision und PSV (2)
    Gastroenterostomie (2)
	16

Pankreas, Gallenwege
    OP nach Whipple (5)
    OP nach Puestov (1)
    Revision bei Wirsungianusverletzung (2)
    Papillektomie, biliodigestive Anastomose (1)
	9

Dickdarm
    Anteriore Rektumresektion (1)
    Abdominoperineale Rektumexstirpation (4)
	5

	36

stomie aufgezeigt, die einer Analyse bedürfen. Dabei können katheterbedingte, gastrointestinale und metabolische Komplikationen unterschieden werden.

A   Katheterbezogene Komplikationen

1. Katheterbruch und Katheterleck sind ebenso wie Läsionen der Darmwand in der Regel materialbedingt. Der Ersatz von PVC als Kathetermaterial durch Polyurethan und Silikonkautschuk sowie eine hochwertige Fertigung, bei der die Verbindung von Katheter und Konnektor nicht geklebt, sondern aus einem Guß hergestellt ist (10), läßt diese Komplikationen selten werden.

2. Die Möglichkeit der Katheterverstopfung verlangt den Verzicht auf hausgemachte Küchendiät und die Abkehr von quellstoffhaltigen Diätetika.

3. Der lokale Abszeß an der Kathetereintrittsstelle ist im Gegensatz zu entsprechenden Komplikationen bei Venenkathetern kein gravierendes Geschehen: Drainage und antiseptische Spülung sind ausreichende Maßnahmen, und die Ernährungstherapie kann ohne Unterbrechung fortgeführt werden.

4. Die akzidentelle Katheterentfernung ist eine insbesondere bei agitierten Patienten nicht vermeidbare Komplikation. Die beste Prophylaxe gegen die akzidentelle Katheterentfernung ebenso wie gegen die oben erwähnten Infekte der Kathetereintrittsstelle bietet nach unserer Auffassung eine gute Katheterfixation. In dem von uns entwickelten System dient dazu die Vormontage des Katheters in einer speziellen Halteplatte, die

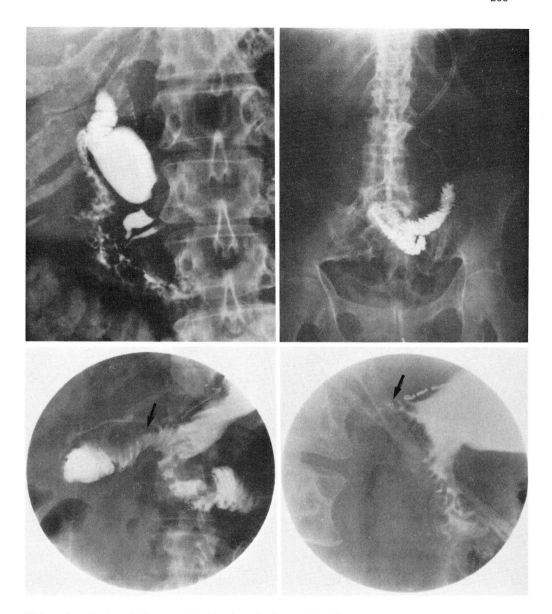

Abb. 3. Beispiel zur Katheterjejunostomie.
a) Maligner Verschluß des distalen Choledochus (kombinierte ERCP und PTC).
b) Postoperative Röntgenkontrolle des Jejunalkatheters.
c) Fistel der gastrojejunalen Anastomose acht Tage nach Operation nach Whipple.
d) Ausheilung der Fistel 21 Tage postoperativ

auf die Haut aufgenäht wird. Mechanische Belastungen der Kathetereintrittsstelle (Torsion, Zug) werden damit auf ein Minimum reduziert (10).

5. Die intraabdominale Infusion ist eine gravierende Komplikation. Sie ist praktisch immer auf eine fehlende Pexie der kanülierten Darmschlinge an die Bauchwand zurückzuführen. Dies hatte erstmals DELANY erkannt, der 1973 die Katheterjejunostomie ohne entsprechende Pexie beschrieb (5), aufgrund von drei Katheterdislokationen bei einer Beobachtungszahl von 110 Patienten vier Jahre später seine Technik aber entsprechend modifizierte (6). Die Pexie der kanülierten Jejunalschlinge an die Bauchwand ist deshalb nach unserer Auffassung eine Conditio sine qua non der Katheterjejunostomietechnik.

6. Ein mechanischer Ileus infolge Volvulus oder Einklemmung im Bereich der pexierten Jejunalschlinge wurde in den vergangenen Jahren in der Literatur nicht beschrieben und auch in unserem eigenen Krankengut nicht beobachtet. Bei adäquater Technik (Kanülierung der ersten Jejunalschlinge unmittelbar nach der Flexura duodenojejunalis) scheint diese Komplikation daher vermeidbar.

B Gastrointestinale Komplikationen

Reflux, Erbrechen und Aspiration sind eine Komplikationskette. Dabei wird die Häufigkeit von Erbrechen mit 10 - 15 % und die der Aspiration mit weniger als 1 % angegeben (9), nach unserer Erfahrung sind diese Komplikationen heute seltener. Das auslösende Ereignis dieser Kette, der Reflux bei jejunaler Perfusion, hängt wesentlich von zwei Faktoren ab: Von der Position der Katheterspitze und von der Infusionsgeschwindigkeit. Systematische Untersuchungen zeigten bei einer Infusionsgeschwindigkeit von 120 ml/h eine Refluxrate bei Sondenspitze im Duodenum von 6 %, am Treitzschen Band von 4 % und bei Lage der Sondenspitze distal des Treitzschen Bandes von 0,4 %. Mit steigender Infusionsgeschwindigkeit nahm die Refluxrate zu, während die Körperposition (aufrecht/liegend) nach den Resultaten dieser Untersuchung keinen Einfluß hat (9).

Reflux, Erbrechen und Aspiration sind jedoch auch unter intrajejunaler Ernährung nicht vollständig auszuschließen, zumal eine Reihe der bei intrajejunaler Alimentation freigesetzten Enterohormone einen hemmenden Effekt auf die Magenentleerung ausüben (siehe Beitrag SCHUSDZIARRA). Die Gefahr dieser Komplikationsfolge erfordert daher neben sorgfältiger klinischer Überwachung die Kontrolle der Infusionsgeschwindigkeit, die Sicherung der Katheterposition distal des Treitzschen Bandes und gegebenenfalls eine ausreichende Magendrainage.

Eine zweite Komplikationskette stellen Distension, Dumping und Diarrhö dar, deren Häufigkeit bis zu 30 % angegeben wird (9, 15). In unserer eigenen Serie mußte immerhin bei zwei von 36 Patienten (5 %) die enterale Ernährungstherapie wegen therapierefraktärer Diarrhö beendet werden. Eine Analyse der häufigsten Ursachen ist angebracht.

1. Hohe Osmolaritäten, insbesondere der aus Monozuckern und Monoaminosäuren bestehenden klassischen chemisch definierten Diäten (1. Generation, Astronautenkost) sind eine für sich alleine ausreichende Erklärung für Distension, Dumping und Diarrhö. Über eine allmähliche Steigerung der Osmolarität während einer Adaptationsphase kann meist eine ausreichende Toleranz auch für hochosmolare Substrate erreicht werden. Eine individuell bemessene Adaptationsphase von mindestens vier Tagen ist nach unserer Auffassung daher stets erforderlich. Im übrigen sollte die Diät mit jeweils niedrigst möglicher Osmolarität bevorzugt werden. Wir sehen daher für die chemisch definierte Diät der 1. Generation keine Indikation im chirurgischen Bereich und verwenden stets durch Oligopeptide und Oligosaccharide chemisch definierte Diäten der 2. Generation (siehe Beitrag STEINHARDT).

2. Hohe und unregelmäßige intrajejunale Infusionsgeschwindigkeiten sind eine weitere Ursache von Dumping und Diarrhö: Unter physiologischen Bedingungen reguliert die Magenentleerung die transduodenale Passagegeschwindigkeit und sorgt damit für ein geeignetes intraluminales Verhältnis von Pankreasfermenten zu Substrat. Die intrajejunale Ernährung umgeht dieses Regulativ. Sie führt darüber hinaus zumindest tierexperimentell zu geringerer Pankreassekretion von Volumen, Bikarbonat und Protein als eine entsprechende intragastrale Ernährung (14). Dieser "Bypass der Physiologie" macht eine technische Kompensation notwendig: Zum einen müssen Ernährungspumpen die kontrollierte Substratabgabe ins Jejunum besorgen, zum anderen muß dem möglichen Mißverhältnis von Pankreasfermenten zu intraluminalen Nährstoffen durch eine Diät vorgebeugt werden, die eines minimalen Verdauungsprozesses bedarf. Diesem Erfordernis entspricht die definierte Oligopeptiddiät (siehe Beitrag STEINHARDT).

3. Unverträglichkeit für Laktose und langkettige Fettsäuren als diarrhöogene Faktoren finden sich bei gastrointestinalen Erkrankungen und Mangelernährung und damit bei eben jenen Patienten, die zugleich die Kandidaten der intrajejunalen Ernährung sind. Laktosefreiheit und mittelkettige Fettsäuren (MCT) als Fettkomponente sind daher Forderungen für intrajejunal zu applizierende Diätetika.

4. Kühlschranktemperaturen und bakterielle Verunreinigungen sind weitere potentielle Ursachen von Durchfällen. Die enterale Nährlösung sollte deshalb stets frisch zubereitet und bei Zimmertemperatur infundiert werden.

Auch mit seltenen gastrointestinalen Komplikationen der Katheterjejunostomie muß schließlich gerechnet werden:

1. Über eine jejunale Varizenblutung ein Jahr nach Katheterjejunostomie im Rahmen einer Sperroperation wegen posthepatischer ösophagealer Varizenblutung wurde 1983 berichtet (7). Nach der Operation bildeten sich portosystemische Varizen zwischen Dünndarm und Bauchwand aus, und die Behandlung bestand in einer Dünndarmsegmentresektion. Die Autoren diskutieren die portale Hypertension als relative Kontraindikation der Katheterjejunostomie.

Tabelle 3. Prophylaxe und Therapie der Sondenkost-induzierten Diarrhö bei intrajejunaler Applikation

---

Anwendungstechnik
Infusionsgeschwindigkeit (Adaptationsphase)
Umgebungstemperatur der Sondenkost
Sterile Zubereitung
Sofortige Verwendung

Diät
Osmolarität (Adaptationsphase)
Laktosefreiheit
MCT-Gehalt

Sonstige Möglichkeiten
Pharmaka (z. B. Loperamid)
Perorale Supplemente als Wunschkost

---

2. Die Pneumatosis intestinalis ist eine weitere seltene Komplikation nach Katheterjejunostomie, zu der insgesamt acht Berichte in der Literatur vorliegen (4): Als Ursache wird eine mangelhafte Dekompression des Gastrointestinaltrakts, insbesondere des Magens, bei intestinaler Gasansammlung infolge exzessiver Fermentation des hohen Disaccharidasegehaltes des verwendeten Ernährungspräparates diskutiert.

3. Die nekrotisierende Enterokolitis schließlich ist eine als Reaktion Neugeborener auf chemisch definierte Diäten beschriebene Komplikation, deren Ätiologie und Stellenwert außerhalb der Pädiatrie bislang unklar ist (2).

C Metabolische Komplikationen

Die Möglichkeiten der Glukoseintoleranz, der inadäquaten Hydratation eines Patienten und der nicht-bedarfsdeckenden Zusammensetzung einer Diät erfordern entsprechende Kontrollen und frühzeitige individuelle Anpassung der Ernährungstherapie.

Wenngleich die technische Komplikationsquote mit ca. 3 % heute akzeptabel erscheint (vergl. Tabelle 1), so werden doch gastrointestinale Komplikationen noch zu häufig berichtet. Die Analyse der Ursachen hat kausale Faktoren aufgezeigt, deren Prophylaxe die Komplikationen der Katheterjejunostomie mindern kann (Tabelle 3). Unter Berücksichtigung dieser Erfahrungen kann die Katheterjejunostomie als eine Alternative zur langfristigen parenteralen Ernährung bei Patienten angesehen werden, die nach einer Laparotomie mit hoher Wahrscheinlichkeit einer längeren Phase nutritiver Unterstützung bedürfen.

Literatur

1. ALBERT, E.: Eine neue Methode der Jejunostomie. Wien. med. Wschr. 44, 57 (1894)

2. BOOK, L. S., HERBST, J. J., ATHERTON, S. O., et al.: Necrotizing enterocolitis in low-birth infants fed an elemental formula. J. Pediat. 87, 602 (1975)

3. BUSCH, W.: Beitrag zur Physiologie der Verdauungsorgane. Virchows Arch. 14, 140 (1858)

4. COGBILL, T. H., WOLFSON, R. H., MOORE, E. E., et al.: Massive pneumatosis intestinalis and subcutaneous emphysema: Complication of needle catheter jejunostomy. J. parent. ent. Nutr. 7, 171 (1983)

5. DELANY, H. M., CARNEVALE, N. J., GARVEY, J. W.: Jejunostomy by a needle catheter technique. Surgery 73, 786 (1973)

6. DELANY, H. M., CARNEVALE, N. J., GARVEY, J. W., MOSS, C. M.: Postoperative nutritional support using needle catheter feeding jejunostomy. Ann. Surg. 186, 165 (1977)

7. EDINGTON, H., ZAJKQ, A., REILLY, J. J.: Jejunal variceal hemorrhage: An unusual complication of needle catheter jejunostomy. J. parent. ent. Nutr. 7, 489 (1983)

8. VON EISELSBERG, A.: Über Ausschaltung inoperabler Pylorus-Stricturen nebst Bemerkungen über die Jejunostomie. Arch. klin. Chir. 50, 919 (1895)

9. GUSTKE, R. F., VARMA, R. R., SOERGEL, K. H.: Gastric reflux during perfusion of the proximal small bowel. Gastroenterology 6, 890 (1970)

10. HEBERER, M., IWATSCHENKO, P.: Jejunales Kathetersystem zur postoperativen enteralen Ernährung (Jejunokath[R]). Chirurg 54, 53 (1983)

11. HEYMSFIELD, S. B., BETHEL, R. A., ANSLEY, J. D., et al.: Enteral hyperalimentation: An alternative to central venous hyperalimentation. Ann. intern. Med. 90, 63 (1979)

12. KIRSCHNER, M.: Die prophylaktische Jejunostomie bei Magenoperationen. Arch. klin. Chirurgie 157, 561 (1929)

13. McDONALD, H. A.: Intrajejunal drip in gastric surgery. Lancet 1954 I, 1007

14. REAGINS, H., LEVENSON, S. M., SIGNER, R., et al.: Intrajejunal administration of an elemental diet at neutral pH avoids pancreas stimulation. Amer. J. Surg. 126, 606 (1973)

15. TROIDL, H., VESTWEBER, K. H., BROTKE, R., et al: Unmittelbare postoperative enterale Ernährung mit der Elementardiät (Survimed[R]) mittels neuer Applikationsform einer sog. Feinnadel-Katheter-Jejunostomie (FNKJ). Chirurg 54, 805 (1983)

Sondenernährung – Verträglichkeit und Freisetzung gastrointestinaler Hormone (GIH) in Relation zur Sondenlage und zum Zeitregime am Beispiel einer Oligopeptiddiät

Von R. Klapdor, M. Hirschmann und Chr. Schmidt-Herzberg

Für eine enterale Sondenernährung gibt es verschiedene Applikationsmodalitäten. Sie variieren zwischen einer Bolusgabe in den Magen und einer Langzeitapplikation in das Jejunum. Die Wahl des jeweiligen Applikationsregimes orientierte sich bisher insbesondere an der Verträglichkeit, dem Fehlen oder Vorliegen von Erkrankungen des Oberbauches und eventuell vorhandenen gastrointestinalen Motilitätsstörungen.

Ziel der vorliegenden Arbeit war es jetzt zu untersuchen, ob bzw. inwieweit auch Stoffwechselparameter bzw. Sekretionsprofile gastrointestinaler Hormone (GIH) als Parameter für die Auswahl des individuell geeignetsten Applikationsregimes für eine enterale Ernährung herangezogen werden können. Hierzu untersuchten wir den Einfluß verschiedener Applikationsmodalitäten einer chemisch definierten Diät (Oligopeptiddiät) auf die Serumkonzentrationen von Glukose, Gesamt-/essentiellen Aminosäuren und Triglyzeriden sowie auf die Sekretionsprofile der GIH Gastrin, GIP, Insulin, PP, CCK. Wir wählten eine Oligopeptiddiät, weil sie für uns mit einem großen Patientengut an chronischen Pankreatitiden und Pankreaskarzinomen (8) besondere Bedeutung zu haben scheint.

Patienten und Methodik

Die Untersuchungen wurden an 15 gesunden, männlichen Probanden (Alter 21 bis 28 Jahre, Gewicht 73 $\pm$ 2 kg, Größe 183 $\pm$ 1 cm) mit normalen Ergebnissen für den PABA-Test, die Stuhlfettausscheidung, die Oberbauchsonographie sowie die Laborparameter SGOT, SGPT, Albumin, Harnstoff-N, Kreatinin und andere durchgeführt. Nach einer zweitägigen Adaptationsphase wurde der Einfluß einer morgendlichen Gabe von 666 kcal einer Oligopeptiddiät (Peptisorb) auf die folgenden Parameter untersucht: Blutglukose (Hexokinase-Methode), Gesamtaminosäuren und essentielle Aminosäuren (Ionenaustausch-Säulenchromatographie, freundlicherweise bestimmt im Forschungsinstitut für experimentelle Ernährung e. V., Erlangen), Triglyzeride (enzymatische Methode) sowie Gastrin, Gastric inhibitory polypeptide (GIP), Pancreatic polypeptide (PP) (bestimmt mittels spezifischer Radioimmunoassays (6, 7)), Insulin (RIA-"Bottle", Behring) sowie Cholezystokinin (CCK) (freundlicherweise bestimmt von Herrn Prof. Dr. Becker, Göttingen (9)). Parameter für die Auswertung waren die absoluten Blutkonzentrationen, die Konzentrationsänderungen (Meßwert minus Basalwert) sowie die über die jeweiligen Untersuchungszeiten integrierten Sekretionsprofile, d. h. über 180 min nach gastraler Bolusgabe, über 240 min nach duodenaler Gabe sowie über jeweils 420 min nach gastraler bzw. jejunaler Dauergabe.

Tabelle 1. Verträglichkeit der CD-Diät (Oligopeptiddiät 666 kcal in 600 ml) in Abhängigkeit vom Applikationsregime bei 15 gesunden Probanden

	Magen (30 min) (n = 15)	Duodenum (180 min) (n = 15)	Jejunum (360 min) (n = 15)	Magen (360 min) (n = 10)
Meteorismus	1	–	–	–
Übelkeit	1	6	–	–
Erbrechen	–	–	–	–
Dumpingsyndrom	–	3	–	–

Die 666 kcal, gelöst in 600 ml, wurden bei den Probanden im intraindividuellen Vergleich an verschiedenen Tagen appliziert: als Bolus über 30 min intragastral, über 3 h intraduodenal sowie über 6 h intrajejunal bzw. intragastral. Bei Applikation über 3 bzw. 6 h wurde eine Nutromat-Pumpe der Firma Pfrimmer verwandt.

Zusätzlich wurde bei jedem Patienten die Verträglichkeit anhand der folgenden Parameter überprüft: Meteorismus, Übelkeit, Erbrechen, Dumpingsyndrom.

Ergebnisse

Verträglichkeit

Nach Tabelle 1 waren alle vier Applikationsmodalitäten grundsätzlich anwendbar, jedoch gaben sechs Probanden nach duodenaler Gabe über 3 h eine Übelkeit an, drei Probanden ein Spätdumping. Die Magenbolusgabe sowie die Dauergabe in das Jejunum und in den Magen wurden komplikationslos und nebenwirkungsfrei toleriert.

Vergleichbarkeit der Untersuchungsergebnisse

Die Basalwerte vor Beginn der Untersuchungen lagen an den verschiedenen Tagen für die einzelnen Parameter in gleicher Größenordnung: Glukose $82 \pm 1,9$ mg%, Gesamtaminosäuren 2.836 ± 84 µmol/l, essentielle Aminosäuren 1.120 ± 27 µmol/l, Anteil der essentiellen Aminosäuren an den Gesamtaminosäuren $40 \pm 0,9$ %, Triglyzeride $99,1 \pm 8,0$ mg%, Gastrin $13 \pm 1,7$ pg/ml, Insulin $7,6 \pm 1,8$ µE/ml, $\overline{PP}$ $15 \pm 4,8$ pmol/l, GIP 200 ± 30 pg/ml, CCK $7,4 \pm 2,5$ pg/ml ($\overline{x} \pm \overline{SEM}$).

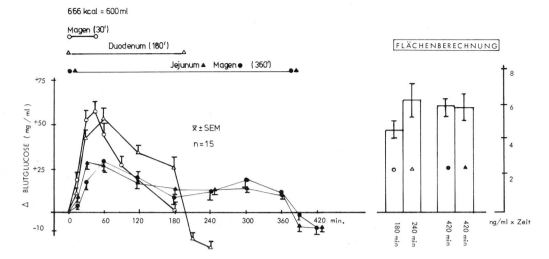

Abb. 1 a. Glukose im Blut unter und nach Applikation von 666 kcal einer CD-Diät unter verschiedenen Bedingungen im intraindividuellen Vergleich.
Links: absolute Konzentrationen (minus Basalwerte)
Rechts: integrierte Konzentrationsprofile

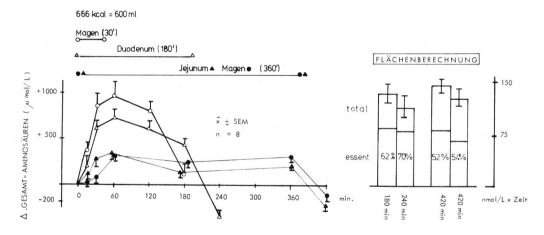

Abb. 1 b. Aminosäuren im Blut unter und nach Applikation von 666 kcal einer CD-Diät unter verschiedenen Bedingungen im intraindividuellen Vergleich.
Links: absolute Konzentrationen (minus Basalwerte)
Rechts: integrierte Konzentrationsprofile

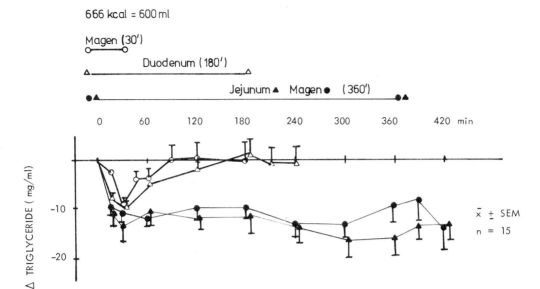

Abb. 1 c. Triglyzeridkonzentrationen im Serum unter und nach Applikation von 666 kcal einer CD-Diät unter verschiedenen Bedingungen im intraindividuellen Vergleich

Glukose, Aminosäuren, Triglyzeride

Nach Abb. 1 a und b lagen die über 180, 240 bzw. 420 min errechneten integrierten Blutkonzentrationen für die Glukose und die Gesamtaminosäuren nach Magenbolusgabe, Duodenum-3-Stunden-, Jejunum- und Magen-6-Stunden-Gabe in gleicher Größenordnung. Die verschiedenen Applikationsmodalitäten zeigten aber signifikant unterschiedliche Konzentrationsprofile. Nach den Kurzzeitapplikationen in den Magen (30 min) bzw. in das Duodenum (3 h) werden um das zwei- bis dreifach höhere Konzentrationsmaxima erreicht. Die Triglyzeridkonzentrationen fallen bei allen vier Applikationsmodalitäten zunächst signifikant um 11 - 12 mg% ab (Abb. 1 c). Unter den Dauerapplikationen in den Magen bzw. in das Jejunum bleiben sie über die gesamte Meßzeit erniedrigt.

Gastrointestinale Hormone

Für die verschiedenen, im Rahmen dieser Studie untersuchten GIH ergaben sich teilweise signifikant unterschiedliche Sekretionsprofile für die einzelnen Applikationsmodalitäten.

Für das Gastrin (Abb. 2 a) fanden sich das von flüssigen Testmahlzeiten (6) erwartete Sekretionsprofil nach intragastraler Gabe und - wie zu erwarten - eine so gut wie aufgehobene Gastrinantwort nach jejunaler Dauergabe. Nach duodenaler Applikation über 3 h fanden wir überraschenderweise einen Gastrin-

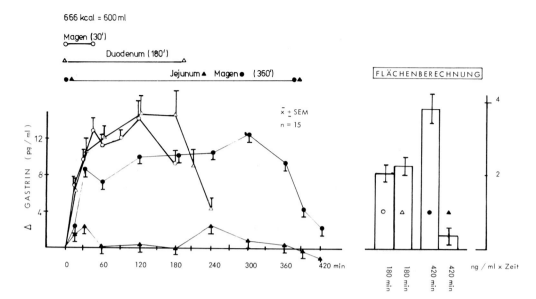

Abb. 2 a. Gastrin im Serum unter und nach Applikation von 666 kcal einer CD-Diät unter verschiedenen Bedingungen im intraindividuellen Vergleich.
Links: absolute Konzentrationen (minus Basalwerte)

anstieg in gleicher Größenordnung wie nach Magenbolusgabe, nach gastraler Dauergabe ein im Vergleich zur gastralen Kurzzeitgabe nur gering erniedrigtes Konzentrationsmaximum mit anhaltender Gastrinsekretion über die Applikationszeit von 360 min. Entsprechend ergab das integrierte Sekretionsprofil nach gastraler Dauergabe die höchsten Werte, nach jejunaler Dauergabe die niedrigsten. Die Frage, ob der Gastrinanstieg nach duodenaler Gabe auf eine Gastrinfreisetzung aus dem Duodenum oder aus dem Antrum (nach duodenogastralem Reflux) zurückzuführen ist, läßt sich mit diesen Ergebnissen nicht beantworten. Entsprechende Untersuchungen mit gleichzeitiger Magensaftaspiration sind geplant. Gleichzeitig planen wir simultane pH-Messungen und intragastrale Titrationen, da bei einer Gastrinfreisetzung aus dem Duodenum die duodenale Applikation angesichts der vorgelegten Ergebnisse mit einer erhöhten Magensäuresekretion und damit einer erhöhten Neigung zu peptischen Läsionen einhergehen könnte.

Nach Abb. 2 b sind die Gastrinkonzentrationen nach gastraler Bolusgabe initial niedriger als nach oraler Gabe der gleichen Oligopeptid-"Mahlzeit", ebenso die PP-Konzentrationen. Erst nach 45 min werden Werte wie nach der oralen Gabe erreicht. Dies Phänomen dürfte über die fehlende zephale Phase bei intragastraler Gabe zu erklären sein.

Die Ergebnisse der Insulinbestimmungen (Abb. 3) zeigen signifikant niedrigere integrierte Insulinantworten für die gastrale

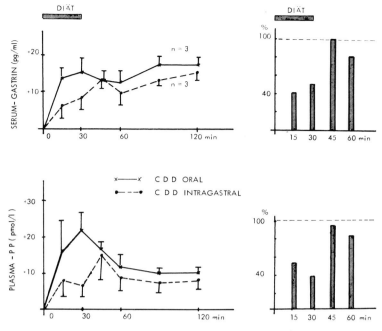

Abb. 2 b. Serumgastrin und Plasma-PP nach oraler bzw. intragastraler Gabe von 666 kcal einer CD-Diät im intraindividuellen Vergleich.
Links: absolute Konzentrationen (minus Basalwerte)

und jejunale Dauerapplikation im Vergleich zur Magenbolusgabe sowie eine signifikant erhöhte Insulinantwort nach der duodenalen 3-Stunden-Applikation. Entsprechend erreichen die maximalen Insulinkonzentrationen nur etwa 20 - 30 % der Werte nach den Kurzzeitgaben. Aus diesen Ergebnissen und den in Abb. 1 a wiedergegebenen Glukosedaten errechnet sich ein wesentlich geringerer Insulinbedarf für die Verstoffwechselung gleicher Glukosegaben nach den Dauerapplikationen über 6 h im Vergleich zu den Kurzzeitapplikationen. Der Insulin-Glukose-Quotient, errechnet aus den integrierten Antworten, beträgt 1,2 und 1,1 nach der Jejunum- und Magendauergabe, dagegen 2,7 bzw. 4,1 nach der Magenbolus- bzw. nach der Duodenum-3-Stunden-Applikation.

Möglicherweise sind in diesem Zusammenhang die Ergebnisse zur postprandialen GIP-Sekretion von Bedeutung. Abb. 4 zeigt, daß unter den Dauergaben praktisch gleiche Konzentrationsmaxima erreicht werden wie nach den Kurzzeitgaben. Diese Sekretionsraten bleiben über die Dauer der Applikationszeit erhalten, so daß die integrierte GIP-Antwort wesentlich höhere Werte für die Dauerapplikationen als für die Kurzzeitapplikationen ergibt. Dieser Befund könnte die bessere Glukoseverwertung unter den Dauerapplikationen erklären helfen, wenn man sich tierexperimentelle Daten vor Augen hält, die zeigen, daß GIP die hepatische Glukoseproduktion reduzieren und die insulinindu-

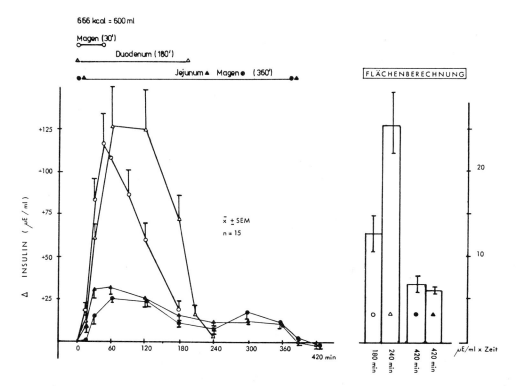

Abb. 3. Insulin im Serum unter und nach Applikation von 666 kcal einer CD-Diät unter verschiedenen Bedingungen im intraindividuellen Vergleich.
Links: absolute Konzentrationen (minus Basalwerte)
Rechts: integrierte Insulinprofile

zierte periphere Glukoseverwertung günstig beeinflussen kann (1).

Unter den CCK-Ergebnissen (Abb. 5) sei hervorgehoben, daß ein Anstieg der CCK-Konzentrationen auch nach jejunaler Gabe der Oligopeptiddiät gemessen wurde. Die in der Literatur beschriebenen Ergebnisse zur Sekretion des Pankreas unter jejunaler Enzymsekretion (3, 5) dürften daher nicht über eine verminderte CCK-Sekretion zu erklären sein. Vielmehr müssen diesbezüglich andere GIH- bzw. neurohormonale Mechanismen (10) ursächlich diskutiert werden.

Wir haben diese Untersuchungen bisher nur an gesunden Probanden und hier im intraindividuellen Vergleich durchgeführt. Dies sei noch einmal betont angesichts des erheblichen Einflusses gastrointestinaler Erkrankungen auf die Sekretionsprofile gastrointestinaler Hormone. Dies gilt sowohl für Operationen im Bereich des oberen Magen-Darm-Trakts (2, 6) als auch für chronisch-entzündliche Pankreaserkrankungen (Tabelle 2) oder z. B. das Gallensteinleiden. Nach Abb. 6 a und b konnten

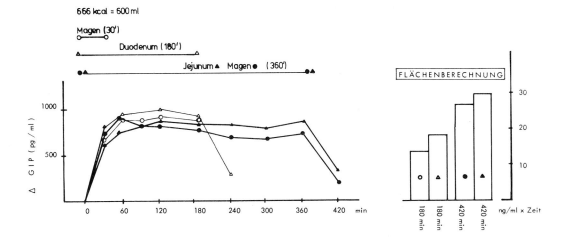

Abb. 4. GIP im Serum unter und nach Applikation von 666 kcal einer CD-Diät unter verschiedenen Bedingungen im intraindividuellen Vergleich.
Links: absolute Konzentrationen (minus Basalwerte)
Rechts: integriertes GIP-Profil

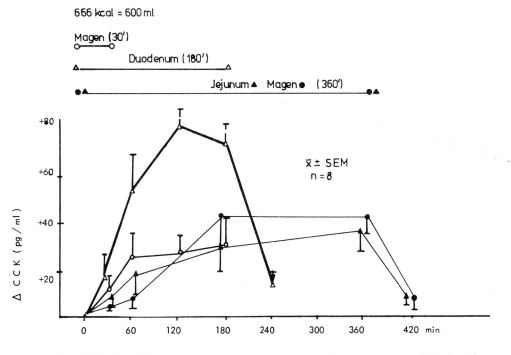

Abb. 5. CCK-Profile unter und nach Applikation von 666 kcal einer CD-Diät unter verschiedenen Bedingungen im intraindividuellen Vergleich

Tabelle 2. Vergleich der integrierten PP-Antwort (nach 0,1 E Altinsulin pro kg Körpergewicht) und der integrierten Insulin-Blutglukose-Antwort (nach Testmahlzeit) mit klinischen Parametern und dem CT bei 16 Patienten mit chronischer Pankreatitis

	KG ↓	Stuhlfett ↑	PABA-Exkr. ↓	p. oGTT I-Diabetes	CT (Kalk)	PP (nmol/l x 120)	Insulin/BZ (µE/ml x 120) (mg% x 120)	PP + Insulin BZ
Kontrollen						13 ± 1,2	4,4 ± 0,7	12
Chronische Pankreatitis								
	−	−	−	−	−	16	4,1	20
	+	+	−	−	−	0	2,8	2,8
	−	−	−	−	+	0	2,8	2,8
	−	−	−	−	−	1	2,6	3,6
	−	−	−	−	−	2	2,2	4,2
	−	−	−	−	−	0	1,9	1,9
	+	+	+	−	−	0	1,3	1,3
	+	+	+	−	−	4	1,2	5,2
	−	+	−	−	−	0	1,0	1,0
	−	−	−	−	−	0	0,6	0,6
	+	+	+	−	+	4	0,5	4,5
	+	+	+	+	+	0	0,5	0,5
	+	+	+	+	+	0	0,01	0,01
	+	+	+	+	+	0	0,01	0,01
	+	+	+	+	+	0	0,001	0,001
	+	+	+	+	+	0	0,001	0,001

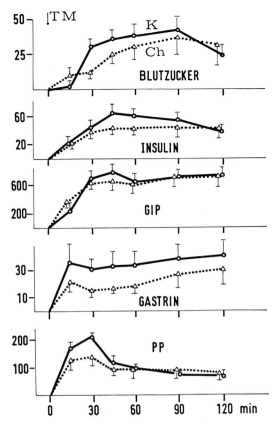

Abb. 6 a. Postprandidales Verhalten von Blutzucker, Insulin, GIP, Gastrin und PP nach einer Testmahlzeit bei Kontrollpersonen und Patienten mit Cholesteringallensteinen

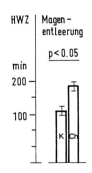

Abb. 6 b. Halbwertszeit der Magenentleerung nach einer Testmahlzeit bei Kontrollpersonen und Patienten mit Cholesteringallensteinen

wir sowohl eine verminderte Gastrin- und PP-Antwort auf eine Testmahlzeit als auch eine verzögerte Magenentleerung bei Cholesteringallenstein-Patienten zeigen.

Diskussion

Die Ergebnisse zeigen, daß die verschiedenen Applikationsmodalitäten einer enteralen Ernährung auch bei gleichbleibender Zusammensetzung der Sondenkost und vergleichbar guter Verträglichkeit mit erheblichen Unterschieden in der Freisetzung gastrointestinaler Hormone bzw. in der Beeinflussung wichtiger Stoffwechselparameter einhergehen können. So sind die Konzentrationsschwankungen für Glukose und Aminosäuren nach einer 6-Stunden-Applikation äquikalorischer Dosen einer Oligopeptiddiät wesentlich geringer als nach einer Bolusgabe in den Magen bzw. nach einer 3-Stunden-Applikation in das Duodenum. Unter einer Dauerapplikation findet sich als zusätzliches Ergebnis eine wesentlich günstigere Insulin-Glukose-Relation, d. h. es wird wesentlich weniger Insulin für die Verstoffwechselung gleicher Mengen Glukose benötigt. Dies könnte z. B. bei einem schwer einstellbaren Diabetes von Vorteil sein.

Andererseits bedeutet die kontinuierliche Applikation natürlich eine wesentlich stärkere Einschränkung des Freiheitsgrades der Patienten. Der Freiheitsgrad ist zweifellos am höchsten bei gastraler Ernährung, da diese in Form einer Bolusapplikation möglich ist. Ein Vorteil der gastralen Ernährung ist darüber hinaus eine anderen Testmahlzeiten zumindest qualitativ vergleichbare Freisetzung gastrointestinaler Hormone. Dies könnte einen Vorteil bedeuten angesichts der bekannten metabolischen, zirkulatorischen und trophischen Effekte einzelner GIH. Diese Modalität einer enteralen Ernährung dürfte daher von physiologischer bzw. pathophysiologischer Seite, z. B. bei Patienten mit einer Colitis ulcerosa oder einem Morbus Crohn, anzustreben sein, wenn gleichzeitig keine Motilitätsstörungen des Magens oder des Dünndarms vorliegen.

Eine Ernährung mit duodenaler Gabe über 3 h, wie sie vom Patienten vielfach als akzeptabler Kompromiß zwischen Verträglichkeit und möglichst hohem Freiheitsgrad gewählt wird, war grundsätzlich ebenfalls von der Verträglichkeit her praktikabel. Es zeigte aber einmal eine schlechtere Verträglichkeit mit Meteorismus und Dumpingsyndrom, zum anderen eine höhere (unphysiologische?) Insulin- und CCK-Freisetzung. Darüber hinaus beobachteten wir unter der 3-Stunden-Gabe auch eine nennenswerte Gastrinstimulation. Hier gilt es, in weiteren Untersuchungen zu klären, ob diese Gastrinfreisetzung mit einer erhöhten Magensäuresekretion und eventuell mit einer erhöhten Neigung zu peptischen Läsionen einhergeht. Hierzu sind vergleichende Untersuchungen mit Magensaftaspiration bzw. pH-Metrie im Magen erforderlich.

Die Frage, ob eine jejunale Ernährung mit einer Oligopeptiddiät gegenüber einer gastralen Dauerapplikation bei Patienten mit chronisch rezidivierenden oder akuten Pankreatitiden Vorteile bietet, kann mit diesen Untersuchungen nicht beantwortet werden. Die erhoffte verminderte CCK-Freisetzung nach jejunaler Gabe konnte in diesen Untersuchungen nicht bestätigt werden. Angesichts der bisher vorliegenden Literatur sind hier vergleichende Untersuchungen mit gleichzeitiger Messung der Pankreassekretion zur endgültigen Beantwortung dieser Frage erforderlich.

Insgesamt zeigen damit diese Untersuchungen, daß auch die Freisetzung von GIH bzw. die Stoffwechselparameter Glukose, Aminosäuren und Triglyzeride als Parameter für die Wahl der Applikationsmodalität einer enteralen Ernährung herangezogen werden können. Sie zeigen darüber hinaus, daß von einer schematischen enteralen Ernährung Abstand genommen und statt dessen ein individuelles Ernährungsregime angestrebt werden sollte.

Literatur

1. ANDERSEN, D. K.: Physiological effects of GIP in man. In: Gut hormones (ed. S. R. BLOOM, J. M. POLAK), p. 256. Edinburgh, London, New York: Churchill Livingstone 1981

2. BLOOM, S. R., POLAK, J. M.: Hormone profiles. In: Gut hormones (eds. S. R. BLOOM, J. M. POLAK), p. 555. Edinburgh, London, New York: Churchill Livingstone 1981

3. CASSIM, M. M., ALLARDYCE, D. B.: Pancreatic secretion in response to jejunal feeding of elemental diet. Ann. Surg. 180, 228 (1974)

4. CASPARY, W. F.: Praxis der enteralen Sondenernährung. Inn. Med. 10, 357 (1983)

5. KEITH, R. G.: Effect of a low fat elemental diet on pancreatic secretion during pancreatitis. Surgery 151, 337 (1980)

6. KLAPDOR, R.: Release of gastric inhibitory polypeptide (GIP) and gastrin after a test meal with a low glucose load in patients after B II resection, proximal duodenopancreatectomy (PDP) and jejunoileal bypass. Res. exp. Med. (Berl.) 181, 11 (1982)

7. KLAPDOR, R., SCHORN, E. P., KNIPPER, A., KLÖPPEL, G.: Pancreatic duct ligation and pancreatic polypeptide (PP) secretion. Klin. Wschr. 60, 211 (1982)

8. KLAPDOR, R., LEHMANN, U., v. ACKEREN, H., KLÖPPEL, G., SCHREIBER, H. W.: Chemotherapie des inoperablen Pankreascarcinoms. In: Das Pankreascarcinom - frühdiagnostisches und therapeutisches Dilemma (ed. H. G. BEGER). Berlin, Heidelberg, New York, Tokyo: Springer 1985 (im Druck)

9. SCHAFMAYER, A., WERNER, M., BECKER, H. D.: Radioimmunological determination of cholecystokinin tissue extracts. Digestion 24, 146 (1982)

10. SOLOMON, T. E.: Neuro-hormonal control of the pancreas. In: Gut hormones (eds. S. R. BLOOM, J. M. POLAK), p. 499. Edinburgh, London, New York: Churchill Livingstone 1981

Vergleichende klinische Studie über die Ernährung auf enteralem bzw. parenteralem Weg

Von R. Dölp

Mit Einführung der parenteralen Ernährungstherapie in die operative Medizin wurde das Spektrum der operativen Eingriffsmöglichkeiten deutlich erweitert. So erfolg- und segensreich die Entwicklung auf dem Gebiet der parenteralen Ernährung war, die Tatsachen hoher Kosten und nicht zu vernachlässigender Risiken sind geblieben.

Bei der Suche nach Alternativen zur parenteralen Ernährung ist festzustellen, daß die Sondenernährung wegen der unbefriedigenden Technik ihrer Anwendung, aber sicher auch in Unkenntnis neuer Fortschritte in diesem Bereich bis heute insbesondere bei operierten Patienten nur begrenzt Anwendung findet, obwohl bereits REHDER (7) auf die Vorteile der Sondenernährung im operativen Krankengut hingewiesen und eine klar gegliederte Indikationsliste erstellt hat. Wir haben versucht, durch eigene Untersuchungen, die geänderten Zufuhrtechniken und neuen Nährgemischen gewidmet waren, die Weiterentwicklung der enteralen Sondenernährung zu fördern (3).

Auch die vorliegende Studie diente dem Ziel, die Möglichkeiten der Sondenernährung aus heutiger Sicht darzulegen und zu zeigen, daß im Vergleich zur parenteralen Ernährung mit der Sondenernährung auch im operativen Bereich gute Ergebnisse zu erzielen sind.

Methodik

Wir untersuchten 20 männliche, stoffwechselgesunde Patienten, die sich wegen eines Neoplasmas im Halsbereich einer größeren Operation (Neck dissection, Hemilaryngektomie) unterziehen mußten. Sämtliche Patienten im Alter zwischen 40 und 60 Jahren befanden sich in gutem Allgemeinzustand, eine Beeinträchtigung des Ernährungszustands durch den Tumor bestand nicht. Die Operationsdauer lag zwischen 6 und 10 h, eine postoperative Nachbeatmung war stets erforderlich.

Nach Randomisierung wurde das Patientengut zwei Gruppen zugeordnet, wobei eine Gruppe über einen zentralvenösen Zugang parenteral mit TPE 1800 (Firma Pfrimmer, Erlangen), die andere Gruppe enteral mit Peptisorb (Firma Pfrimmer, Erlangen) über eine filiforme Dünndarmsonde (Salvisond, Firma Boehringer, Mannheim) ernährt wurde. Die Dünndarmsonde wurde am präoperativen Tag gelegt, die Kontrolle über die korrekte Lage der Sondenspitze am Übergang vom Duodenum in das Jejunum erfolgte röntgenologisch.

Im Versuchszeitraum über sechs postoperative Tage erhielten beide Gruppen vom Morgen des ersten postoperativen Tages an

0,2 g N und 25 kcal pro kg KG. Die Ernährung war also - was die
quantitative Zufuhr von Eiweiß bzw. Aminosäuren und Energie anging - in beiden Gruppen identisch. In Abhängigkeit vom Gewicht
ergab sich eine mittlere tägliche Zufuhrrate von etwa 15 g N
und fast 2.000 kcal. Sowohl die Sondenkost als auch die parenterale Ernährung wurden mit Hilfe von Dosierpumpen kontinuierlich appliziert.

Die Blutentnahmen erfolgten täglich jeweils morgens 8 Uhr. Untersucht wurden im Serum, Plasma und Blut: Hämatokrit, Elektrolyte, Eiweißfraktionen (Elektrophorese), Konzentration der freien
Aminosäuren, Glukose, freie Fettsäuren, Harnstoff und Kreatinin.
Der Urin wurde quantitativ gesammelt und im 24-Stunden-Urin wurden die Ausscheidungsmengen untersucht von: Kalium, Natrium,
Gesamtaminosäuren, 3-Methyl-Histidin, Gesamtstickstoff, Harnstoff und Kreatinin. Die Differenz zwischen zugeführtem und
über den Harn ausgeschiedenem Stickstoff ergab die Stickstoffbilanz.

Die Patienten beider Gruppen erhielten zusätzlich eine Magenablaufsonde, die darüber entleerte Magensaftmenge wurde gemessen
und die darin enthaltene Stickstoffkonzentration geprüft. Am
zweiten postoperativen Tag wurde die Magensonde gezogen.

Zur Auswertung der Ergebnisse wurde der Median berechnet mit
95%igem Konfidenzintervall.

Ergebnisse und Diskussion

Die Ernährung mit Hilfe der enteralen Sondentechnik (Einführen
der Sonde über die Nase und Schlucken der Sonde, deren Zugballon mit 2 ml Wasser gefüllt wurde) hat - aus den in der Einleitung genannten Gründen - in der operativen Medizin keinen Eingang gefunden, da sich bis heute der Glaube erhalten hat, daß
in der postoperativen Phase als Narkose- und Operationsfolge
ein über Tage dauernder Subileus bestehe, der die enterale Substratzufuhr verbiete. Tatsache ist, daß postoperativ eine einbis zweitägige Entleerungsstörung des Magens besteht, und daß
eine etwa doppelt so lang andauernde Dickdarmatonie nachzuweisen ist, daß aber der Dünndarm keineswegs atonisch ist und außerdem über seine volle Absorptionsfähigkeit verfügt (4).

Bei unseren Patienten erfolgte die enterale Nährstoffapplikation unter Überbrückung des diskontinuierlich funktionierenden
Magens kontinuierlich, weil bekannt ist, daß die Zufuhr um so
kontinuierlicher sein muß, je tiefer die Sondenspitze im Darm
liegt. Mit einer Osmolalität von 300 mosmol/kg H_2O der Sondennahrung lag sie nur halb so hoch wie die oberste tolerable
Grenze für die Osmolalität eines enteralen Nährgemisches, die
mit 600 mosmol/kg H_2O angegeben wird (3). Diese niedrige Osmolalität bei gleichzeitiger kontinuierlicher Zufuhr von im Mittel 120 ml/h führte zu einer guten Verträglichkeit und Akzeptanz der Sondennahrung.

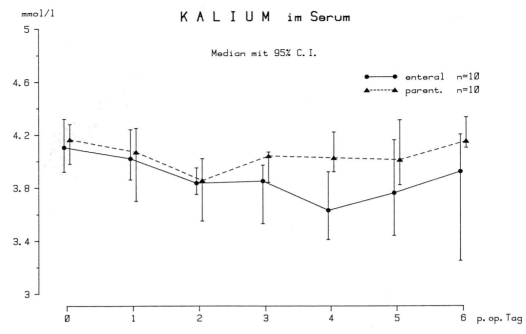

Abb. 1. Kaliumkonzentration im Serum

Die niedrige Osmolalität wird unter anderem dadurch erreicht, daß der Elektrolytanteil in einem Nährgemisch so niedrig wie möglich gehalten wird. Mit einem Kaliumangebot von im Mittel knapp 60 mmol/Tag in der enteralen Ernährung wird der Kaliumbedarf allerdings nicht in vollem Umfang gedeckt (Abb. 1). Der Kaliumanteil in dem Nährgemisch bedarf daher der Korrektur. Eine Einsparung von Kalium durch Reduzierung der Ausscheidung ergab sich nicht.

Der deutlichste Unterschied zwischen beiden Gruppen wurde in der Konzentration der freien Fettsäuren im Serum gesehen (Abb. 2). Allerdings darf bei der Beurteilung dieser Differenz nicht außer Betracht gelassen werden, daß sich die freien Fettsäuren bereits präoperativ voneinander in ihrer Serumkonzentration unterschieden. Des weiteren ist zu berücksichtigen, daß der Referenzbereich mit 0,2 - 1,2 mmol/l so breit streut, daß beide Gruppen innerhalb des Referenzbereiches verblieben.

In einer umfassenden Studie haben MC ARDLE et al. (6) die Ergebnisse einer parenteralen denen einer gastralen Ernährung gegenübergestellt, die er an einem Patientengut mit nicht einheitlich definierten Krankheitsbildern durchgeführt hat. Als einzigen Unterschied hat er gefunden, daß in der parenteral ernährten Gruppe die Konzentration der freien Fettsäuren im Serum nahezu auf Null zurückging, während sie sich in der Gruppe mit Sondenernährung nicht änderte. Er führte diesen Befund auf den hohen Insulinspiegel im Serum infolge hohem Glukoseangebot zurück, der ausreicht, um eine Fettmobilisierung zu ver-

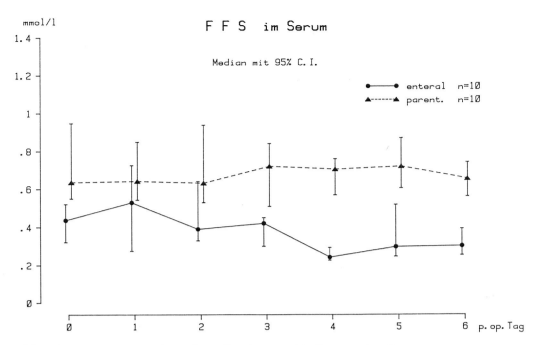

Abb. 2. Konzentration der freien Fettsäuren im Serum

hindern. Wir können, ebenso wie BENNEGARD (1) in einer Studie an Versuchspersonen, diese Befunde nicht bestätigen, im Gegenteil lag die Konzentration der freien Fettsäuren in der Gruppe mit parenteraler Ernährung sogar höher - bei allerdings schon unterschiedlichen Ausgangswerten - als in der Gruppe mit Sondenernährung. Das Ausbleiben der geschilderten Reaktionen in der von uns untersuchten Gruppe mit parenteraler Ernährung ist sicher darauf zurückzuführen, daß die Infusionslösung keine Glukose, sondern Nicht-Glukose-Kohlenhydrate (Sorbit, Xylit) enthielt. Die Differenz der Konzentration der freien Fettsäuren zwischen den von uns untersuchten Gruppen ist solange ohne Bedeutung, wie die Konzentration der freien Fettsäuren im Referenzbereich (0,2 - 1,2 mmol/l) verbleibt.

Die Stickstoffverluste im Urin lagen bei beiden Gruppen im Mittel zwischen 13 und 15 g/Tag und unterschieden sich weder im Gruppenvergleich noch von Tag zu Tag innerhalb einer Gruppe. Ihre Größenordnung spiegelt die deutliche postoperative Katabolie wider. Aus der Differenz von Stickstoffzufuhr und -verlust ergibt sich die Stickstoffbilanz (Abb. 3), die abgesehen vom ersten postoperativen Tag stets im negativen Bereich lag, aber in beiden Gruppen identisch ausfiel. Selbst die kumulative Stickstoffbilanz über den Gesamtzeitraum der Untersuchung ließ keinerlei Unterschiede zwischen beiden Gruppen erkennen, so daß im Gegensatz zu anderen Untersuchern (5, 8), aber auch zu eigenen Befunden (3) der Nachweis an dieser Stelle nicht geführt werden kann, daß der stickstoffsparende Effekt einer Ernährung größer ist, wenn sie enteral statt parenteral zugeführt

226

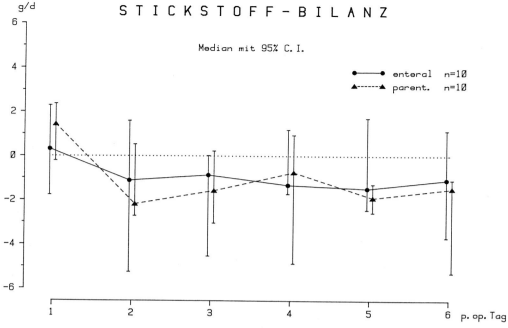

Abb. 3. Stickstoffbilanz

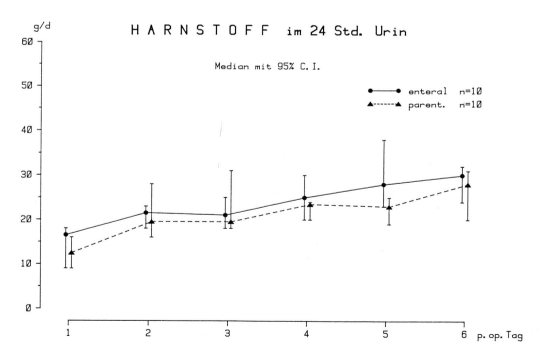

Abb. 4. Harnstoffausscheidung pro Tag

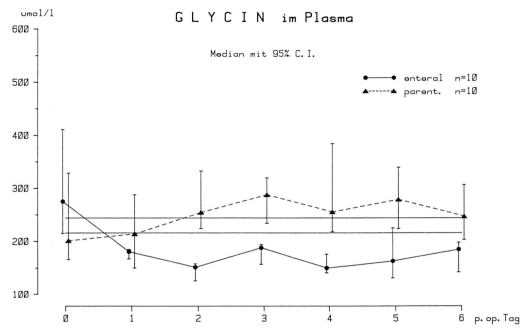

Abb. 5. Glyzinkonzentration im Plasma

wird. Das beweist auch die Größenordnung der Harnstoffausscheidung (Abb. 4). Wir hatten in der oben angegebenen Untersuchung zwar zeigen können, daß der Teil der zugeführten Eiweißgrundsubstanz, der im Energiehaushalt bei parenteraler Ernährung umgesetzt und als Harnstoff ausgeschieden wird, höher lag als bei enteraler Ernährung. In der hier genannten Studie aber waren diese Unterschiede nicht zu finden, im wesentlichen wohl wegen der stärker ausgeprägten Katabolie.

Letztlich bleibt nur noch ein Hinweis auf die Konzentration der freien Aminosäuren im Plasma. Sie zeigten Veränderungen, die - von Glyzin abgesehen - in beiden Gruppen unabhängig von der Gruppenzugehörigkeit parallel verliefen und ihren Ursprung in der Pathophysiologie des Postaggressionsstoffwechsels finden. Die Zusammenhänge dieses Vorgangs sind an anderer Stelle beschrieben und können hier nicht dargestellt werden.

Verfolgen wir die Glyzinkonzentration im Plasma (Abb. 5), ist festzustellen, daß die quantitative Glyzinzufuhr auf parenteralem Wege sicher ausreichend war, während der Glyzinanteil im Protein-(Peptid-)angebot der Sondenkost (Laktalbumin) eine Konzentrationsabnahme unterhalb des Referenzbereiches nach sich zog. Etwas ähnliches sieht man auch beim Serin (Abb. 6), das unmittelbar aus Glyzin entsteht. Da die parenteral zugeführte Infusionslösung kein Serin enthält, wird auf der einen Seite der Konzentrationsverlust von Serin auch in der parenteral ernährten Gruppe verständlich, auf der anderen Seite zeigen diese Befunde erneut, daß die Serinkonzentration nicht - wie lange

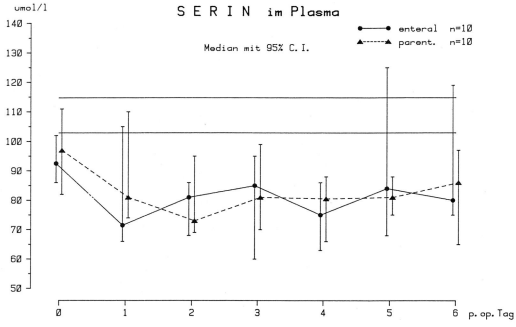

Abb. 6. Serinkonzentration im Plasma

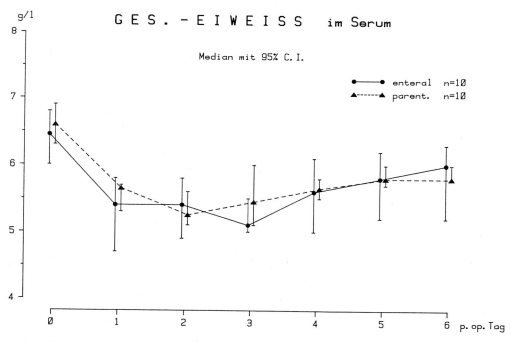

Abb. 7. Gesamteiweißkonzentration im Serum

angenommen - der Glyzinkonzentration folgt. Es bestätigte sich, daß die Empfehlung, in einer Infusionslösung auch Serin als nichtessentielle Aminosäure anzubieten, weiterhin besteht.

Völlig identisch in beiden Gruppen lag die Gesamteiweißkonzentration im Serum (Abb. 7). Die steigende Tendenz der Konzentration bis zum sechsten postoperativen Tag mag ein Zeichen dafür sein, daß sich die Verbesserung der Anabolierate in den Proteinanalysen widerspiegelte.

Sämtliche übrigen laborchemischen Untersuchungsbefunde einschließlich der Flüssigkeitsbilanz unterschieden sich weder von Gruppe zu Gruppe noch innerhalb der Gruppen während des Prüfzeitraumes. Sie lagen im Referenzbereich und benötigen keine weitere Darstellung.

Die Verträglichkeit beider Ernährungsformen kann als gut bezeichnet werden. Sowohl in der Gruppe mit parenteraler als auch in der Gruppe mit Sondenernährung kam es zu keiner Beeinflussung der Allgemeinverträglichkeit. Die Stuhlfrequenz in der Gruppe mit Sondenernährung lag höher, der Stuhlgang setzte früher (zweiter Tag) ein als in der Vergleichsgruppe (dritter Tag). Bei einem Patienten wurde am ersten postoperativen Tag ein gastraler Reflux der Sondenernährung festgestellt, der am folgenden Tag nicht mehr nachzuweisen war.

<u>Zusammenfassend</u> ist hervorzuheben, daß bei isokalorischer Abdeckung und Zufuhr von Aminosäuren als parenterale Ernährung bzw. - bei gleichem N-Gehalt - von Oligopeptiden als enterale Ernährung der nutritive Effekt in beiden Untersuchungsgruppen als identisch angesehen werden muß. Wir konnten zeigen, daß eine enterale Ernährung über Sonde bereits in der unmittelbaren postoperativen Phase möglich ist, eine postoperative Dünndarmatonie bestand nicht. Die Applikation der Sondennahrung in den Dünndarm ist der gastralen Applikation in der postoperativen Phase unbedingt vorzuziehen, da Entleerungsstörungen des Magens die Gefahr der Regurgitation mit endobronchialer Aspiration beinhalten. Diese Technik fordert aber ein in seiner Zusammensetzung besonderes Nährgemisch (2), damit auch ohne Digestion im Magen eine ungestörte Absorption der zugeführten Substrate erfolgen kann. Die notwendigen Bedingungen dafür hat das untersuchte Präparat voll erfüllt.

Wir können den Schluß ziehen, daß mit Hilfe dieser speziellen Form einer Sondenernährung und der geschilderten Sondentechnik Bereiche der parenteralen Ernährung ersetzbar sind, die heute noch für nicht ersetzbar gehalten werden. Das gilt insbesondere für den postoperativen und intensivmedizinischen Bereich. Auch wenn die Applikation einer Dünndarmsonde technisch und zeitlich aufwendiger zu sein scheint als das Legen eines zentralen intravenösen Zugangs, sollte dieser Form der Ernährung in größerem Umfang als bisher der Vorzug gegeben werden.

Literatur

1. BENNEGARD, K., LINDMARK, L., SCHERSTEN, T., LUNDHOLM, K.: A comparative study of the feasability of the enteral versus the parenteral route for nutrition support. Clinical Nutrition 1 (Special Supplement), 69 (1982)

2. CANZLER, H.: Grundlagen der Sondenernährung. Internist 19, 28 (1978)

3. DÖLP, R., WIEDECK, H., AHNEFELD, F. W., GRÜNERT, A.: Enterale Ernährungstherapie. Infusionstherapie 8, 22 (1981)

4. GLUCKSMAN, D. L., KALSER, M. H., WARREN, W. D.: Small intestinal absorption in the immediate postoperative period. Surgery 60, 1020 (1966)

5. HINDMARSH, J. T., CLARK, R. G.: The effects of intravenous and intraduodenal feeding on nitrogen balance after surgery. Brit. J. Surg. 60, 589 (1973)

6. MC ARDLE, A. H., PALMASON, C., MORENCY, J., BROWN, R. A.: A rationale for enteral feeding as the preferable route for hyperalimentation. Surgery 77, 616 (1981)

7. REHDER, H.: Eine neue Jejunalsonde. Ther. d. Gegenw. 7, 227 (1950)

8. ROWLANDS, B. J., GIDDINGS, A. E. B., JOHNSTON, A. O. B., HINDMARSH, J. T., CLARK, R. G.: Nitrogen-sparing effect of different feeding regimens in patients after operation. Brit. J. Anaesth. 49, 781 (1977)

Meßgrößen zur Überwachung des Patientenzustands unter enteraler Ernährungstherapie

Von A. Grünert

I Einleitung mit Abgrenzung der behandelten Thematik

Die Thematik der Überwachung von Patientenzuständen bedarf einer Präzisierung, um von vornherein Mißverständnisse auszuschließen. Man muß hier eine klare Trennung vollziehen zwischen diagnostischen Meßverfahren, die der Erfassung vorliegender pathologischer Zustände dienen und die für die Erkennung und den Verlauf des Krankheitsprozesses notwendig sind, und solchen, die der Überprüfung der Auswirkung einer Therapie dienen.

Die Maßnahmen der Überwachung konzentrieren sich auf die Festlegung des Stoffwechselzustands und die Überprüfung der für eine Ernährungstherapie bestehenden Voraussetzungen, die erfüllt sein müssen, wenn die Ernährungstherapie effizient sein soll.

Wir gehen davon aus, daß es für jede Form der Ernährungstherapie Voraussetzungen gibt, die erfüllt sein müssen, wenn eine Ernährungstherapie erfolgreich sein soll (1, 4). Die Voraussetzungen orientieren sich an den vitalen Funktionen, die in vier Teilbereiche eingeteilt werden können. Die globalen vitalen Funktionen betreffen den Gasaustausch als eine absolute Voraussetzung für die oxydativen Prozesse in der Energiebereitstellung. Dabei sind von eminenter Bedeutung nicht nur die Sauerstoffversorgung, sondern auch die CO_2-Entsorgung (5).

Von gleicher Rangigkeit ist die Hämodynamik, wobei dieser Bereich sehr komplex ist, da neben biophysikalischen Meßgrößen auch biochemische Probleme des Transportsystems Blut eine kritische Bedeutung für die Auswirkung einer Ernährungstherapie haben.

Der dritte Bereich, der sich als weitere wesentliche Voraussetzung für die erfolgreiche Handhabung einer Ernährungstherapie herausstellt, ist das sogenannte innere Milieu (3). Dieses innere Milieu beschreibt die Reaktionsbedingungen in den Zellen, in denen die biochemischen Reaktionen ablaufen. Da die biochemischen Reaktionen nahezu ausnahmslos katalytisch gesteuerte Reaktionen sind und die Katalysatoren Proteine, also Enzyme darstellen, bedarf es einer präzisen Einstellung der Bedingungen, unter denen die biochemischen Reaktionen stattfinden. Von kritischer Bedeutung sind dabei, wie später noch näher erläutert wird, der Hydratationszustand, der Elektrolytstatus sowie der Säuren-Basen-Status des intrazellulären Flüssigkeitskompartiments.

Der vierte wesentliche Bereich, den man auch als vitale Funktion beschreiben kann, ist die hormonelle Regulation, die in einer streng geordneten Hierarchie dafür Sorge trägt, daß die Einzelkomponenten so ineinandergreifen, daß eine sinnvolle Energiebereitstellung stattfinden kann.

Nur wenn diese vier Teilbereiche in ihren Kenngrößen den physiologischen Bedingungen entsprechen, ist zu erwarten, daß ein Substratangebot zu einer entsprechend effizienten Energiebereitstellung führt.

Auch bei der Zufuhr eines idealen Nährgemisches kann eine Energiebereitstellung unmöglich werden, wenn z. B. über eine Störung der Hämodynamik, wie bei einer hämorrhagischen Zentralisation, der Antransport der Substrate einerseits wie auch der Transport von Sauerstoff und CO_2 nicht stattfinden.

Diese vitalen Funktionen sind für die Indikationsstellung zur Ernährungstherapie wie auch für den Ablauf zu überwachen, um eine Gewähr für die suffiziente Verarbeitung der Substrate zu geben.

Die vitalen Funktionen beschreiben damit den groben Rahmen, innerhalb dessen die meßtechnischen Maßnahmen für die Überwachung stattfinden müssen.

II Einteilung und Begründung der einzelnen Untersuchungsbereiche

Bei der Überwachung der Ernährungstherapie stehen zwei Bereiche äquivalent gegenüber. Die klinische Überwachung hat eine äquivalente und entscheidende Bedeutung neben den meßtechnischen Maßnahmen.

Wir können davon ausgehen, daß die Überwachungsbereiche von Klinik und Labor nicht getrennt, sondern stets gemeinsam erfaßt werden müssen.

Tabelle 1. Klinische Kontrolle

Befinden	
Reflux	(Magensonde)
Darmmotilität	(Peristaltik, Meteorismus)
Defäkation und Fäzes	Frequenz
	Volumen
	Konsistenz
	Farbe
	Geruch und anderes

In Tabelle 1 sind die einzelnen Bereiche der klinischen Kontrolle noch einmal aufgelistet. Sie gehen vom Befinden des Patienten, welches natürlich nur beim bewußten, ansprechbaren Patienten er-

Tabelle 2. Biophysikalische Messungen der globalen Kenngrößen der Vitalfunktionen

---

Gasaustausch
Atemfrequenz
Atemform
(Blutgasanalyse)

Hämodynamik
Herzfrequenz
Blutdrucke
(Herzzeitvolumen)

Reaktionsmilieu
Osmometrie, Onkometrie
Wasser- und Elektrolytstatus
Säuren-Basen-Status
Hämatokrit

---

faßt werden kann, über Messungen des Reflux aus der Magensonde und der Darmmotilität, die über die Peristaltik und möglicherweise vorliegenden Meteorismus klinisch beurteilt wird, bis zur Registrierung der Defäkation und der Charakteristik der Fäzes. Bei den Fäzes und der Defäkation interessieren ganz besonders die Frequenz und das Volumen sowie die Konsistenz, die Farbe und der Geruch und andere Charakteristika wie Beimengungen von Blut usw.

Dem Äquivalent der klinischen Kontrolle steht die analytische Untersuchung von Kenngrößen gegenüber.

III Biophysikalische und biochemische Messungen der globalen Kenngrößen der vitalen Funktionen

Wie aus der Tabelle 2 hervorgeht, betreffen die analytischen Überwachungsmaßnahmen die Charakterisierung der eingangs skizzierten vitalen Funktionen. Dabei kann man zwei Teilbereiche grob unterteilen, die einerseits biophysikalische Kenngrößen beinhalten und mehr globale Beurteilungen der vitalen Funktionen zulassen, und andererseits biochemische Kenngrößen, die mehr im Detail metabolische Zustände abschätzen lassen.

Im einzelnen werden folgende Meßgrößen zur Überwachung der Voraussetzungen und des Verlaufs einer Ernährungstherapie vorgeschlagen.

1. Gasaustausch

Für die Abschätzung des Gasaustausches und dessen Erfolg steht neben der Atemfrequenz und der Atemform eigentlich nur die Blutgasanalyse zur Verfügung. In allen Teilbereichen, gerade im intensivmedizinischen Bereich, in denen Partialdrucke von Sauerstoff und CO_2 analytisch erfaßbar sind, müssen die Messungen für die Verlaufskontrolle zugrunde gelegt werden. Meist überschneidet sich hier die Begründung der Messung, da aus anderen Gründen gerade im intensivmedizinischen Bereich bei beatmeten Patienten die Kenngrößen der Partialgasdrucke im Blut für die Beurteilung der Beatmung selbst unverzichtbare Kriterien darstellen.

Für die Blutgasanalyse werden heute elektrochemische Meßverfahren eingesetzt, die rasch auch aus Vollblut durchführbar sind. Dabei gelten für die Partialdrucke von Sauerstoff und CO_2 Referenzbereiche, die gerade bei dem in den letzten Jahren stark nach höheren Altersklassen verschobenen Patientengut heute einer Revision bedürfen.

Wir müssen davon ausgehen, daß bei Patienten dann noch von einer suffizienten, wenn auch grenzwertigen Sauerstoffversorgung geredet werden kann, wenn bei guter Sättigung der Partialdruck von O_2 nicht unter 50 mm Hg abfällt. Der Normalbereich für CO_2 ist außerordentlich variabel und hängt wie bekannt von der Art der Beatmung ab. Er sollte etwa bei 40 mm Hg gehalten werden.

Neben den Daten der Partialgasdrucke im Blut werden in dem gleichen Analysenschritt auch die Kenngrößen des Säuren-Basen-Status ermittelt und neben dem pH-Wert vor allem die Größe der Basenabweichung als Abschätzung der Pufferkapazität des Blutes ermittelt. Diese Größen betreffen aber in der Regel bereits die Charakteristik des Reaktionsmilieus.

2. Hämodynamik

In der Hämodynamik treten genauso grobe Parameter in den Vordergrund wie für den Gasaustausch, ohne im kardiologischen Sinne sehr zu differenzieren.

Im Vordergrund stehen die Herzfrequenz und der arterielle sowie zentralvenöse Druck.

Genauso wie bei der Blutgasanalytik ist es natürlich wünschenswert, zur differenzierten Beurteilung der Hämodynamik zu kommen und z. B. über die Anwendung eines Pulmonalarterienkatheters Aussagen über die Pumpfunktion des Herzens zu erhalten.

Es ist von großer Bedeutung für den Einsatz und die Durchführung einer Ernährungstherapie, daß eine suffiziente Pumpleistung des Herzens vorhanden ist, da, wie eingangs auseinandergesetzt, in den Fällen, in denen diese Pumpfunktion insuffizient wird, die Ernährungstherapie auch insuffizient werden muß, nicht weil ein falsches oder insuffizientes Konzept angewendet würde, sondern weil aufgrund der Nichterfüllung der Voraussetzungen der Erfolg durch die mangelnde Transportfunktion des Blutes sich nicht einstellen kann.

3. Reaktionsmilieu

Zur Charakterisierung des Reaktionsmilieus muß man mit den indirekt erfaßten Meßgrößen aus dem Blutkompartiment zufrieden sein, da es nahezu kein Verfahren gibt, welches es erlaubt, die intrazellulären Reaktionsbedingungen zu messen.

Dieser Tatbestand, daß die übliche Routineanalytik aus Blutproben erfolgt, aber die dabei erzielten Resultate in der Regel als Stoffwechselgrößen oder gar intrazelluläre Größen interpretiert werden, wird nicht mehr bewußt wahrgenommen und führt zu einer ganzen Reihe von Fehlinterpretationen.

Wir gehen davon aus, daß man über die Diagnostik des Hydratationszustands, des Wasser- und Elektrolytstatus sowie des Säuren-Basen-Status und der zellulären Komponenten im Blut ein recht wertvolles Instrumentarium in der Hand hat, um - mit einer gewissen Unsicherheit zwar - intrazelluläre Bedingungen abzuschätzen.

Normalerweise werden aus Blutproben folgende Kenngrößen ermittelt: die osmotische Konzentration (mosmol/kg), die onkotische Konzentration als grober Parameter der Konzentration der Makromoleküle (mm Hg kolloidosmotischer Druck), der Hydratationszustand und die Konzentration der zellulären Bestandteile (Hämatokrit %), der Elektrolytstatus (Konzentrationen von Natrium mmol/l, Kalium mmol/l sowie Chlorid mmol/l).

Der Säuren-Basen-Status wird charakterisiert mit pH-Wert und der aktuellen sowie standardisierten Bikarbonatkonzentration und wird meist im Zusammenhang mit der Blutgasanalytik erhoben.

IV Biochemische Messungen der Kenngrößen der Blutzusammensetzung

Die Aufstellung der Tabelle 3 beinhaltet gewisse Überschneidungen mit der zuvor gegebenen Beurteilung des Reaktionsmilieus. Sie enthält aber als kritische Größen die Konzentrationen der Substrate der Energieversorgung, die ganz besonders kritisch für die Indikationsstellung und die Beurteilung der Auswirkung einer Ernährungstherapie sind. Die Konzentration der Glukose, die als Substrat von allen Zellen unter physiologischen Bedingungen zur Energiebereitstellung herangezogen wird, gibt einen groben Hinweis für möglicherweise bestehende hormonelle Dysregulationen. Die posttraumatische Hyperglykämie ist als Ausdruck einer besonderen hormonellen Konstellation häufig ein fixierter Stoffwechselzustand, der auch nicht wie eine übliche Hyperglykämie durch übliche Insulindosen korrigiert werden kann (2, 6).

Die Konzentration der Triglyzeride ist für die komplette Ernährungstherapie ebenso kritisch, da beim posttraumatischen und postoperativen Patienten auch diese Substratkonzentration vom physiologischen Bereich abweichen kann (7).

Tabelle 3. Biochemische Messungen der Kenngrößen der Blutzusammensetzung

Substrate	Glukose
	Triglyzeride
	Laktat
	NEFS
Elektrolyte	Natrium
	Kalium
	Chlorid
Nierenfunktion	Harnstoff
	Kreatinin

Wir gehen bei der Erfassung dieser Substrate zur Indikationsstellung und Überwachung der Ernährungstherapie davon aus, daß das Blut als Transportsystem und Versorgungsleitung dient, und in den Zuständen, in denen die Konzentrationen der Substrate bereits über dem physiologischen Referenzbereich liegen, keine Indikation dafür vorhanden ist, dieses Substrat im Rahmen einer Ernährungstherapie weiter zuzuführen. Entweder liegt bereits eine zu hohe Zufuhr vor, oder aber die Verwertung ist so gestört, daß die Zelle aus dem Angebot über die Transportleitung keinen Gebrauch macht, was natürlich auch nicht verändert werden kann, wenn in diesen Zuständen zusätzlich von außen noch weiter Substrat zugeführt wird.

Die Konzentration des Laktats ist ein grober Hinweis für die Perfusionsqualität, vor allem für die Perfusionscharakteristik in der Leber einerseits und die Mikrozirkulation mit Sauerstoffversorgung in der Peripherie. Bei einem Anstieg der Laktatkonzentration über den physiologischen Bereich von etwa 1,5 mmol/l muß man zur Beurteilung dieses Zustands den Säuren-Basen-Status mit heranziehen, da die Interpretation erhöhter Laktatkonzentrationen im alkalischen Bereich eine völlig andere Richtung einschlägt als im Azidosebereich (8).

In der Regel findet man im postoperativen Verlauf eine Azidose mit hohen Laktatwerten dann, wenn die Oxygenation der Gewebe insuffizient wird.

Man kann grob davon ausgehen, daß die Mikrozirkulation gestört ist, solange die Laktatkonzentrationen bei Azidosen über 5 mmol/l liegen. Man muß in diesen Situationen zunächst die vitalen Funktionen überprüfen und korrigieren, bevor man eine erfolgreiche Ernährungstherapie durchführen kann.

Die freien Fettsäuren oder Nichtesterfettsäuren werden in unserem Bereich auch erfaßt, da sie in den Zuständen mit unterbrochener exogener Substratzufuhr eine sehr aussagekräftige Kenngröße dafür sind, in welchem Ausmaß die endogene Energieversorgung aus den Fettdepots funktioniert. Man kann daraus nicht nur an der Höhe der Gesamtkonzentration erkennen, ob die Energiebereitstellung aus den Fettdepots erfolgt, sondern über eine Differenzierung und Ermittlung des Anteils der Linolsäure darüber Informationen erhalten, ob das Fettgewebe einen suffizienten Linolsäuregehalt hat, oder aber der Linolsäureanteil erniedrigt ist, wie es gerade bei übergewichtigen Patienten in der Regel der Fall ist.

Wenn die Konzentration der freien Fettsäuren über der oberen Grenze des physiologischen Bereichs von 1,0 mmol/l liegt, muß man davon ausgehen, daß eine Dysregulation des Stoffwechsels vorliegt, so daß eine Ernährungstherapie kontraindiziert ist. In diesem Fall sind über eine Korrektur des inneren Milieus und der gesamten Stoffwechselsituation zunächst die Voraussetzungen zu erfüllen, unter denen die Ernährungstherapie suffizient eingesetzt werden kann.

Die zweite Gruppe der Meßgrößen umfaßt die Elektrolyte. Diese wurden bereits im vorherigen Abschnitt aufgeführt. Der dritte Bereich von Meßdaten, die aus den Blutproben gewonnen werden, sind Kenngrößen der Nierenfunktion, also die Höhe der Harnstoff- und der Kreatininkonzentration. Bei diesen Größen ist eine abfallende Tendenz nicht unbedingt gleichzusetzen mit einer Verbesserung der Nierenfunktion. Sie kann ebenfalls ein kritischer Hinweis dafür sein, daß die Leberfunktion grenzwertig schlecht wird, da die Harnstoffkonzentration in diesem Fall nicht etwa wegen der verbesserten renalen Ausscheidung abfällt, sondern wegen der verschlechterten Synthese.

In diesem Zusammenhang wird die Harnstoffproduktionsrate, die - über 24 h gemittelt - einen Hinweis für den Umsatz an Aminosäuren bietet, auch ein Kriterium zur Abschätzung der biochemischen Funktionen in der Leber.

V Biophysikalische und biochemische Kenngrößen der Urinausscheidung

Dieser letzte Bereich hat ebenso große Bedeutung für die Indikation und Durchführung sowie Überwachung der Durchführung einer Ernährungstherapie, da bei eingeschränkter Nierenfunktion bei fortlaufender Ernährungstherapie sehr rasch Imbalancen im gesamten Stoffwechsel eintreten können.

In Tabelle 4 sind die einzelnen Kenngrößen der Urindiagnostik zusammengefaßt.

Die wichtigste Größe ist das ausgeschiedene Volumen pro Zeit. Diese Größe ist aber für die Beurteilung der Nierenfunktion nur dann interpretierbar, wenn gleichzeitig in der Stundenfraktion die Osmolarität gemessen wurde. Bei einer Ausscheidung von 15 ml/h würde man nur dann von einer Anurie sprechen, wenn gleichzeitig die Konzentrationsfähigkeit der Niere eingeschränkt ist und plasmaisotone Konzentrationen gefunden werden.

Tabelle 4. Biophysikalische und biochemische Kenngrößen der Urinausscheidung

---

Volumen pro Zeit
Osmometrie
Harnstoff
Kreatinin
(Gesamtstickstoff)

Bei einer Osmolalität über 600 - 700 mosmol/kg und einem grenzwertig geringen Volumen ist ein indirekter Hinweis auf eine Dehydratation gegeben. Die Kenngrößen des Stickstoffhaushaltes, Harnstoff und Kreatinin, sind im Zusammenhang mit den Plasmaanalysen Indikatoren für die Ausscheidungsfunktion der Niere.

Zu dem Bereich der Urindiagnostik ist noch anzumerken, daß gerade beim posttraumatischen Stoffwechsel die Funktion der Niere durch viele Einflüsse bestimmt wird, die von hormonellen Reaktionen bis hin zu toxischen Einflüssen, z. B. in septischen Zuständen, reichen. Auch hat die Regeneration der Nierenfunktion ihre Eigendynamik, die bei der exogenen Ernährungstherapie in Betracht gezogen werden muß.

Man muß davon ausgehen, daß bei einer vollen Umsatzabdeckung mit Substrat eine beachtliche Menge an ausscheidungspflichtigen Abbauprodukten anfällt, die bei einer grenzwertigen Nierenfunktion dann zu Imbalancen in der Homöostase führen.

Die Messung der Gesamtstickstoffausscheidung ist ein zuverlässiges Maß für die Charakteristik des Stickstoffhaushaltes. Die Größe der Stickstoffausscheidung hat aber für die Überwachung und Indikationsstellung der Ernährungstherapie wenig Bedeutung. Die Gesamtstickstoffausscheidung gibt nur immer noch die beste Kenngröße ab für die Beurteilung des Stickstoffverlustes, der in Abhängigkeit von der Schwere der Schädigung des Organismus beträchtliche Maße annehmen kann. Insofern stellt der Stickstoffverlust eine Beurteilungsgrundlage für die Dringlichkeit und das Ausmaß der exogenen Substratzufuhr gerade der Aminosäuren dar.

Die Gesamtstickstoffmessungen im 24-Stunden-Urin sind allerdings ziemlich aufwendig, sowohl vom personellen als auch vom instrumentellen Gesichtspunkt her.

VI Zusammenfassung

Es ist noch einmal zu betonen, daß die hier vorgeschlagenen Überwachungsmaßnahmen sowohl von seiten der Klinik als auch von seiten der Meßtechnik sich ausschließlich auf die Indikationen, Überwachung und Kontraindikationen der Ernährungstherapie beziehen. Man muß diese Messungen von allen Maßnahmen abkoppeln, die für die Diagnostik und die Verlaufskontrolle des Patienten in seiner Krankheit notwendig sind.

Es ergeben sich dabei aber naturgemäß Überschneidungen, so daß man für die Ernährungstherapie nahezu identische Meßkriterien zugrunde legen kann, wie sie für die Beurteilung der akuten vitalen Gefährdung eines Patienten maßgebend sind.

Das Ausmaß der Überwachungsmaßnahmen wird selbstverständlich von der Schwere der zugrundeliegenden Erkrankung mitbestimmt. Es ist nicht besonders zu betonen, daß die Art der Ernährungstherapie und die Art der zugrundeliegenden pathologischen Veränderung das Ausmaß der Überwachungsmaßnahmen bestimmen. Bei physiologischen Zuständen, bei denen nur mechanische Gründe eine normale Substratzufuhr verhindern, ist das Ausmaß minimal und sicher bei der enteralen Ernährungstherapie am geringsten. Sie wird aber auf ein erhebliches Maß anschwellen, wenn die Substratzufuhr parenteral erfolgt und die zugrundeliegenden pathologischen Veränderungen sehr stark ausgebildet sind.

Zusammenfassend läßt sich feststellen, daß die Überwachung anhand der vitalen Funktionen deshalb ein sehr sinnvolles Konzept darstellt, weil sie gleichzeitig die Voraussetzungen für die Indikation einer Ernährungstherapie beinhaltet. Man kann herausstellen, daß die Qualität der vitalen Funktionen bestimmend ist für die Effizienz einer Ernährungstherapie. Wenn der Gasaustausch gestört ist, so daß die Oxygenierung der Zellen wie auch die Entfernung schadhafter Endprodukte nicht suffizient erfolgt, ist die Ernährungstherapie auch bei optimaler Konzipierung ineffizient, in gleicher Weise wie oben detailliert ausgeführt, wenn die Hämodynamik insuffizient den Antransport der Substrate und den Abtransport der Endprodukte nicht sicherstellt.

In gleicher Weise kann man nicht erwarten, daß biochemische Reaktionen ablaufen, wenn die Grundvoraussetzungen in den Reaktionsbedingungen nicht gegeben sind, was bedeutet, daß die Überwachung dieser dritten Vitalfunktion, nämlich der Reaktionsbedingungen, ganz entscheidende Auswirkungen auf die Effizienz der Ernährungstherapie hat und daher auch einen zentralen Bereich der Überwachung darstellt.

Literatur

1. AHNEFELD, F. W., WIEDECK, H.: Die nutritive Komponente als Teil der chirurgischen Behandlung. Klinische Ernährung 1, 1 (1980)

2. ALTEMEYER, K.-H., SEELING, W., SCHMITZ, J.-E., BREUCKING, E., AHNEFELD, F. W.: Streßreaktionen unter kontinuierlicher Periduralanästhesie und unter Vollnarkose bei einem peripheren operativen Eingriff. Infusionstherapie 9, 219 (1982)

3. BERNARD, C.: Leçons sur les Phénomènes de la Vie Communs aux Animaux et aux Végétaux. Paris: Baillière 1885

4. GRÜNERT, A.: Systematik der parenteralen Ernährung. Der Arzt im Krankenhaus 7, 413 (1980)

5. GRÜNERT, A.: Grundlagen der künstlichen Ernährung. Wien. med. Wschr. 5, 127 (1979)

6. GRÜNERT, A.: Traumabedingte Hormonkonstellation bei Infusionstherapie berücksichtigen. Klinikarzt 9, 859 (1982)

7. GRÜNERT, A.: Funktion und Stellenwert von Neutralfett in der Ernährungstherapie. In: Hochkalorische parenterale Ernährung (eds. J. M. MÜLLER, H. PICHLMAIER), p. 91. Berlin, Heidelberg, New York: Springer 1981

8. GRÜNERT, A.: Dynamik und Regulation im Säuren-Basen-Haushalt. In: Wasser-Elektrolyt- und Säuren-Basen-Haushalt. Klinische Anästhesiologie und Intensivtherapie (eds. F. W. AHNEFELD, H. BERGMANN, C. BURRI, W. DICK, M. HALMAGYI, E. RÜGHEIMER), Bd. 15, p. 23. Berlin, Heidelberg, New York: Springer 1977

Zusammenfassung der Diskussion zum Thema: „Nährgemische und Techniken"

FRAGE:
Ideen aus physiologischen Untersuchungen, z. B. von MATTHEWS (5) und ADIBI (1), über die Resorption von Oligopeptiden wurden von der Industrie bereitwillig aufgenommen und führten dazu, daß z. B. die Resorption von Peptiddiäten als überlegen zu anderen Präparationen dargestellt wird. Hier scheinen jedoch noch Zweifel angebracht. Weiterhin erscheint die Nomenklatur der chemisch definierten Diäten etwas problematisch.

ANTWORT:
Es wurde von chemisch definierten Diäten der ersten und zweiten Generation gesprochen. Es gab wohl eine chemisch definierte Diät der ersten Generation, aber die heute auf dem Markt befindlichen Diäten können nicht mehr als chemisch definiert bezeichnet werden, da weder der Peptid- noch der Kohlenhydratanteil bei den angebotenen Produkten klar definiert ist, so daß man vom Begriff der chemisch definierten Diät abkommen muß. Zum zweiten müssen, wenn von günstigerer Resorption der Oligopeptide gesprochen wird, die Eiweißanteile der angebotenen Peptiddiäten aus klar definierten Di- bzw. Tripeptiden bestehen, was aus Kostengründen wahrscheinlich nicht möglich ist. Es gibt bis heute keine Studie, die beweist, daß der Oligopeptidanteil der angebotenen Diäten besser als die entsprechenden freien Fettsäuren resorbiert wird. Dieser Beweis ist bis jetzt nur in Untersuchungen mit einzelnen Peptiden, einem Eiweißhydrolysat sowie einer Mischung definierter Dipeptide geführt worden (siehe Beitrag STEINHARDT). Unbestrittene Vorteile der Peptiddiäten sind sicherlich die niedrige Osmolalität und der relativ gute Geschmack.

Man sollte heute wohl besser von hoch- und niedermolekularen Diäten sprechen und sich dabei auf die Stickstoffkomponente beziehen, die diese Diäten ja unterscheidet. Die Kohlenhydratkomponente besteht sowohl bei hoch- wie bei niedermolekularen Diäten aus Maltodextrinen. Zur Frage Polypeptide/Oligopeptide muß gesagt werden, daß die hier interessierenden Oligopeptide nicht mehr als zehn Aminosäuren enthalten, d. h. die Oligopeptidgemische dürfen ein mittleres Molukulargewicht von 1.500 dalton nicht überschreiten.

Zusammenfassend muß gesagt werden, daß die uns zur Verfügung stehenden Peptiddiäten nicht exakt definiert sind. Man sollte in weiteren Untersuchungen mit kommerziellen Präparationen den Beweis erbringen, daß diese Diäten auch im Vergleich zu hochmolekularen Präparationen besser resorbiert werden. Aufgrund der dargelegten Untersuchungen stehen wir heute auf dem Standpunkt, daß wir mit den Oligopeptiddiäten dem Patienten, dessen Digestionsleistung wir nicht genau kennen oder dessen Digestions-

und Absorptionskapazität beeinträchtigt ist, eine Diätform anbieten, die er am wahrscheinlichsten verwerten kann.

Aminosäurendiäten haben heute keinen Stellenwert mehr, weil die Peptiddiäten ihnen sowohl in der Osmolalität, im Geschmack, in den Kosten und auch sicher in der Verwertung überlegen sind (7).

Ballaststoffe

FRAGE:
In letzter Zeit werden immer mehr Ballaststoffe enthaltende Diäten angeboten, die angeblich die Komplikationen einer enteralen Ernährung, z. B. die Durchfälle, vermindern sollen. Ist es technisch im Hinblick auf die Sondengängigkeit der Diäten überhaupt möglich, Ballaststoffe in relevanter Menge zuzusetzen? Widersprechen sich Ballaststoffe und niedermolekulare Diät nicht?

ANTWORT:
Diäten mit Ballaststoffen über filiforme Sonden zuzuführen, ist aus technischen Gründen praktisch unmöglich.

Die erwünschten Wirkungen der Ballaststoffe lassen sich auf zwei Prinzipien reduzieren:

1. Verminderung der Energiezufuhr.
   Dieser Effekt dürfte sowohl im prä- als auch im postoperativen bzw. posttraumatischen Bereich jedoch kaum erwünscht sein.

2. Ein metabolischer Effekt.
   Möglicherweise ist die durch Ballaststoffe verzögerte Resorption von Kohlenhydraten im Duodenum als günstiger Effekt bei Diabetikern anzusehen. Der Zusatz von Ballaststoffen sollte darüber hinaus bei Hyperlipoproteinämie während enteraler Ernährung überprüft werden.

Das Ziel der Behandlung eines Diabetikers ist, ihn diätetisch einzustellen, d. h. daß man z. B. von drei auf sechs Mahlzeiten übergeht. Durch den Quellstoff Guar kann man eine zusätzliche Resorptionsverzögerung erreichen. Die pumpenkontrollierte enterale Ernährung eines Diabetikers ist sozusagen die optimale Form einer kontinuierlich über den Tag verteilten Zufuhr von Kohlenhydraten. Es scheint also nicht sinnvoll, einen diabetischen Patienten mit Guar-angereicherten niedermolekularen Diäten enteral zu ernähren, da der Effekt einer protrahierten Resorption schon durch die kontinuierliche, pumpengesteuerte Applikation erreicht ist.

Insgesamt kann die Frage der Bedeutung von Ballaststoffen als Zusatz zur Sondenkost heute noch nicht endgültig beantwortet werden (4).

Technik

FRAGE:
Ist die Katheterjejunostomie wirklich notwendig, oder ist auch der nasale Weg möglich? Wie lange können die operativ eingebrachten Katheter belassen werden?

ANTWORT:
Es ist in den meisten Situationen, die für eine Katheterjejunostomie geeignet scheinen, ebenfalls möglich, transnasale Sonden zu plazieren. Operativ ist die Positionierung filiformer Dünndarmsonden bei erhaltener Duodenalpassage allerdings technisch schwierig. Zudem besteht bei transnasalen Sonden das Risiko der sekundären Dislokation. Das Zurückgleiten der Sondenspitze in proximale Darmabschnitte ist besonders dann gravierend, wenn die Spitze der transnasalen Sonde operativ distal einer Anastomose positioniert wurde. Schließlich werden bei langdauernder Sondenernährung transnasale Sonden wegen Irritation des Nasenflügels und ihrer Sichtbarkeit vom Patienten schlechter akzeptiert als der unter der Bekleidung verborgene Jejunalkatheter. Der transkutane Jejunalkatheter ist daher in Situationen vorzuziehen, bei denen eine postoperative Sondenernährung über einen längeren Zeitraum wahrscheinlich ist. Dabei tritt allerdings das Problem der lokalen Infektion an der Katheteraustrittsstelle häufiger auf.

FRAGE:
Der Frage nach der Katheterfixierung wurde große Bedeutung beigemessen. In Athen wurde bei 42 Patienten eine Katheterjejunostomie ohne Fixierung der Jejunumschlinge an die Bauchwand durchgeführt und keine Komplikationen gefunden.

ANTWORT:
Das Herausgleiten des Jejunalkatheters aus dem Dünndarm ist auch bei fehlender Fixation der kanülierten Jejunalschlinge an das Peritoneum ein ohne Zweifel seltenes Ereignis. DELANY, einer der Väter der modernen Feinnadel-Katheterjejunostomie, beschrieb in seiner Erstpublikation 1973 die Katheterjejunostomie ohne Fixation an das Peritoneum. Bei 42 Patienten traten keine Komplikationen auf (2). Vier Jahre später modifizierte der Autor die Methodik aufgrund neuer Erfahrungen. Bei drei von 110 Patienten war es zu einer Dislokation des Jejunalkatheters gekommen, als Konsequenz aus dieser Serie wurde die Pexie der kanülierten Jejunalschlinge empfohlen (3). Wegen dieser Erfahrungen sollte das Risiko der intraabdominalen Dislokation des Jejunalkatheters mit den Folgen der chemischen Peritonitis und den Konsequenzen der Relaparotomie nicht mehr eingegangen werden. Die Pexie der kanülierten Jejunalschlinge an das parietale Peritoneum ist ein wesentlicher Schritt der Anlage einer Katheterjejunostomie.

Erfolgskontrolle einer enteralen Ernährung

FRAGE:
Wie können wir eine Erfolgskontrolle für enterale bzw. parenterale Ernährung betreiben, welche Beurteilungskriterien sind aussagekräftig?

ANTWORT:
Ziel der Ernährungstherapie ist die Erhaltung oder Verbesserung des Ernährungszustands. Wesentliche Faktoren sind dabei zum einen die Energiebereitstellung, zum zweiten die Proteinsynthese. Die Mittel, die uns heute zur Diagnostik oder Verlaufskontrolle eines Ernährungszustands zur Verfügung stehen, sind relativ beschränkt, ungenau oder methodisch aufwendig. Eine globale Meßgröße ist das Körpergewicht, das bei Intensivpatienten allerdings nicht verwertbar ist und außerdem vom Hydratationszustand des Patienten abhängt. Die zweite klinisch praktikable Größe ist die Stickstoffbilanz, die wahrscheinlich immer noch die beste Methode ist, den Erfolg einer Ernährungstherapie zu kontrollieren. Voraussetzungen sind Steady-state-Bedingungen und die Messung der Stickstoffverluste, bei enteraler Ernährung auch über den Darm. Alle anderen Ernährungsparameter, wie z. B. auch das Albumin, sind erheblichen, auch unspezifischen Schwankungen unterworfen. Andere Parameter zur Erfassung der Leanbody-mass, wie Kreatininausscheidung, sind problematisch. Man weiß inzwischen auch, daß das ausgeschiedene 3-Methyl-Histidin nicht ausschließlich aus der Muskulatur, sondern auch aus Knochen, Haut, Mukosa und aus dem Intestinum freigesetzt wird. Es gibt also relativ wenig Methoden, um eine kurzfristige Erfolgskontrolle durchzuführen. Bei langfristiger Ernährungstherapie, wie z. B. bei Morbus-Crohn-Patienten, sind das Körpergewicht und der klinische Aspekt immer noch die besten Erfolgskriterien.

Zur Beurteilung der Lean-body-mass gibt es heute zwei Kenngrößen:
1. Die Bestimmung des Gesamtkörperkaliums mit markierten Isotopen und
2. die Messung des Gesamtkörperstickstoffes mit Hilfe der Neutronenaktivierungsanalyse.

Beide Verfahren sind allerdings so aufwendig, daß sie für eine Routineüberwachung nicht in Frage kommen.

Ziel einer Ernährungstherapie ist die Verhinderung des Abbaus bzw. die Förderung der Synthese von Proteinen. Es erscheint daher sinnvoll - mit allen Einschränkungen -, Funktionsproteine wie Albumin und Cholinesterase sowie kurzlebige Proteine wie Präalbumin, Retinol-bindendes Protein und Transferrin zu messen, um die Effizienz einer Ernährungstherapie abzuschätzen.

Hinsichtlich der Aussagekraft dieser Parameter wurden jedoch Zweifel angemeldet. Eine Gruppe polytraumatisierter Patienten erhielt über einen Zeitraum von fünf Tagen nur Wasser und Elektrolyte, eine andere Gruppe ein energetisch ausreichendes Kalorienangebot mit Zusatz unterschiedlicher Mengen von Aminosäuren. Zumindest in diesem kurzen Zeitraum nach einer schweren Streßsituation unterschieden sich die kurzlebigen Proteine Präalbumin und Cholinesterase in beiden Gruppen nicht voneinander. Für längerfristige Zeiträume sind Aussagen zur Zeit nicht möglich.

Bei "stabilen" Zuständen einer Mangelernährung können alternierende Ernährungsschemata eingesetzt werden, dabei sollte der Energieumsatz erfaßt und einfache Parameter, wie z. B. die Stickstoffbilanz und das Körpergewicht, gemessen werden.

Ein einfacher und guter Parameter für mangelernährte Patienten sind die Lymphozyten, die man unbedingt zur Beurteilung heranziehen sollte.

FRAGE:
Ist die Stickstoffbilanz ein Parameter zur Kontrolle einer Ernährungstherapie? Es gibt Untersuchungen, die gezeigt haben, daß bei schweren Entzündungen, Abszessen und konsumierenden Erkrankungen, z. B. der nekrotisierenden Pankreatitis, die Stickstoffbilanz bis zur Ausheilung auch unter einer vollständigen parenteralen Ernährung negativ bleibt.

ANTWORT:
Bei postoperativen oder mangelernährten Patienten ist das Hauptziel einer Ernährungstherapie die Erhaltung des Proteinbestands des Körpers; zur Überwachung des Stickstoffhaushaltes ist die Stickstoffbilanz ein adäquater Parameter. Dabei ist auch die quantitative Aussage einer Stickstoffbilanz von Bedeutung.

Möglicherweise ist die Harnstoffproduktionsrate ein noch genauerer Parameter. Es muß aber betont werden, daß für die Überwachung des Eiweißhaushaltes auch die Serumharnstoffkonzentration mit betrachtet werden muß. Ein wichtiger Gesichtspunkt ist zudem die Mobilisation des Patienten. Eine positive Stickstoffbilanz ist sicherlich erst dann zu erreichen, wenn der Patient mobilisiert ist.

In prospektiven klinischen Studien sollten zur Überprüfung der Effizienz einer Ernährung folgende Parameter erfaßt werden:
1. das Körpergewicht,
2. die Albuminkonzentration im Plasma,
3. die Stickstoffbilanz unter Mitbeachtung der Stuhlausscheidung,
4. mit Einschränkung die Konzentrationen der kurzlebigen Proteine, wie Cholinesterase, Transferrin, Retinol-bindendes Protein.

Wünschenswert wäre außerdem die Erfassung des Energieumsatzes anhand von Sauerstoffverbrauchsmessungen.

FRAGE:
Gibt es Unterschiede in der Überwachung von enteral oder parenteral ernährten Patienten?

ANTWORT:
Unter einer Ernährungstherapie sind grundsätzlich die applizierten Substrate bzw. deren Folgeprodukte (z. B. Harnstoff bei Aminosäurenapplikation, Triglyzeride bei Fettapplikation) zu überwachen. Die Häufigkeit der Kontrollen richtet sich dabei nach dem Zustand des Patienten und nach dem Umfang und der Zusammensetzung der Ernährungstherapie, d. h. nicht die Form der Ernährung ist entscheidend, sondern der Zustand des Patienten. Somit gilt, daß das Basisprogramm zur Überwachung einer Ernährungstherapie für alle gleich ist, das Spektrum der Meßgrößen ist patientenspezifisch und weit gefächert. Ein entscheidender Unterschied liegt in der Überwachung des Abdomens, die bei enteral ernährten Patienten im Vordergrund stehen muß, bei parenteraler Ernährung dagegen keine so große Bedeutung hat.

FRAGE:
Welche vergleichenden Studien sind in der Zukunft noch zu machen?

ANTWORT:
Voraussetzung für alle Ernährungsstudien ist eine präzise Definition der Versuchsbedingungen, dazu gehört auch eine klare Definition der Patienten.

FRAGE:
Ist es richtig, im klinischen Rahmen neben Alter, Gewicht und anamnestischen Angaben nur das Albumin als einen Parameter des Ernährungsstatus zu messen, oder sollte man nicht doch auf das komplizierte Blackburn-Schema mit seinen umfangreichen Messungen zurückgreifen?

ANTWORT:
Man kann zahlreiche Meßgrößen zur Definition des Ernährungszustands aufführen, dem erwähnten einfachen Schema liegt ein Kompromiß zwischen Praktikabilität und Aussagekraft zugrunde. Des weiteren gibt es sehr wenige Proteine - die kurzlebigen wahrscheinlich am allerwenigsten -, die nur ernährungsabhängig sind; d. h. es gibt keine Marker, deren Konzentration nur wegen einer unzureichenden Ernährung abfällt. Das Albumin erscheint als ein relativ guter Kompromiß, denn man weiß, daß bei Unterernährung die Albuminkonzentration langfristig abfällt. Albumin ist somit nicht als der beste Parameter für den Ernährungsstatus anzusehen, er ermöglicht vielmehr lediglich einen Hinweis auf mögliche Mangelzustände.

Hingewiesen sei schließlich noch auf die Ergebnisse einer Ulmer Studie. Sie vergleicht die Ergebnisse überaus aufwendiger und komplizierter analytisch-chemischer Untersuchungen mit denen des einfachen klinisch-praktischen Schemas, wobei eine annähernd gleiche Effektivität gefunden wird (6).

Literatur

1. ADIBI, S. A., KIM, Y. S.: Peptide absorption and hydrolysis. In: Physiology of the gastrointestinal tract (ed. L. R. JOHNSON), p. 1073. New York: Raven Press 1981

2. DELANY, H. M., CARNEVALE, N. J., GARVEY, J. W.: Jejunostomy by a needle catheter technique. Surgery 73, 786 (1973)

3. DELANY, H. M., CARNEVALE, N. J., GARVEY, J. W., MOSS, C. M.: Postoperative nutritional support using needle catheter feeding jejunostomy. Ann. Surg. 186, 165 (1977)

4. HUTH, K., BRÄUNING, Ch.: Pflanzenfasern - Neue Wege in der Stoffwechsel-Therapie. Basel: Karger 1983

5. MATTHEWS, D. M.: Intestinal absorption of peptides. Physiol. Rev. 55, 537 (1975)

6. SCHMITZ, J. E., MERKLE, N., HEINZ, E., BERG, S., GRÜNERT, A., AHNEFELD, F. W.: Erfahrungen mit einem einfachen Schema zur Beurteilung eines ernährungsbedingten Operationsrisikos. Infusionstherapie 10, 292 (1983)

7. SMITH, J. L., ARTEAGA, C., HEYMSFIELD, S. B.: Increased urea genesis and impaired nitrogen use during infusion of a synthetic amino acid formula. New Engl. J. Med. 306, 1013 (1982)

Sachverzeichnis

Abetalipoproteinämie 68, 83
Absorption 45, 56, 58
Aminosäuren
-, Funktionen 40
-, Magenmotilität 24
-, Plasmakonzentrationen 227
-, Resorption 72, 154
Amyloidose 85

Ballaststoffe 134f, 242
-, Wasserbindung 135
-, Zusammensetzung 136
Blindsacksyndrom 100, 114

Chemisch definierte Diät
   129, 172
Cholezystokinin 11, 216
Colitis ulcerosa 112f
-, enterale Ernährung 117f,
   131

Diabetes mellitus 78, 110
-, Guar 139, 242
Dickdarmflora 72
Dünndarm
-, Bakterienbesiedlung 78,
   93, 107
Dünndarmmotilität
-, Boluszufuhr 27
-, Physiologie 11, 19f
-, postoperativ 50, 51, 95,
   189
-, Sondenlage 26
Dünndarmsonde
-, Indikation 162, 167f
-, Material 61, 164, 169f
-, Plazierung 26, 62, 163
-, transkutan 170f
Dumpingsyndrom 98f, 100
-, Guar 139

Eisenmalassimilation 103
Energiebereitstellung
-, Gibbssche Energie 34
-, Hungerstoffwechsel 37
-, posttraumatischer
   Stoffwechsel 37
-, Sepsis 37
-, Wärmeenergie 34

Enterale Ernährung
-, Erfolgskontrolle 231f,
   244
-, Indikation 129f, 160f
-, Komplikationen 162, 172f,
   206f
-, Kontraindikation 181
-, postoperativ 104, 222
-, Tiermodelle 56f
Ernährungstherapie
-, Indikation 3, 33f, 129f,
   160, 167, 178

Fett
-, Magenmotilität 24
-, Malabsorption 67
Fettsäuren 39, 67f, 77, 224,
   237

Gallensäuren 69, 76, 105
-, Ileus 93
-, Verlustsyndrom 105f
Gastrale Sondenernährung 176f
-, Komplikationen 182f
Gastrektomie 100f
Gastric inhibitory peptide 11,
   215
Gastrin 7f, 48, 52, 60, 213
Glukagon 15
Guar 134f
-, Nebenwirkungen 138
-, Wasserbindung 135

Ileus
-, bakterielle Besiedlung 94
-, mechanisch 90
-, paralytisch 90
-, postoperativ 95
-, Resorption 90f
Insulinsekretion 13, 15, 210
Intestinale Lymphangiektasie
   82

Jejunale Sondenernährung 187f,
   243
-, Darmperistaltik 189
-, postoperativ 188f
-, posttraumatisch 194

Katheterjejunostomie,
   transkutan 201f, 243
-, Komplikationen 201f
Kohlenhydrate
-, Malabsorption 72
-, Malassimilation 69, 79
-, Monosaccharide 38f
-, Polysaccharide 38f
-, Resorptionskapazität 49
Kurzdarmsyndrom 104

Laktoseintoleranz 65, 72,
   79, 207
Lipide 39

Magenentleerung
-, Physiologie 24f
-, Sondenkost 26
Magenfunktion 6
Magenmotilität 6, 9, 19f,
   24f
Magensäure 6, 12, 46, 100
Malabsorption 46, 65f, 79,
   81, 173
-, Dünndarmischämie 84
-, Fett 67
-, Kohlenhydrate 72
Malassimilation 73, 75
-, Eisen 103
-, Fett 103
-, Kohlenhydrate 69, 79
-, Proteine 72, 81
Maldigestion 46, 65f
Modifizierte nährstoff-
   definierte Diät 129
Morbus Crohn 83, 112f
-, niedermolekulare Diät
   52f, 117f, 131, 157, 162
Morbus Whipple 68, 81, 82,
   157
Motilin 11
Motilität
-, Dünndarm 11, 19f, 50f,
   78, 95
-, Magen 6, 9, 19f

Nährgemische 124f, 142f
-, Keimgehalt 147f
-, Qualitätsprüfung 143
Nährstoffdefinierte Diät
   129, 172, 177f
Neurotensin 11

Oligopeptide 72, 210f, 241
-, Resorption 154f
-, Verträglichkeit 211
Oxalsäure 73, 77, 106

Pankreasfunktion
-, endokrine Funktion 13, 14,
   15, 110
-, exokrine Sekretion 11, 60,
   72, 74, 110, 130
Pankreasinsuffizienz 70, 74
-, enterale Ernährung 130
Pankreatisches Polypeptid 15,
   17, 48
Pankreobiliozibale Asynchronie
   101
Pepsin 7, 72, 100
Peptiddiät 61, 152f, 157f, 241
Persorption 45
Pinozytose 45
Proteine
-, Funktionen 40, 41
-, Malassimilation 72
Proteinhydrolysat
-, Resorption 155 f

Resorption 45, 56, 80
-, Ileus 90
-, postoperativ 98f

Sekretin 11
Somatostatin 7f, 15, 16
Sprue 69, 72, 73, 78, 81, 155,
   157
Steatorrhö 73, 74, 76, 78, 81,
   100, 104, 108
Strahlenschäden, Dünndarm 84

Vagotomie 98f
Vasoaktives intestinales Pep-
   tid 48
Vitamine 73
-, Malabsorption 73, 74, 77,
   103

Zollinger-Ellison-Syndrom 47,
   49, 68, 69, 76
Zystische Fibrose 76